影像與幻像

解離性身分疾患（DID）之藝術治療手記

陸雅青　審訂

戴百宏、施婉清　譯

IMAGE AND MIRAGE

Art Therapy with Dissociative Clients

By

DEE SPRING, Ph.D., MFT, ATR-BC

謹將此書獻給我的兒子———*David*

因為他的精神讓我感動，

並對我的生命報以微笑。

✂作者簡介✂

DEE SPRING

- the Fielding Institute, Santa Barbara, CA, 臨床心理學碩士及博士
- Godddard College, Plainfield, VT 藝術治療碩士
- California State University, Fullerton, CA 藝術及人類學學士
- Fullerton College, Fullerton, CA 藝術文憑

　　Dee Spring之專業領域橫跨「創傷後壓力之診斷治療」，「犯罪、性侵害、解離症受害者之診斷治療」，以及「創傷經驗之現象學藝術語彙」。Dee Spring 是一名出色之心理學家、心理治療師及藝術治療師，諮詢過眾多門診及住院病患。同時，她對危機處理、犯罪心理衡鑑、個案管理評量、診斷及治療皆有豐富經驗。治療對象以成人為主，從一般族群到特殊族群。Dee Spring 也相當熟悉物質及酒精濫用治療，以及法律系統，包括專家證人之身分證言以及律法施行推動。Dee Spring 在公開性演說、文章發表及公眾關係方面也有相當活躍之表現。

❧ 審訂者簡介 ❧

陸雅青

Liona Y. C. Lu., D. FA., ATR-Board Certified

- 學歷：西班牙馬德里大學藝術博士
  美國路易維爾大學藝術（治療）碩士
  師大文學士（美術系畢）
- 經歷：曾任國中啟智班教師，具美國、台灣兩地醫院精神科臨床醫術治療工作經驗，為美國藝術治療學會（American Art Therapy Association）認可之藝術治療師（Art Therapist Registered）。曾兼任國立台灣師範大學健康中心心理輔導老師、教育與心理輔導研究所教授及國立陽明大學共同科副教授。
- 現職：台北市立師範學院視覺藝術研究所暨美勞教育學系專任教授、呂旭立紀念文教基金會藝術治療師、台灣藝術治療學會理事長。
- 著作：著有《藝術治療》（心理）、《藝術治療團體實務研究》（五南）、《兒童藝術治療》（譯作，五南）等。

✂譯者簡介✂

戴百宏

- 學歷：哈佛大學建築系碩士

  美國普拉特藝術學院（Pratt Institute）藝術碩士
- 現職：台北市多所社區大學「藝術與建築」相關課程講師及東

  海大學建築系兼任講師

施婉清

- 學歷：輔仁大學應用心理學系畢
- 現職：兼職英語教學及翻譯

推薦序

作者 Dr. Dee Spring 在上一本書出版的幾年後，再一次以一個導遊的身分，邀請我們與她一起進入解離症患者（dissociation）的內心世界。《影像與幻像》（*Image and Mirage*）是一本精采的書。這本書向我們揭露了一齣真實的人生劇本，它是一起有關診斷治療解離性身分疾患（Dissociative Identity Disorder, DID）個案案主的故事。它提醒我們，身為一名治療師，在我們治療這些案主時所必須承受之個人代價，以及治療師應該要誠實面對這些代價。這本書同時也帶給我們一些具有啟發性的生活教育，而這些只能從治療 DID 患者的過程中才能得到。Dr. Spring 從不同面向清楚地敘述了她給與案主的治療過程，讓我們可以從她的一些錯誤中學習教訓。當然她的成功之處也相當值得參考。看到她對案主的尊重態度，和在過程之中所表現的誠實精神，更是讓人耳目一新。我們也希望這本書可以鼓勵更多的作者和治療師，在寫作裡加入更多表現自己的東西。

只有藝術治療師才可以看出案主創造力背後所要表現的完整意義。創作可以說是 DID 患者每天生活中的一部分。很多治療師對於案主在創作過程中所產生的轉換是相當敬畏的。然而，透過一名藝術治療師的眼睛和專業角度，這樣的創作過程是完全不被箝制的。Dr. Spring 帶領我們觀賞一些在藝術治療師眼中有名的藝術作品。她將她在心理學上的專業技巧融合她對藝術的知識，讓我們可以對她所看到的不同世界一窺究竟。就是這些技巧，建立了她在藝術治療專業工作上的深厚基礎。

DID 患者是藝術治療師眼中的創作天才。他們將生活中恐怖且嚴重的錯誤轉換成他們的生存系統。他們畫出人、事、時、地、物的內在風景，而這代表著一種安全感和對創傷性記憶的分門別類。也只有最具創造力的心靈才可以想像得到 DID 患者是如何地度過他們每天的

生活。Dr. Spring 擁有這樣的聰明才智，並且透過隱喻和原型（arche-type），讓我們得以窺探案主內心世界之全貌。她以視覺圖像和治療師可以運用的治療方法來解釋案主人格異常的過程。視覺對話是建立在治療師和案主之間的一個治療基礎。治療師可透過 DID 患者多重訊息之知識進入到他們的世界。Dr. Spring 與我們分享她的治療經驗，並透過口語和視覺性的治療方式以圖像範例呈現出來。她並以一個藝術治療師的角色，解釋了案主在創作過程裡不具威脅性字眼的特質。這些可以透過藝術創作、藝術治療，和寫詩的方法來表現。她心存景仰地說，能與這些具有創造力的案主一同探索生命，是一種無上的特權。

我們當中曾經有和 DID 患者共處過的人都應該可以了解到如書中所描述的狀況，如對 Dr. Spring、Dr. Strickland 和 Melinda 之間的關係，和對各種存在於其他不同案例中的複雜性。有人或許可以在書中找到接近於案例的地方，或者是根本已經達到了如同案例般的嚴重程度。和這些遭受多次嚴重虐待的案主相處，其中所牽涉到的層面錯綜複雜，超乎一般人之想像。更甚於此的是，很多治療師在一開始根本無法預料或想像到未來會發生如此之事。雖然並非每一個案例都可以有圓滿完美的結果，因為有時候案主受傷後的脆弱心靈會敵不過加害者的強大力量，我們仍然希望案主可以透過治療，重新獲得一個健康、安穩和協調的生活。一個原本具正面價值及能提供治療效果的完善計畫，會因為虐待的本質過於多重、且代代相傳，和如教條般地深植在案主心中時，而變得無用。如果希望在這些令人失望的失敗之後還是會有令人欣喜的結果，那就需要治療師能夠嚴格地自我反省審視並從錯誤的經驗中去學習。相信沒有一個治療師可以事先完全清楚哪些是在治療上被設立好需要去維持和遵守的界限。我們必須從失敗和錯誤中得到最好的學習機會。而這就是當我們在面對這些問題和錯誤時，所能被回饋的最佳禮物。

《影像與幻像——解離性身分疾患之藝術治療手記》一書，在現今坊間有關人格異常治療的著作中，可說是一部相當具有參考價值的文獻。它專門探討 DID 患者的創作過程和這些人在視覺語言上的表

現，特別結合了心理學與藝術治療兩個領域，針對 DID 人格異常案主的創造力而寫，是一本進入這個領域的必讀之書。我鼓勵 Dr. Spring 將這本書付梓以饗讀者；並讓所有從事藝術治療之專業人員或同樣有這方面困擾的人都能從她的真知灼見和多年豐富的實際經驗中受惠。

美國藝術治療協會（American Art Therapy Association） 前會長

Deborah A. Good

（PH.D, ATR-BC, LPAT, LPCC）

✄ 自序 ✄

將來仍記得也無妨

　　這是一本不一樣的書：同時記載著可信和不可信的東西；是一本
與我所學、所看和所接受有關的東西；是一本記載著一群人，他們生
活在一個人格解離，充滿想像的內在世界裡。它也記錄了一個在內在
系統裡，為了求得生存而創造出各種不同人格角色的部分。在內在系
統中有各種不同關係的安排處理；它是一個象徵性的住所、被保護的
戲劇、被遺忘的記憶、不曾被講出來的故事，以及一個多重的身分。
它又是一本有關歹活和重生的恐怖經驗：必須與黑暗面打交道，以及
處理一些讓人無法相信的苦痛：既是身體上的，也是情緒上的。它與
解脫和釋放有關；是一種將心中想像的照片放在一本相簿裡，或是將
它鎖在一個特別的地方，然後走開。知道鑰匙就在不遠之處；知道會
有一個使用到它的機會；也知道可以在任何一個時間點取得這把鑰匙，
用它來打開那段無法改變的過去。這本書談到信賴、誠實、被分割的
忠誠、欺瞞、詭詐伎倆，和人性的邪惡面。它也談到出賣背叛、埋伏、
偽裝，和視覺上的謬誤。它又是與特別的人類經驗有關，也是痛苦與
愉悅的交織。它是關於美好的心靈旅途，以及人類心靈的本質是如何
求得生存、依附、感傷，和轉移到下一個階段去。它是悲劇與成功、
戰爭與和平、毀滅與轉變的綜合體。它實際上是一本有關心靈為何會
桎梏在黑牢之中，然後又如何通過這道黑暗陰影，最後以決心去分辨
影像與幻像間之真偽的故事。

Dee Spring

自
序

因緣際會與 Dr. Dee Spring 相識於二○○一年冬在台北所舉辦的國際藝術治療教育研討會。在該次會議期間,由於擔任一場由她所主講的專題演講(Art Therapy: The Visual Language of Traumatic Experience)的主持人,而與她有不少接觸的機會。Dr. Spring 為美國國內少數治療解離性身分疾患(Dissociative Identity Disorder, DID)的專家,一九九三至九五年曾任國際多重人格與解離研究協會(International Society for the Study of Multiple Personality and Dissociation)加州分會的主席,在藝術治療如何應用於 DID 患者的治療及推廣教育上,不遺餘力。時值 921 震災後一年多,國內心理衛生領域對創傷後輔導的相關知能需求強烈。Dr. Spring 在該場演講中,由數十年來協助被性侵害個案所累積的經驗出發,再以一張張已分類好的幻燈作品,來告知觀眾重大創傷受害者所慣用的視覺語彙,讓與會者驚嘆不已。這些藝術創作所傳遞的訊息之直接與情感張力之大,實非言語所能形容。大多數的 DID 患者(將近百分之百)童年都曾有過重大的創傷經驗,如肢體虐待和性侵害(尤其是亂倫的遭遇),重要親人、朋友過世或目睹創傷或死亡事件的發生(Kaplan & Sadock, 1998)。Dr. Spring 的工作對象正是 DID 的高危險群,她認為藝術創作的過程是將與創傷有關的,一再出現的心象外顯化的歷程,有助於減緩與創傷經驗相關的恐懼與焦慮,因為藝術創作提供了一個包容且具體的空間。

在閒聊當中,得知 Dr. Spring 有一本關於藝術治療如何應用於解離性身分疾患(原稱為多重人格疾患 Multiple Personality Disorder)的新書在美國正要發行。由於國內關於 DID 的報告及書籍極少,且當時本人手頭上正有一位 DID 的個案,對於該書是否能有中文版的發行有濃厚的興趣,也因此應作者之邀,負責本書的審訂工作。本書中文版之發行一波數折,由於譯者難覓,使得進度一再延後。感謝心理出版社

前總編吳道愉先生、繼任的林敬堯先生及編輯部的同仁為本書之付梓所做的努力。本書中文版之發行，無疑地開拓了心理治療及藝術治療中文書籍的疆界，為華人心理衛生工作者的專業成長，開啟了另一扇窗。

《影像與幻像》一書可謂心理專業中的專業書籍，其一為本書乃以藝術為主要介入模式的心理治療書籍，其中對治療期間案主心理動力的描述，非專業的心理實務工作者難以體會；其二為本書的治療對象為具DID診斷的患者，目前在台灣極為罕見。推究其原因，乃在於此症診斷之不易。DID常與其他精神疾病並存，包括焦慮性疾患、情感性疾患、身體疾患、物質關聯疾患、飲食疾患、睡眠疾患和創傷後壓力疾患。在臨床診斷上，DID患者也常被診斷有邊緣性人格異常、精神分裂症或快速循環的躁鬱症。一些嚴謹的調查研究資料顯示，少自0.5%至2%，多至5%的精神科病患符合此診斷，而「確定」的DID診斷通常是在症狀持續五至十年後才診斷出（Kaplan & Sadock, 1998）。

早期而正確的診斷將有助於治療之進行，並降低未來因人格或精神異常者的變態行為所需付出的社會成本。近年來，由於天災人禍所導致的重大創傷事件不斷、兒童虐待報導層出不窮，我們不免擔心已有一些無助的孩子，透過自創的新人格的拯救，得以在困難的情境中苟且偷生。本書中文版之發行，不但將有助於臨床工作者對DID的診斷和治療，對於一般重大創傷者心理的了解亦有所助益。

本書除了對DID的成因和相關背景有詳細的介紹，對內在系統的形成及運作模式有精闢的見解之外，更難能可貴的是作者的文學造詣，及在規畫本書結構時所展現的創意。每一章節後的案例分享，由其命名的寓意來串聯全書，暗示DID的治療流程。這些案例都是DID患者真實的生命故事，其戲劇化的內容和張力莫不讓人錯以為置身於戲院看戲般精采。令人感佩的是作者以一個個人治療失敗的案例來引領讀者進入DID的世界，並在文中道出了在治療DID所感受到的無奈與艱辛。DID的治療被公認為少數幾個困難度高，極具挑戰性的心理疾病之一，其治療費時費力，需要案主與治療師雙方面對痊癒信念的執著

與堅持。即便是如此，歷時數年，甚至十幾年的深度心理治療，並不一定能擔保痊癒。期待我們能以他山之石為鑑，在從事相關個案的治療工作時，充實知能，並堅定信念。

感謝百宏與婉清兩位譯者在百忙中負責本書之翻譯工作，也感謝他們對本人「挑剔」的包容。期待本書是每位心理實務工作者都能看得懂的藝術治療專書譯著。

陸雅青

二〇〇四年謹識於台北市立師範學院

參考文獻

Kaplan, H. I. & Sadock, B. J. (1998). *Synopsis of Psychiatry* (Eighth Edition). Baltimore, Maryland: Williams & Wilkins.

✂ 目錄 ✂

目錄

❧ 圖目錄 ❧

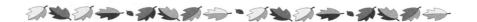

概論：戲劇

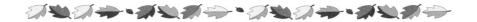

他們在陰影裡尋找著朋友的足跡，

卻只看到沒有肉身的鬼魅在霧裡飄游和畏縮在狂風暴雨之下。

（Caldwell, 1943, p. 111）

　　有時候，案主像一個包裹著繃帶的木乃伊，被過去的光線限定了移動的自由。他們又像是一個無知的孩童，眼裡閃動著對世界的好奇光芒，實際上卻是一對空洞的成人雙眼，反映出一些痛苦景象；而景象所表現出的是過去淪失的正義和無從解決的神秘。案主的眼睛變成是心靈的反射鏡，和曾經是充滿強勁能量的身體是分離的。如今這個心靈因童年的失落而停滯不前。身體軟弱地好像是一個用「隱形傷口」編織而成的布網，再用布網架起的外在軀殼（Watkins, 1971）。這個身體住著許多不同的心靈，被殘破的信賴和秘密的舉動所瓜分（Spring, 1993b）。嘴巴緊閉，話也不說，以免讓秘密洩漏出去。入侵心靈的秘密不再知道沉默為何物。影中的聲音像是在嘲弄、批評和帶有警告的意味。人在霧裡出現又消失不見，依舊不停息地尋找著朋友的蹤跡。當影像和幻像在超現實的田野中互相追逐時，內在與外在的現實則互為牴觸和衝撞。暴風雨漸漸地靠近了……

雨正打在窗上，這讓我想起一個發生在雨夜裡關於兩個女案主的故事。這兩人都是DID患者，在一場車禍裡互相認識。雨滴讓她們想到她們的眼淚和悲傷。這讓她們能清楚地描述出所有已發生之過去影像對現在種種的衝擊。

當我回想起之前和這兩人：精神科醫師 Dr. Strickland 以及她的病患 Melinda Morris 進行治療的經驗時，我開始了解到我對她們的偽裝相當陌生。然而過去殘缺不全的影像是如何地對她們的未來造成傷害；且每一個她們帶創傷的歷史和對過去不平待遇的反撲又是如何地把我局限在一種迷惑、挫折和愛恨交加的情緒颶風之中，如同胡作非為之惡作劇般地接踵而來。兩個女人玩弄這種把戲以引起我的注意，我對此感到噁心和生氣。但她們所承受的一切痛苦卻也讓我驚嚇不已。我因面對專業倫理的矛盾兩難和無法向同事傾吐此事之鬱悶而變得更加憂慮。另外，熟知這些症狀的律師並不能給我一些建議，也讓我感到疏離而迷惑。

這齣戲劇充滿了騙局、玩弄、秘密和自殺及殺人的威脅；並引發人們對它的關注，還有夾雜魔鬼儀式的騷擾及潛在的暴力威脅。這齣戲劇有將近三百多人，一名治療師，三個孩童，和同是精神科醫師的丈夫參與其中。我從未經歷過這種異於常人的情況，因此讓我懷疑這齣戲劇的真實性。我個人的替代性創傷壓力（secondary post-traumatic stress）是加諸於這個戲劇的另一個部分；它消耗我的精力，我的認知能力、管理技巧和情緒反應。這齣戲劇讓我無法了解之間不斷持續上演的危機及帶有暴力的生活方式（Spring, 1993a）。有時候，我嚴重地懷疑自己是否真有身為一名心理治療師的能力，對自己在這一行的未來也變得充滿問號。Dr. Strickland 和 Melinda 的這個案例讓我在工作上和生活上都產生了巨大的改變。

我經歷了這一個個案中繁複細膩的部分。而這些複雜的情況也為那些患有類似症狀的案主帶來了一道治療曙光。疑惑和專業倫理上的進退兩難，中斷及阻礙了生活的步調。這團疑惑圍繞著一些突發狀況，特別極端的情況讓治療中的判斷決定變得更加困難。這也促使我要將

失敗案例揭示出來。同時經過長時間的案例追蹤，也讓我對 DID 患者有更深一層的認識和了解。這一切都必須依靠經驗來換取。我深深相信分享治療經驗是我學習治療困難的新個案的主要方法；並且可以讓我重拾起在治療過程中可能已遺忘掉之基本原則。

　　這齣戲劇開始於一個秋天的深夜。那一晚最後一位走進診間的案主是 Dr. Strickland。她要求約在深夜時間，這樣才不會在診間裡被其他同事撞見。她本身也是一位相當有名的精神科醫師，定居於一個位在西北太平洋的小社區。她來電約診時給我的唯一資訊就是她有一個嚴重的心理問題，而我恰好專精於這一個領域。她是由我的另一位同事轉介而來的。她說她對這些年來微不足道的治療結果感到失望沮喪。

　　接下來的這一個星期裡，我感到緊張的壓力，同時懷疑她會做什麼樣的選擇。後來，我們見到了第一面。那天離萬聖節很近，而天空正下著雨。我感到焦慮、無能為力和愚蠢。一名原本相當聰明、外表漂亮、穿著出眾，而今卻變得肥胖、骯髒的女人站在我面前。她原本是個在專業領域中享有名氣和聲望的女強人。然而，我注意到有一個地方顯得與她的外表不甚協調，就是當她講話時，她的聲音像是一個受了驚嚇的小女孩。她的雙眼投射到房間裡面，就如同是我要攻擊她似的。但就在一個深呼吸後，態度卻又突然完全轉變。接著一名「*能幹的醫師*」[1] 倏地出現在我面前，用帶著深沉堅定和震耳的聲音與我四目對望。

　　這位「*能幹的醫師*」告訴我，在過去的十二年裡，她看過為數不少的精神疾病治療專家，但她還是一直都有頭痛的毛病，無法藉著休閒旅遊和吃藥的方式獲得抒解。她聲稱自己曾經被兩名男性精神科醫師性侵害過。事過境遷後，她第一次選擇去看女性治療師。她說她常常想要自殺，但沒有任何的計畫。她也想過去殺人，卻找不到對象。她說她沒有朋友，並對社交場合和專業領域的聚會感到焦慮。因此她

1　譯者註：案主所解離出之角色名稱一律以斜體字加引號和一般人稱區隔，如「*能幹的醫師*」。

不再去參與這樣的聚會。基本上她是疏離的。她唯一感興趣的就是一天六到十二小時的工作時間。

雖然她的專長是兒童精神治療，但是她說她一點都不喜歡小孩子。她承認她與她自己的孩子之間有規範和管教的問題。Betty 九歲大，而 Luke 則是七歲。她形容自己是一個過度寵愛孩子的母親。她對待他們的方式就是他們要什麼，她就給他們什麼，因為她對自己無法陪伴他們而深感愧疚。

她聲稱她的婚姻是相親而來的。她在醫學院唸書時認識了先生 Darin。他們已經結婚了十一年。她是家裡的經濟支柱，而 Darin 則是一名家庭主夫。他其實也是一名醫師，但並沒有真正實習工作過，因為他「痛恨工作」。她喜歡這樣的生活方式，因為這樣他們就不需要常常接觸。她說因為她先生的鼓勵讓她重新進入這行。她有記憶中斷（memory lapses）的行為。Darin 告訴她，她最近又開始表現出「奇怪與荒誕」的行為。但是她不想讓他知道她又開始接受治療。因為她大量花錢而導致財務上的困境。她常常忘了繳稅，而且欠政府好幾萬元。

當她講話的時候，她會將一個大抱枕放在胸前。這變成她慣有的姿勢。當她抱起枕頭之後就會有一個很大的角色轉換。她會用一個孩童般的聲音告訴我，她感到害怕和羞愧，因為她相信我不會喜歡她的。然後角色會再有一個轉換：她會重新像一個「*能幹的醫師*」般地繼續對話，而沒有將抱枕放在胸前。這樣一個情形說明她知道她自己有其他許多不同的角色存在。她堅稱有一些「裡面的人」會對她說話。然後她又會說，她常常精神恍惚和不記得做過哪些事和說過哪些話。

她告訴我有關她個人執業的狀況，並且告訴我她也在治療一些 DID 患者。她現在的秘書就有多重人格症狀，而這名秘書自己也能分辨出她個人的多重角色。她告訴我，她的秘書現在在另一個治療師那裡接受治療。當她說到她很怕她的案主知道她的狀況時，我可以看見她的沮喪。因此我建議她，如果她相信自己也患有相同的症狀而繼續去治療 DID 患者的話，那並不是一件恰當的事。

我的建議剛好將她內心那防衛心很強的「*執業醫師*」的角色給喚

了出來。這個「*執業醫師*」告訴我說，她已經照顧 Dr. Strickland 有好幾年的時間了。她不希望因為將患者介紹給其他「不合格的治療師」，而讓她的患者受傷害。這個「*執業醫師*」聲稱她並沒有像其他人般的多重人格症。她說她沒有參加過任何有關創傷（trauma）或解離（dissociation）的醫學會議，也沒有受過任何治療 DID 患者的訓練，更沒有尋求過任何專業諮詢。她的論點是：因為她的智力測驗顯示她是屬於天才型的族群，她不接受任何其他聰明程度無法與她匹配的人所給與的訓練。她認為讀完一本專業書對她來說就已足夠了。這個「*執業醫師*」告訴我，她對我所說或所做的每一件事情都會發表意見。她不認為我是有能力的，也不會再預約來看診的時間，但會對「誰犯了這個愚笨的約診錯誤」進行調查。突然，一個全然不同的角色馬上向我預約下一個星期的看診時間，接著卻又突然離開。在走出診間門外前，這個「*能幹的醫師*」想要我向她保證沒有人會知道她前來找我治療。

在經過一次的治療之後，我察覺到我自己相當緊張。我感到非常地疲倦，同時也懷疑她究竟會不會再來約診。我感到昏亂迷惑，並想著如果她認為我是「無能的」，那她是不是會再繼續這樣的療程呢？我有一種被擺了一道的奇怪懷疑感，但我想這可能是當時的疑惑。她讓我知道她不能忍受任何程度的正面衝突，因為她知道的比我還多。她說她會和我爭論每一件事，不論她是否了解。她的論點讓我深感困惑，因為她知道我會透過藝術表現的面質（confrontation through art expression），運用完整、引導式，和有程序的過程來進行治療。我懷疑完整性和直接的面質是否真是她所需要的，因為她向我表白她的生活中其實很少是完整和有方向的。

在她的第一次治療過程中，我向她描述我日後的治療方式。我的方法包含完整的藝術治療、日誌書寫、意象（imagery）和催眠。在討論中，她相當順服且同意去遵循我的方法。我告訴她，復原與否的基礎點在於去思索創傷經驗的影像。她說她生命中唯一的創傷經驗是在二十四歲那年唸醫學院時，遭受到殘酷的性侵害經驗。她並說到自己在兒童和青少年時期，所享受到的快樂、無憂無慮；與摯愛的雙親和

姊姊在一起的生活。她並不認為她在十二歲之前有任何不尋常的經歷。她的雙親努力將她培養到醫學院畢業，而他們也受到鄰里的敬重。

基於我的經驗，有關她成人時期的性侵害經驗和十二歲前的一些少數記憶是相當令人起疑心的。我懷疑，如果她在九歲之前就患有DID，那麼會有什麼樣的事情曾發生在她的身上呢？我問及她有關被性侵害後的一些狀況，或是不是有一些特別情況一再反覆出現。這些情況包括：近親亂倫，性侵害和不同順序的虐待關係。她說她並沒有察覺到有任何這些情況，也否認在二十四歲前有任何問題。她承認她有持續性與動物之間的性幻想和惡夢發生，而她在小時候也曾經被拍下與動物發生性行為的照片。在她告訴了我這些之後，她想知道我是不是已經有所診斷了。當我告訴她說還沒完成時，她非常地生氣，因為這個治療花了她許多的時間。她說：「如果妳真的那麼好，你應該在時間結束之前就診斷出來了。」

在這時候，我歸納出我診斷的處方：包括兩份自我報告，五張特寫素描和一張自傳的要求。我建議她用至少六個星期的時間去完成，看她自己的工作進度而定。在她完成這些東西之前，我並不打算和她有更進一步的討論。她同意這麼做，我知道我已經通過她的第一項考驗了。這個時候，她顯得充滿信心和興奮，因為她覺得事情有所進展。她稱讚我堅持立場，不因她的挑戰和自大的個性而有所動搖。

接下來幾個星期，Dr. Strickland 帶來一些她在這幾年所寫的東西和日記給我。她將這些東西擺在我眼前晃了一下，然後就將它們丟到地上。接著她又像小女孩般地躲在抱枕之後跟我說起了話。這些東西記載了一些她所形容的不同角色之間的對話。她完成了這六個星期要做的功課。

我看了一下那些她所完成和記載的資料。她也對每一節中互換的角色有一些評價。我想她可能在其中不停地徘徊，但也找不出理由。我已經在她身上遇過一個小女孩的角色、還有一個青少年、一個帶有被性侵害記憶的年輕人、一個喜歡反抗和爭論不休的成人，和兩個醫師的角色。最後我得知在她目前的執業中，有一大群的醫師角色在安

排處理不同的事，包括上醫學院讀書的、實習的和住院醫師的角色。有特別的角色扮演時，聲音會因此改變。角色之轉變也包括性別、使用之語彙、知識，和其作用。她有不同的服裝打扮、不同的化妝技巧和頭髮顏色。每一個角色有各自的歷史、形象、功能和名字。

在 Dr. Strickland 第七次到訪後，她從抱枕之後探出身子來，然後問我說她是不是患有 DID。我明確地告訴她是。她很快地轉換到另一個角色，並立即否認先前我們曾溝通的每一件事，然後說：「證明給我看。」

Dr. Strickland，從妳的自我報告中顯示，妳的每一個症狀幾乎都符合治療手冊裡的項目。我發現在妳每一次的治療過程中，妳的字跡都有非常大的改變。妳說妳不知道時間的變化。在妳十二歲之前的記憶通通都不存在，加上妳說妳聽到自己的腦子裡有一些聲音。如果一個案主告訴妳她有這些症狀，而這些症狀又與治療手冊的描寫都吻合，那妳認為診斷出來的結果應該是什麼呢？

「執業醫師」的角色回答說：「多重人格這件事是對其他的角色而言，並不能套用在我身上。我要你現在就把事情給說清楚。」

我們建立了這樣的診斷結果，但過程中充滿著爭論和否認，而她也樂在其中。在後面的治療階段裡，她告訴我她對我的能力非常欣賞，因為我總能正中要害，也不會讓她拖延時間和從重要的議題中岔題。從那時候起，我們彼此有了共識。她測試我、反駁我、與我爭論，和試著嚇唬我，並且企圖證明我是無能的。我堅守陣地，她則不斷地試著挑戰。我對她的聰明才智感到佩服，以及敬佩她以一個職業婦女的身分不斷地奮鬥，雖然她在兒童和青少年時期曾經在一個沿襲陋俗的團體裡長大；成長過程中也有拍過關於戀童癖及人獸性交的色情電影——這樣一種嚴重的創傷經驗。

我們繼續這樣的治療有兩年之久。她的情況有所改善——不再服

用一些不好的藥品；與她的孩子變得更親近；也開始去思索她的婚姻關係、衝動性的消費行為以及自我疏離的現象。她學會尊重我的治療方式並能在治療過程中不再表現出一副「高人一等」的模樣。她在智能上的追逐遊戲讓我可以延伸和改善自己的技巧，以便與她並駕齊驅。然後我設計了一個治療計畫要她去找一位朋友，打破自己對人群的疏離感。

　　某個晚上 Dr. Strickland 帶著興奮的表情前來就診。她宣布說她有了一位女性朋友。她們一起去吃中飯，還帶她們的孩子一起去郊外野餐。她的朋友曾經到她家拜訪過，而她也喜歡她的先生Darin。她們還計畫和她們的三個孩子一起去露營。我對她所說的事大吃了一驚。因為她先前都沒有提過這一件事。我有一種不祥的預感。我的直覺告訴我，我們可能對先前的某些事有所閃失。她們的關係進展得太快了。她想要知道她下一次是不是可以帶她的朋友一起過來。她說她不想讓任何事阻撓她成人後第一次擁有的同性朋友關係。因為她說她要在治療過程中試著去交新朋友，以打破她一貫的疏離感。我認為這一部分的問題在於她長期一直都有的社交關係上。她解釋她為這個朋友所深深吸引。我懷疑她可能有女同性戀的傾向，而這會讓一切變得更複雜。她想要知道當「真正喜歡一個人時」，是否會有一般正常的友誼或朋友關係。我們討論了正常關係的種種相關要素。然後，這個共同參與的治療也被安排進行了。

　　下一個療程裡，Dr. Strickland 將 Melinda 帶了過來。她說 Melinda 是她的秘書。我記得她說 Melinda 也是一名 DID 患者，並在另一個治療師那接受治療。Melinda 和 Dr. Strickland 是個完全相反的人——年輕、有個性、愛說話、態度優雅、喜歡抱怨，這對精神科醫師在治療上有一些正面的效果。在這個療程裡，她們討論了彼此角色間的互動，她們也表示非常高興能一起共事。我不願介入 Dr. Strickland 和她秘書間的私人情感，但我對這一次的會面安排深感不舒服。

　　在這次共同治療之後，Dr. Strickland 討論到她對 Melinda 的性愛慕。我發現到那是一個以男性角色對 Melinda 的愛慕。這個角色說，

從Melinda來上班的第一天起，「他」就深深地被她所吸引。但「他」並沒有做什麼。

　　在一些定期的共同參與療程裡，我們把焦點放在健康的人際關係、溝通和親子關係的技巧教育上。主要的互動在於：母親角色對於孩童管教和家庭關係問題之探討。兩個母親的角色似乎是可以進入問題核心，而且可從這些療程裡學到東西。但被 Melinda 所吸引的男性一角則不曾出現在任何一個療程裡。後來，Dr. Strickland 和 Melinda 一起去露營。

　　露營回來之後，Dr. Strickland 說 Melinda 想要參加即將進行，有關特別針對 DID 患者所設計的心理教育團體。我對 Melinda 的參與並沒有持任何反對意見。

　　Melinda來的時候顯現出她對自己的症狀更加明瞭，藉著和團體中其他人之間的互動而有了更多的自信心。她交了更多的朋友，並且得到更多正面的回應。在這個活動之後，Dr. Strickland 又安排了一次與 Melinda 共同治療的機會，討論她們之間關係的一些改變。她說一切的改變都是正面和令人興奮的，但是她們想要再討論一些特定的問題。

　　當她們來治療時，我看到她們之間充滿緊張的關係。Melinda顯得非常地生氣。這個療程的目的和我所看到她們之間的緊張關係是因為兒女管教的問題。Dr. Strickland 嫉妒的原因在於 Darin 對 Melinda 特別地關心。我猶記得第一次對她們之間關係的感覺和感想，而這還是讓我感到不舒服。

　　這一個療程改變了我的生活，也改變了她們的生活。從這一刻起，我發現自己被綁在一個預先設計好的戲劇裡。我被安排進入到這樣的狀況，以讓我和這兩個女人牽連在一塊。這齣戲劇騙人的本質讓我一時疏忽。它讓我陷入一種大得不成比例的兩難之中。這些欺騙人、複雜、虛假和誇大不實的戲劇成分出乎我的意料之外。我重新學習到：性虐待和肢體暴力的驚人衝擊不但會讓受害者反成加害者，而且會任意操弄他們所處的環境來得到他們所欲取得之物。我學到一件事：一個治療師是如何地被誤導。我經歷到那種當治療一個位處於偏遠和資

源貧乏的小鎮裡，引人爭論不休的案例，所遭遇到的疏離感和前所未有的無力感。

透過治療，我獲知在過去的兩年裡，Dr. Strickland 一直是 Melinda 的治療醫師。這段期間裡，Melinda 也一直是 Dr. Strickland 的秘書。她一直大量服用 Dr. Strickland 開給她的處方藥，而這種藥物只有 Dr. Strickland 才有。據她所稱，Melinda 有服藥過量的傾向。Dr. Strickland 承認她開給 Melinda 大量的藥是為了要讓 Melinda 的狀況可以在她的控制之下。她拒絕討論 Melinda 服用藥物的狀況，或是她所主導的配藥情形。Melinda 堅稱她對用藥的情形一無所知，也不知道這些藥品的名稱，因為她從未填寫過任何藥單，她願意服用任何 Dr. Strickland 所提供的藥物。她的醫藥費都是由州政府和聯邦政府來負擔。

因為 Melinda 來接受治療時是相當地窮困，Dr. Strickland 將她帶到自己當時所居住之處。我經過一段時間的抽絲剝繭，一點一滴地將資料彙整起來，才知道這一切複雜的故事情節：不同的角色知道故事中不同的部分；和他們是如何被巧妙地安排串連在一起。Melinda 不僅從 Dr. Strickland 的秘書工作中拿到薪水，也為她做家事，從中再賺取更多的生活費，來為自己和一起住在 Dr. Strickland 家的兒子 Billy 購買食物和生活用品。

Melinda 告訴我，她另有一個十歲大的兒子名叫 Greg。自從她開始和 Dr. Strickland 住在一起之後，Greg 的監護權就被法院剝奪。她為了奪回 Greg 的監護權，她自己本身，Greg，還有她的父母，都因此陷入一場相當痛苦的奮戰。Dr. Strickland 是有執照的精神科醫師，她說服法官且保證 Melinda 有照顧自己小孩的能力。法院方面則知道 Melinda 和 Dr. Strickland 住在一塊的事。一個社會工作者安排了一個家庭訪問的機會，並且安頓她們的生活。於是法院就同意了這樣的安排。他們並沒有提到這個精神科醫師和患者之間有其他關係存在。

我提出 Dr. Strickland 和 Melinda 的關係是一種雙重關係，於是 Melinda 立刻被轉診給其他的心理治療師。其實從一開始 Dr. Strickland 就騙我說 Melinda 已經去另外一個心理治療師那裡就診了。在事情爆發

之前，我沒有任何理由或權力去質疑Melinda的就診情形。Dr. Strickland 拒絕去改變這樣的關係，因為她認為這一切是「合法的」和恰當的。法院也批准了。這個「*執業醫師*」對我定義他們的關係是一種不合倫常的關係和不能就現在的方式繼續進行的關係而感到非常生氣。這是一個非常困難的案例，因為這樣被家庭法庭所批准的安排在法官的眼中是最符合「小孩的最佳利益」。

在對 Dr. Strickland 的下一個治療中，我拿出這個不合倫常之關係來討論。我再次堅持 Melinda 必須馬上轉到另一個治療師那裡。這個「*執業醫師*」則堅稱她可以處理狀況，而且繼續認為這樣的安排一點都沒有錯。但在一個冗長的辯論之後，她終於同意安排 Melinda 到另一個治療師那裡，因為她不願對我可能將她呈報到衛生主管機關（the Medical Board）上有所冒險。如果她還想在我這裡接受治療的話，將 Melinda 轉診是我唯一可以接受的調整。我總算如釋重負。

兩個晚上後，我接到一通非常瘋狂的電話。Dr. Strickland 告訴我說 Melinda 發生一件意外。她遭到逮捕，因為她不當攻擊一群羊。Dr. Strickland 堅稱一切都在她的掌控之下。Melinda 則在 Dr. Strickland 的保釋後交保候傳。後來因為 Dr. Strickland 說服逮捕她的警察，以她個人的責任為擔保，她會帶 Melinda 去看心理治療師，因此法官沒有做出任何的宣判。這個警察想要知道列為紀錄的心理治療師是哪一個，Dr. Strickland 把我的名字給了他，我對她的所作所為氣得簡直快瘋了，這個答案令人完全無法接受。她告訴我說她知道這樣做是不好的，然後說：「我只是不知道要怎麼做。」她的藉口對我來說只是她一直沒有讓 Melinda 去找另外一個治療師，而整個情況又有可以辯解的空間。

後來我才知道，Melinda 被轉介去的當地精神療養機構對 DID 治療根本一無所知。過去幾年裡，Melinda 有過因各式各樣不同的不當行為和伴隨的一些顯著虐待問題而被拘捕的經驗。這就是為什麼她的大兒子 Greg 的監護權會被法院看管的原因。雖然 Melinda 的前夫試圖想要搶回 Greg 的監護權，法官最後還是宣判將 Greg 交由一個公立單位看護，但允許他可以在正常的會客時間和週末去看母親和奶奶。他的

父親則只能到看護機構去探視他。

　　Melinda 的父母以 Melinda 曾被送入精神療養機構及遭逮捕過之理由來爭取 Billy 的監護權。但是 Melinda 還是保有 Billy 的監護權。她的父母向法院上訴說 Melinda 並沒有和 Billy 的生父結婚。Melinda 仍然決定自己要扶養 Billy 長大成人。這樣的情況在當時聽起來似乎合理，但我知道這個決定在一個窮鄉僻壤可能會導致非常嚴重的後果。

　　Dr. Strickland 和我在下一個療程裡討論到這個情況。她知道我不會再讓 Melinda 一起參與任何與她相關之療程，除非 Melinda 帶她新的治療師一起出現。如果以後還有任何事情發生，我希望我不是警方紀錄下的治療師，然後必須再解釋這些事與我無關。很幸運的是此類之事並沒有再發生，Melinda 也不再傳出有任何公共意外事件。然而在最後，我才發現這是 Dr. Strickland 一手導演的戲。

　　Dr. Strickland 繼續著她個人的治療工作。她告訴我說 Melinda 已經搬到自己的公寓去住了，而她也不再負責治療 Melinda 的工作。我感到輕鬆無比而繼續著自己的治療工作。Dr. Strickland 在病情上似乎有了一些進步，她聲稱她和 Darin 正努力經營著他們的婚姻，而且可能以後也會去做有關婚姻諮詢的事。我則因為相信 Melinda 已去找另一個治療師看診而感到較為安心，但事實上她還是在 Dr. Strickland 那裡繼續她的秘書工作。我與 Melinda 沒有再聯絡，也沒有從 Dr. Strickland 那裡聽到有關她的任何消息。治療還是繼續進行著，沒有任何會發生危機的跡象。Dr. Strickland 的病情又更好了，唯一的障礙就是她還是持續地在為精神疾病患者看診，而她也拒絕將她的患者轉介出去。我不斷地堅持要她停止為有心理疾病的患者看診，直到她好了為止。有時她會將一些患者轉到我這裡來，而他們似乎也相當順從這樣的安排。

　　我打了一通電話到衛生主管機關詢問有關 Dr. Strickland 對 DID 患者的治療紀錄，這些紀錄也與她自己的狀況互相呼應，我認為這麼多的病例是超乎平常的，但衛生主管機關則強調沒有對醫師做針對哪一類患者才可以醫治的限制，沮喪的醫師治療著沮喪的患者是司空見慣的事。他們很好奇為何我認為這個案例有特別之處，然而我的論點對

他們來說是毫無作用的，如果一位醫師認為有必要讓患者服用較高劑量的藥物，衛生主管機關也不會去關心或擔心處方細節的問題。而我因提出我專業以外的問題而遭受批評，因為我不是內科醫師，用藥處方不在我的專業範圍內。因此我決定將我的心力集中在對 Dr. Strickland 的治療工作上，我必須嚴守我的專業倫理。很顯然地，衛生主管機關對這個案例一點興趣都沒有，也不相信我的考量點是有用的。

在一個清晨，Melinda 從急救服務中心打電話給我，我發現我被難倒了。我的第一個想法是 Dr. Strickland 可能發生了什麼事，所以她要 Melinda 打電話通知我。但 Melinda 在電話中說她可能會自殺或殺人。當她扮演不同角色時，聲音也會隨之改變。她迷了路，在電話亭旁，她不記得自己是如何到那裡的或之前曾經發生過什麼事。我鼓勵她打一一九。她拒絕這麼做，因為她知道她將會被「抓去關起來」。我持續與她對話，希望她能想出自己身處何方，然後打一一九求救。她不知道，也或許是不願意給我任何與她所處之地相關的線索。有一個年輕的角色在大部分的時間裡會出現，我沒有察覺到「她」的存在，但「她」已黏上了我。「她」試圖告訴我「她」在哪個地方，但卻又一直提及那一個「卑鄙的女人——Dr. Strickland」不留給她一絲清靜。我對她混亂的內在系統一直保持警覺，其中一些角色有尋死的念頭，其餘角色則想要殺害或傷害「那個卑鄙的女人」。我告訴 Melinda 一定要打電話給她的治療師，或者可以給我治療師的名字，由我親自打電話告訴他。這樣做當然容易起變化，但我不想要與這件事有任何瓜葛。而令我感到吃驚的是，Melinda 告訴我她並沒有去看其他治療師，我一直都是她的治療師。我對此回答感到無比地震驚。

我知道現在不是與她爭論的時候，她說她手上有一隻刮鬍刀和一把刀。對我而言，有太多疑點可以將所有的東西拼湊在一起。我不知道要如何幫她，因為我不知道她在什麼地方。講電話的時候，她生氣地想立刻傷害 Dr. Strickland；我感覺到 Melinda 可能知道 Dr. Strickland 住在哪，而她也有鑰匙，我對 Dr. Strickland 的安全感到憂心——擔心 Melinda 會不會對她做出一些傷害的舉動？我同時也擔憂著 Melinda 的

安全——她會不會也傷害了自己？我知道我要盡快通知 Dr. Strickland，然後報警。

　　在非常急迫的情形下，我要求和一個知道我診間位置的角色說話。一個少女回答：「我可以讓每一個人到你的診間去。」我要求在那兒碰面，好決定下一步該如何做。我的目的是要引她到一個安全的地方，並將她手中的武器奪過來。我要求和負責拿刮鬍刀和刀子的角色說話，並要求她必須將手上的武器和錢包交給我，才肯讓她進我的診間。有一個角色願意負起這一個責任。接下來我又要求另一個角色打電話給我，我問她是不是有人決定要到別的地方去，而不想到我的診間來。如果他們在二十分鐘之內不能到這裡的話，我將打電話報警，讓警察去找她。很清楚地，這是一個空洞的脅迫說詞，因為我根本不知道她開的是哪一種車，或是她會從哪個方向過來。我希望一切在獲得掌控之前，她不會識破我的說詞。如果被她看穿了，我將承認這個策略是基於安全考量，我知道我是在拿她對我的信任下賭注。

　　安排好了這些步驟之後，我打電話到 Dr. Strickland 家裡，可是沒有人接聽電話。我也通知了當地警察局，並提出希望他們對這個情況保持警戒的要求。他們則告訴我說，如果沒有任何明顯的犯罪情事，而家中也沒有人在的話，他們是不可以派遣任何警力前往的。我告訴他們有人可能會殺害 Dr. Strickland（Tarasoff, 1976），因為有人命令我去做這件事。警察要我在事情變得更糟時再打電話給他們。我在這齣危險的戲劇中變得更加挫敗和孤立。

　　我想我清楚 Melinda 的個性，只要她答應我的事，她一定會信守承諾做到它。我必須保持理智的信念，不能因遭受驚嚇而動彈不得。我考量了各種方法的可能性，用以說服 Melinda 能夠到當地的精神療養機構去。在那個時候，行動電話的使用率還不普及，所以在我離開家之前，我打了通電話到我看診的醫院，並通知他們對可能發生的事有所警覺。因為我知道 Melinda 在這家精神療養機構的病史紀錄，她對這家療養機構並不感興趣，但我還是將它當成是最後的一個選擇。

　　在那瘋狂的二十分鐘裡，我看到了危機發生的狀況和如何利用身

邊有用資訊的重要性。我感到精神科醫師和案主交朋友，在剛開始可能是一個正面的目的，後來卻可能變成是一件相當危險的事。而這也是讓我在專業倫理上感到進退兩難的一件事。在此同時，我既答應在診間見Melinda，卻又不知道故事的其他部分，因為有許多的外在狀況是在我所能控制的範圍之外，我感到寸步難行，驚恐害怕，有被壓迫和受人擺弄的感覺——警察單位聲稱對以類似情況知名的「塔拉所夫的案例」（the Tarasoff mandate）一無所知，我感到憤怒；缺乏資訊來源，我感到挫折；兩個女人在我的生活當中糾纏不清，我感到迷惑。

在開車前往診間的途中，我感覺時間是度日如年。這是我在開始治療 Dr. Strickland 的兩年後，另一個十月下雨的夜晚情景。路上看不到一個人，清晨的靜寂似乎帶著冷冽的涼意進入了我的身體、心靈和靈魂。我心想：「冒著這樣大的危險是多麼荒謬的事，我是不是瘋了？」然而我又覺得我應該盡我所能去做可以救人一命的事情，甚至這可能是兩個人的生命，而我並不會受到什麼傷害。這或許是我個人的自大感，但當時我並不這麼認為。有太多的未知數讓我感到害怕，但我想我必須負起責任，雖然我身處在這孤立無援的小鎮上，居民依然信奉拘禁、醫療和關閉的傳統老方法。我對自己是否能接受自己所決定的這個危機處理模式而產生的自我衝突感到無法招架。現在我所能仰賴的是我多年來處理危機的經驗和對 DID 所有的知識。

當我抵達診間的時候，黑暗似乎消磨了我的靈魂。大雨以它穿透式的聲音打在葉子和步道上，徒增了一些詭譎，著實讓我想到一些恐怖電影的感覺。但這次我不只是一個電影觀眾而已，我自己已身陷其中了！旁邊沒有攝影師、導演、道具，或技術人員，這一切都是真的，不是幻像。我走進我的診間，開了燈後，我有了一絲安全感，這是我的地盤，黑暗和風雨都在外面。我看到一支電話、保全系統和一切熟悉的東西。

Melinda來到了我的診間，我站在門後和她說話。當我從窗邊看著她時，我要她將刮鬍刀、刀子、還有她的錢包放在門邊的走道上。接著我要她退回去，我會將她的東西收好。她照著我的指示完成後，我

打開門將她的武器和錢包收好，關上門，將門鎖上，然後將東西放在安全的地方。我搜了一下她的錢包，看裡面是不是還有其他武器。最後我讓她進入我的診間。

當Melinda來時，她顯得衣衫不整。Billy並沒有一起來，她說Billy和Dr. Strickland在一起。這話聽起來有點奇怪。出現在我面前的是表現氣憤的那個角色，而不是威脅說要殺人或自殺的那一個。生氣的角色說她只是帶著氣而已，其他的角色則帶了暴力的威脅；更有另一個角色出現一起訴說別人發生的事。暴力和憤怒的角色則同意聽我說話，因為他們需要我幫他們。他們同意在我聽完整個故事之前，Melinda不會離開我的診間，而且必須達到下一步要如何做的共識。如果她在我完成之前離開的話，我將打一一九通知警方。在我們繼續之前，她給了我她的車牌號碼。

年輕的角色被安置在一個象徵安全的地方，情況變得安靜了下來。雖然我感到憂慮，但我不再對暴力感到害怕。Melinda受到了驚嚇、焦慮和生氣，但不斷地抱怨。她信任我，我也相信她，我們倆都感到輕鬆，開了一些小玩笑，讓氣氛不那麼緊張。然後我們開始協商討論下一步。

這些協商包括 Melinda 應該去看另一個治療師的約定，和允許我和新的治療師有說話的機會。這些需要 Melinda 當場簽下一個允許調閱機密的協議書。一個年輕、天真和悲傷的角色接著出現在我面前，然後看著我說：「妳是我的治療師，Dr. Strickland 也答應此事。她說妳一直都很忙，所以沒有時間看我。妳說妳會打電話給我，而我也一直等著妳的電話。」我感到震驚，Melinda看著我呆坐了好一會兒才回過神來。幾個月來，她一直苦等著我的電話，可是都盼不到。很明顯地，這是一個混亂的現象，因為我並不知道故事是這樣進行的。我可以感覺得到，不同的角色信賴我去安排大家共同關心的事，即使有些角色並不喜歡這樣的決定。我也可以感覺得到，Melinda相當急著告訴我故事的其他部分。

我說：「可能妳想告訴我的是整件事情的來龍去脈，和為什麼妳

會出現在這裡。」接著 Melinda 告訴我故事的真相。接下來的兩小時裡，我對這個故事深感著迷。在發生攻擊羊群事件之前，Dr. Strickland 幫 Melinda 租下一間公寓。後來，Dr. Strickland 和她的女兒 Betty 搬去與 Melinda 及她的兒子 Billy 同住。Dr. Strickland 的兒子 Luke 則與他的父親 Darin 住在一起。

Melinda 和 Dr. Strickland 維持著女同性戀的關係已有兩年之久。我算了一下，Dr. Strickland 來找我的時候，也差不多是兩年前的時候。她們的性愛關係開始於 Dr. Strickland 的診間裡。當 Melinda 搬到 Dr. Strickland 家裡幫忙照顧家務時，她和同為精神科醫師的 Darin 也發生了性關係。有時候，Dr. Strickland 也會一起參與。當 Dr. Strickland 和 Melinda 同住在這個公寓的時候，這樣的三角性關係一直維持著。

在她們發生爭執之前，Melinda 和 Dr. Strickland 一起住在這個公寓裡有四個月之久。Melinda 告訴我她和小鎮外多代撒旦式的宗教團體有關聯，而她也信奉實踐了好幾年。市府官員和執法單位都知道有這個團體的存在。她的父親在警察單位擔任隊長的職務；她的母親在法院擔任書記官的角色；她的姊姊在一家精神療養院擔任護士；她的弟弟則在當地一家報社擔任記者。審理她兩個兒子監護權案子的檢察官本身也是宗教團體的一員，而且與她家庭也蠻親近的。Dr. Strickland 有時也會和 Melinda 的父親閒聊幾句，雖然 Dr. Strickland 並沒有加入這個團體。Melinda 堅稱 Dr. Strickland 與她的家庭成員並沒有往來，但有時候會在鎮上看到他們。她並沒有讓我知道，他們依然透過信件和電話保持聯絡。

她說她另外有一個兄弟（不是在報社工作的那一個）離開家庭，為了他自己的宗教團體到美國東岸去傳教。Melinda 說她的孩子已經接受了信仰，而她的工作則是為了要宣教。Melinda 和她家庭之間的磨擦始於家庭成員要求孩子將來也要信仰這個宗教。她說她試著去掙脫家庭帶給她的這道枷鎖，也想讓她的孩子自由。這就是她父母試圖去奪得她孩子 Billy 監護權的原因，而法官另給與他們對她的大兒子 Greg 的永久探視權。

最近一條和 Dr. Strickland 爭執的導火線開始於萬聖節前。Melinda 和 Dr. Strickland 為了禮服和慶祝萬聖節的方式一事意見不合。她說 Dr. Strickland 變得相當唯我獨尊，Melinda 對此感到相當地生氣。他們開始互揭瘡疤，互說不是，暴力的情事就此發生了。Dr. Strickland 打電話向她的先生 Darin 求救。在她先生趕到的時候，Melinda 的手中拿著一片刮鬍刀，並且嚷著說要自殺，這樣的情況讓 Dr. Strickland 變得歇斯底里了起來，Darin 試著介入調解。Melinda 眾多角色中的一個暴力角色在一個抽屜裡抓出一把她自稱是「亞連棒」（athame）的儀典用刀。Melinda 想殺了 Dr. Strickland。他們夫妻要求 Melinda 離開這間公寓，否則他們將傷害她。沒有人打電話給警察，因為 Melinda 的父親在警察單位裡擔任要職，還有 Dr. Strickland 也顧慮到自己在這個社區裡的名聲問題。Melinda決定不帶她的兒子一起離開，接著她打電話給我尋求協助。她說：「很久之前，我就將妳的電話給背了下來，以防有任何緊急事故發生。我知道妳會告訴我該如何做，即使我不是很清楚妳的決定。」

她宣稱從一開始 Darin 就是故事的一部分。Darin 告訴 Melinda 說 Dr. Strickland 一直都會和她的女患者糾纏在一起。而過去這幾年內，Dr. Strickland 也曾將一些不同的女患者帶回家同住。然而 Melinda 卻是第一個讓 Dr. Strickland 變得有暴力傾向的人，也是唯一一個讓 Dr. Strickland 甘心棄他而去的人。稍後 Darin 也告訴我相同的事，並說：「當她們住在一起的時候，Melinda享受我瘋狂太太所擁有的一切。」

我和我所聽到的資訊在進行角力戰，以分辨哪部分是真實可信的。一切對我而言都顯得相當地虛幻。有什麼理由讓 Dr. Strickland 必須去毀了她的事業呢？ Dr. Strickland 選擇讓我去捲入這場戲的目的又是什麼？她是不是以為我不會將她的事往上通報呢？我又該如何讓自己從這一齣超現實的戲劇裡全身而退呢？我應如何處理這整件事，讓兩個女人都滿意，而我自己也可以毫髮無傷呢？

當時我的想法是去找一個安全的地方讓 Melinda 能夠棲身，然後看一天過後她是不是會比較平靜一些。同時協助她找到另一個治療師，

也為 Billy 找一個兒童心理治療師。從 Melinda 的話中，我得知在過去的這幾個月內，Billy 因這些意外遭受到一些心靈創傷。他晚上會做相當嚴重的惡夢，大部分的時間裡他會感到焦慮和害怕。我接下來的想法是我要如何保持這件事的機密性，因為沒有一件真正的「罪行」發生。我需要將 Dr. Strickland、她的先生，還有 Melinda 之間的性關係通報上去。然而他們都是成人，而我也不是受害者，衛生主管機關的人一定不會在意我的通報，因為只有受害者 Melinda 的通報才有用。

在這個小鎮裡，只有為數相當少的治療師可以處理性創傷案例；也沒有人相信 DID 的診斷。我可以想像得到，如果我嘗試對這兩個女人的不正常關係多做解釋，這些治療師會有哪些反應。這個情況的複雜度會因為 Melinda 的家庭在這小鎮上所處地位的關係而加深了。Dr. Strickland 在醫界的名聲和我個人的專業性也將可能承受更多的挑戰。

一番考量之後，我先確認了 Melinda 小兒子的安全和 Dr. Strickland 的去向，然後再看是否在稍晚的時候將 Melinda 送到當地療養機構去。Melinda 拒絕到療養機構。她打電話回自己的公寓。Billy 接了電話說他一人獨自在家，而且很害怕。Dr. Strickland、她的先生 Darin，還有 Betty 都不在那裡了。Melinda 打電話到 Dr. Strickland 家中。她的先生 Darin 接聽她的電話，並且證實他們一家人現在都待在家裡。Melinda 並沒有說出自己的行蹤，也沒有打算要與 Dr. Strickland 說話。後來在我們預約了下一次的會面時間之後，她回到家中陪她的兒子，而我也回家了。

我打了電話給在和我是同一間醫院上班專攻兒童心理學的醫師。她同意以掛急診的方式來看 Billy 的病。Melinda 也接獲這樣的通知。在 Melinda 到我的診間就診的時候，Pam Churnosky 醫師被安排看 Billy 的病。我則始終沒有和 Dr. Strickland 有任何的接觸。Dr. Strickland 將她的就診時間安排在週末，我想這是一個可以獲得諮詢和下定決心要如何處理這個特別個案的大好機會。

稍後和 Melinda 會面的目的是要幫她找到一個合適的治療師。當所有的可能性都被試過之後，因為她個人所處狀況的複雜性，Melinda 決定外移到其他州去做治療。我同意幫她找一個合格的治療師。她試

著找到一些可以構成對 Dr. Strickland 不利的理由以向衛生主管機關申訴。Melinda 想要在四個月內就搬走。在我們的對話裡，Melinda 告訴我說 Dr. Strickland 以付現的方式向她買下車子，她必須在她搬離這一州前去辦理移轉所有權的登記，讓 Dr. Strickland 成為這部車的所有權人。我懷疑這是不是代表整件事就可從此結束了。

我的兩難困境是我是否應該在 Melinda 離開這個州之前繼續給與她治療，讓她的狀況可以獲得穩定。如果我這樣做的話，我應如何去安排 Dr. Strickland 呢？我立即的動作包括去找許多專業醫療顧問並與不同的專業律師討論。

我又打了電話給外州許多值得信賴、擁有這方面知識的同業醫師。我得到了許多不同的觀點。所有人都同意我一定要對她們又是上司和屬下，又是情人的雙重醫病關係向衛生主管機關呈報，不管他們是不是想要這樣的資訊。有人認為這像是彼此利益的衝突，但是也和虐待家庭、複雜的離婚案例，或其他複雜的家庭情況一樣──是一個與男女關係相關聯的個案。有人建議我再思考看看，我是否會因拋棄 Dr. Strickland，拒絕繼續為她看診而受到責難。我已經被捲入到一個危機的處境，因為 Melinda 現在是我的案主。如果是這樣的話，那我是不是一樣也會將她拋棄呢？也有人建議說，如果 Dr. Strickland 知道是我試圖向衛生主管機關檢舉報告的話，她會自動結束我對她的治療工作。既然 Melinda 已經同意要到外州去接受治療，我應該協助她在她新落腳的城鎮裡找到一個她喜歡的治療師。這似乎是件相當合理的事。其間所經過的時間可以被視為是一個過渡階段，和在不尋常的狀況下為即將搬到新環境所做的前置作業。

有一位顧問基於這些發生過的種種怪異情形，要我乾脆停止為她們兩個案主看診。他建議我直接給她們兩個人各三位醫師的電話做參考，然後拒絕再替她們看病。另一位顧問則深信我現在正處於危險之中，因為我已踏入了這個危險的地帶。不論我是否已有足夠的適當資訊，但是他認為缺乏消息來源和對 DID 症狀的知識不足將會讓我承擔治療風險（如果我什麼都不做的話）。第三位顧問則認為，我應該選

擇一個我自己想要醫治的案主，然後將另一個「給丟棄掉」。到最後，我還是做了自己的決定。

接下來我又向一些律師請教。他們告訴我，我並不會為任何一件事吃上官司。我的所作所為還是在任何一個「謹慎行事的治療師」會去做的事的範圍之內。我已經對這一個複雜的情形做了一個相當合理的判斷。我可能將自己放在一個超出常理的危險境地，但我卻沒有陷他們任何一個人於險境中。大家都同意我不應該接聽 Melinda 的那一通求救電話，但我還是做得合乎情理而且一點都不馬虎。他們看不出有任何理由讓其中任何一個女人想要告我，因為這個情況的內容本質很特殊；還有如果她們真的將我告上法庭的話，這會是個因公眾人物而導致成公眾視聽的案子。照道理說，Dr. Strickland 也會想保護自己的事業和公眾形象。大家一致的結論是：會發生在我身上的最糟狀況就是讓事情演變成彼此的利益衝突，導致我自打嘴巴。但那又可以被當做是一種對此種情況的延伸。由於這件案例的過程相當奇怪，整件事是否能發展成熟，還是令人相當存疑的。

所有的律師都同意，到目前為止並沒有任何一個絕對的答案可以用來處理我現在所碰到的兩難困境。然而這個令人爭議的診斷結論可能將造成我的遺憾，因為一直以來都沒有任何如何照顧人格異常患者標準法則可依循，一切都是靠我自己的判斷──以多方最佳利益的原則來處理這個病例。然而只需要一個小小的潛在危機可能會毀壞我的職業生涯。有人建議我考慮三種選擇──第一：繼續醫治這兩個病例。第二：結束兩者。第三：結束其中一個病例。我卻想到第四個選項，那就是不再從事臨床心理治療，然後搬回家鄉避居，以確保我家人的安全。

這齣戲劇當中有很多變數，我已經遭到不同的操弄和設計。因為 Dr. Strickland 一直想隱瞞她和 Melinda 的雙重關係而使得我被扯進這一個不尋常的處境裡。我並沒有在一開始就察覺到這樣的擺弄和事先預謀的惡毒手法，才會被捲入了這場漩渦；我甚至不知道她倆還有除了醫師和患者外的雙重關係。另外，我也從不認為 Melinda 是我的案主。

發生在我身上之種種都是因為Dr. Strickland是我的案主。當Melinda來電時，我根本不知道事情的原委。我對這個危機只有一個想法：這是一個當下必須去解決的事。我完全沒有想到實際上這是一個多方利益衝突，各種危機和互為糾葛牽扯不清的事，我只單純地認為我有義務去解決這個危機，我的目的是要去保護 Dr. Strickland 和 Melinda 兩人的安全。因為當時所發生的危急情況，我認為我的決定是合情合理的。我比較感到憂心的是，我是否對可能導致殺人威脅和自殺情事之個案標準有所疏忽之處，而這些都比其他情形還來得重要。少數受虐孩童在大人的威脅下會處於此種危險狀態。從更廣泛的角度來看，這是一個可能會引發危險的家庭情形。我對這兩者都感到害怕。捲入這種危險的其中任何一人都有可能會採取行動來傷害自己或他人。最後因為Melinda人格異常之傾向和與 Dr. Strickland 疏於聯絡之故，我無從得知關於這件案例之後續發展。在這個小鎮裡，可取得的資料是有限的。又因為 Melinda 的父親在警察單位工作之故，讓整件事更形複雜。這件案例的宗教色彩，還有 Dr. Strickland 是鎮上唯一的女精神科醫師，也讓它非同小可。

　　危機的當時和它突然的介入打斷了我原有的生活作息；我掉進一個醫療上的陷阱。我相信以這急迫的情況和我是否能從中全身而退相比，前者可能造成的損害比較嚴重。我相信這個情況是在暗示暴力發生的可能性，而這暴力將會導致某種程度的悲劇，並可能對生命造成相當大的衝擊。我試圖去尋找和我受過相同專業訓練的人來幫我，但都徒勞無功。我思考和Melinda及她另一個年輕角色之間的信賴問題，和我與 Dr. Strickland 之間長久的醫療關係。我的目標是要以我的能力將這個緊急情況處理到最佳狀況，以便到下一個階段時，時間能消化一些資訊以利做出一個縝密的決定。我希望能用時間來細思和探索，以達到一個公平和睿智的結論。

　　這個複雜的戲劇包含了兩個女人之多重認知。她們兩個都是長時間在情感上被創傷經驗嚴重傷害過的人。請讀者在看完後面的章節後，認真地去考慮上述的三種選項。你將如何處理這宗複雜的案子？你又

如何去應付這三百多個角色的糾結？其中包括三個孩童、一個長期不正常的婚姻關係、女同性戀的關係、一名精神科醫師所犯下的性虐待情事，和這種情形所造成的專業倫理兩難困境。這三種選項中的哪一個才是最合適的呢？

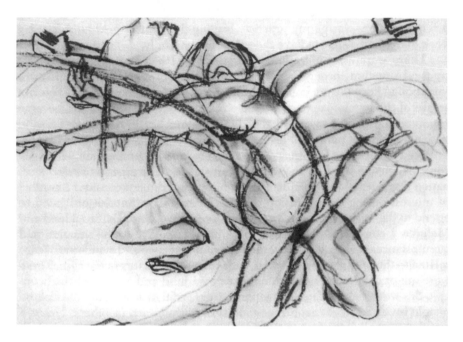

圖１　糾纏

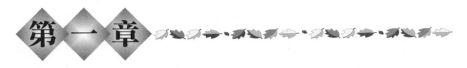

第一章

影像[1]

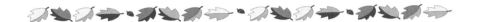

我那些破碎的影像是否已被映射在斷壁殘垣的時光隧道裡了呢？

　　每個人既是他自己過去影像的記錄者，也是他現今自我影像的創造者。視覺影像是通往我們過去經驗的一座橋樑，能反映出我們個人的情感，與歷史產生連結，並且投射出我們心中的願望。影像就個人而言，不論是否能由記憶中喚回，都是屬於他個人特有的一種經驗。過去經驗會影響到後面印象的形成與累積。這些印象可由以宗教、文化及社會信仰系統所構成之個人中心思想來詮釋。而想像力、影像化與解讀象徵符號的能力，更是我們在管理外在環境時所需要具備的共通語言，以便與人溝通、組織安排及創造內在結構。就外在環境而言，藝術表現可以說是一種對仍記得的或已遺忘之事件的深層對話；透過藝術形式，將這些事件所產生之情感內容表現出來。

　　我於一九八八年的實驗研究顯示出，在曾經受過性創傷並伴隨有所謂 DID 行為案主的藝術作品中有兩種主要且不斷出現的視覺符號：楔形線條（wedges）及支離獨立之眼狀物（disembodied eyes）。其中

---

1 譯者註：原文為 image，可泛稱所有之影像、心象、形象或印象。

僅有非常小比例的DID患者過去不曾遭受過性侵害。非DID患者不見得會如此一致性地在作品中使用楔形線條及支離獨立之眼狀物。然而，他們所創造出的其他符號也足以提供我們一些可能線索，以了解有別於性侵害的其他心理創傷。視覺對話在治療過程中捕捉了案主所失去的記憶片段（Spring, 1981,1994c, 1995a）。經過一段時間後，案主所創造出的影像將會讓過往經驗逐漸地浮現出來，並將其他相關及有跡可循的感覺經驗互為串聯起來。

影像金三角

　　創傷的相關影像經驗較易浮現於安全的環境中。這些在受創傷時所形塑出的影像會儲藏於案主的無意識狀態內，直到原來的威脅獲得解除為止。DID患者必須對過去所發生的人事物有所記憶。一般而言，我們可以採用不同方式來喚回記憶，以重新檢視這些創傷經驗。我們可以從案主對影像、生理反應（身體記憶）、聽覺、嗅覺或對環境的依存能力等幾個方面開始著手。過去經驗必須以符合認知之角度來驗證其合理性。在過程中，案主可以找到個人所能認知的真理、罪惡感，和因失落感而導致的悲傷，乃至於最後能為心理創傷找到一個合適的出口。而這最後的出口通常需要訴諸於性靈之昇華。

　　藝術表現所能傳達之深層意義通常與我們所記得或已不復記憶的事有所關聯。藉由影像表達的溝通方式常是無聲無息的。視覺語言必須藉由回顧、檢視，與體驗藝術作品的方式來轉換成文字語言。藝術創作之所以具有溝通功能，是因為影像本身是一種「訊息」（message）；藝術的表現方式是影像的「發送者」（sender）；而藝術創作者本身則是訊息的「接收者」（receiver）（Langs, 1983）。影像在藝術表現中就如夢一般，是根植於個人的成長經驗，再加上現在正發生的生活經驗，最後投射出內心之願望。這便是我所稱的「影像金三角」（image triad）。影像或許會隱藏於內，或被投射在以藝術表現出的有形實體上。投射出的影像可能會自相矛盾，也可能是互相吻合的狀態。

而影像金三角正是我們投射慾望時的影像鍵結。如梵谷（Van Gogh）的「食薯者」（*The Potato Eaters*, 1885），畢卡索（Picasso）的「格爾尼卡」（*Guernica*, 1937），和孟克（Munch）的「吶喊」（*The Scream*, 1893），都是最好的見證範例。

在 *The Potato Eaters* 一畫中，Van Gogh 試圖以他身為福音傳教士與年輕藝術家悲天憫人的態度，來描寫他眼中的農夫景象。經由這樣的經驗，Van Gogh 以一種歷史影像的形式，將農夫刻苦耐勞的生活面貌呈現出來。同時，他也以結合當時所處環境的方式，為生命禮讚歌頌，而非去刻劃他所眼見的困苦絕境。在另一幅繪有一個小女孩的畫中，Van Gogh 藉由小女孩的眼睛試圖反映出自己心中所渴求的人間溫暖；畫中橘色溫暖的桌燈光芒照亮了畫中人物（Wallace, 1969）。這幅畫猛然一看有點詭異，也頗引人入勝，但與 Picasso 偏悲劇性的呈現手法則大異其趣。

受到西班牙內戰 [2] 啟發的 Picasso，在眼見法西斯主義獨裁者 [3] 對藝術家與藝術創作自由精神之迫害後，將自己個人的掙扎結合過去經驗與歷史背景，創作出有名的 *Guernica* 一畫。位於西班牙 Basque 的 Guernica，在一九三七年曾遭受過砲火無情的攻擊，這件事讓 Picasso 對戰爭的殘酷深感憤怒，同時也深深地體會到人類普遍的恐懼感與可憐無助（Arnason, 1969）。此事也啟發他創造出最偉大的反戰藝術宣言。他以沉重的黑，死寂的白，與深沉的灰，將整個畫面籠罩於無盡的黑暗裡，藉此來象徵戰爭的殘酷。畫中有一個支離獨立之眼狀物，是由楔形線條所構成的，並結合其他的楔形物來表現驚悚的感覺。尤為甚者，畫中的一頭公牛由嘴巴吐出似乎可以穿透萬物的楔形舌頭，這是一種帶有侵略者憤怒的姿態和一付勝利者不可一世的無情神態。這是 Picasso 用來表達殘暴與黑暗的象徵語彙（Wertenbaker, 1967）。

發生在午後引爆一個小鎮的恐怖事件，對 Picasso 或其他經歷過此事與相關的人來說，構圖眾多支離獨立的眼狀物是一種罪惡的象徵。

2 譯者註：西班牙內戰（1936-1939）。
3 譯者註：此法西斯主義獨裁者即法西戈（Franw）元帥。

這張畫所寄望的是人民能從戰爭的殘暴中獲得重生和停止戰爭。這個象徵手法是以垂死的馬匹來作為代表。

如果我們再進一步去解讀Picasso於 Guernica 之後的其他畫作，我們可以發現Picasso表現出更加痛苦的想法；而且畫中的奇怪影像也更加清楚地呈現出殘酷的感覺。他的後期作品比早期作品更深刻地表達出令人恐懼不安的特質。他以頭骨為主題的畫，總是帶著晦暗、不協調的色調且扭曲變形，相當地極端。Picasso另外還有一些畫也有類似遭遇過性虐待之受害者的藝術表現風格。當然這並不表示或影射Picasso有遭遇過類似性虐待的歷史。然而早在三〇年代，他便已對暴力題材相當投入與著迷，尤其專注在以牛頭人身像（Minotaur）為主的創作上。有時他會描繪人面獸身屬於人性的部分，但大部分作品的主要焦點皆是在將頑皮喧鬧的遊戲變成野蠻獸性的殘暴場面上（Wertenbaker, 1967）。

Picasso確實經歷過生活困苦之威脅。他的出生過程在當時看來相當不吉祥，他無法順利呼吸，助產士以為他已經死於母體中了。他三歲時又歷經一場地震。接著在十歲時，和意志消沉的父親同住了幾年的時間。幼年生活的創傷影響到他的 Guernica 一畫（Arnason, 1969）。這些種種都再次說明，個人歷史是絕對無法自現在所創造的藝術作品中抽離出來的。從 Guernica 中我們可以看到的是：畫者運用符號將受創傷後的反應與受害者的藝術作品巧妙地連結在一起，呈現出一群人遭受迫害的可怕景象（Spring, 1988, 1993a）。這幅畫可說是一個極佳的註解，說明影像是如何構成另一個影像之基礎，且深受以往影像所影響。

雖然Picasso的立體派風格不斷地運用了楔形線條來構築形象，他的藝術可以說是相當刻意經營的藝術風格，不全然如同創傷受害者，其所表現的藝術是一種自發性行為。創傷受害者會將形象一股腦兒地釋放出來，而不會經過縝密的思考安排。Picasso與創傷受害者在藝術表現上的共同之處在於兩者對權力與主控權的慾望，只是兩者運用不同形式呈現。Picasso努力地在他的藝術中追求權力與控制慾，而創傷

受害者所要的是能為心理創傷尋找一個出口。兩者都是想要改變或揚棄過去，故兩者的畫作都是一種願望的投射。

　　同樣地，建構形象與對獲得權力與主控權的渴望也可以在獵人的洞穴壁畫中找到。這些繪畫顯示出在狩獵過程中對失去生命的恐懼；其反映出原始人類的不同文化與社會狀態；也讓我們了解到在狩獵前後舉行儀式與慶典的重要性。另外，這些繪畫描繪了不同的性別，記錄了各自的功能與權利義務，還有人與人、人與動物和人與其他不同事物間的關係。這些繪畫由過往經驗出發，再集中於對現在狩獵情景的紀錄，並希望能夠將獵得的戰利品帶回宰殺然後烹煮食用，以獲得安飽和求得生存。

　　過往經驗的影像以移情形式將它們投射或移置於他人身上（Schaverian, 1992）。通常這些影像可以是其想法或類似物的再現。想像力可以以不同形式來呈現，並同時受到目前的情勢影響。以創造力結合先前的經驗來反芻經驗與評估資訊以塑造出一個新的想法。心中的影像（心象）是記憶或想像力的產物，也讓我們對未來新的或不尋常的經驗可以有所依循。我們可以將藝術創作過程當成是一種檢驗我們對周遭熟悉環境之反應的方法。而在無意識狀態下所創造的心象，可以說是我們對心中所見之物的圖像化描寫。愛因斯坦（Albert Einstein）認為心象和想像力比科學更偉大，而拿破崙（Napoleon）甚至認為心象可以宰治世界。內心意志的創造是一種內化策略，藉由假設、揣測和思考，進而對不同事物提出一個因應之道。

　　心象會影響個人感受能力的養成與信仰系統的形成。眾所皆知，每個人的外在行為除了是環境影響下的產物之外，也同時受每個人心中不同之觀點而有所不同。相同的事件在相同的情況下，會隨著不同人所依循與依據的原則而產生不同之看法與作法。比方有十個不同的人繞著他們眼前的一束玫瑰花圍坐著。當要求他們描述眼前的玫瑰花時，每個人都會以他們自己所看到的角度來說明他們看到的玫瑰花樣，每個人都是以自己眼前之所見而各有不同之描述。每個人都會融合自己的經驗或自己所理解的觀點，來表達闡述對事情的看法；每個人都

是以個人各自不同之觀點、視覺感受，以及以過去經驗為出發點而表達出意見的。當這十個人被問及玫瑰花所代表的意義時，每個人自然也會依據以往各自的經驗和感覺而有不同的詮釋看法。每個人甚至會藉玫瑰花表達出心中所想的願望。於是對那十個人而言，眼前那束玫瑰花所呈現的印象便得以經十個不同的觀點而產生出十個不同的組合。

　　如前所述，印象是建立在彼此的基礎之上，並且受到先前其他印象的影響。若過去經驗是負面的，在日後相同的情況下，這些經驗將會有再次發生的機會；或者會讓人相信，相同的事將持續不斷地發生，以致於懷有「毀滅日」般的態度。信仰體系可以是正面的也可以是負面的，也經由兩者的交叉影響而構成一個內在衝突。這就是在 DID 患者的內在系統中所觀察到的內在衝突與相反的信仰體系。互有衝突之心象和各種後續因應產生之反應都可能發生在任何一種情況下，就如同那十個觀看玫瑰花的人一樣。不同的影像、不同的信仰體系和內在系統角色特徵之浮現，將會讓案主影像（心象）的內在世界更為豐富。這就如同夢一般，能夠將過往與現在的經驗結合，最後將感覺與心象釋放出來。

　　夢中影像與藝術表現中的影像通常會呈現類似的主題。兩者所塑造出的影像都可以讓藝術家與做夢者引申出相同的問題與其解決之道。當我們能夠對夢中影像與藝術表現中的影像定義出他們的問題並提供解決之道後，我們便可肯定過去或現今的特定衝突點。這個方法讓我們得以以與過去經驗相關之題材來討論前意識狀態（pre-conscious material）。

　　根據 Weiss（1970）及 van der Kolk（1987）所稱：惡夢通常是創傷事件之重演及再製（p. 5）。相同類型的複製也發生在遭受過性虐待受害者的繪畫作品中。受害者對相同的創傷事件可能會有不同的特徵描述方式和重點。不同的影像可能會讓缺乏經驗的治療師誤以為案主扭曲其先前告知治療師的事件是因為其說謊或裝病的緣故。受害者在重建其過去歷史的過程中，對故事的描述可能會隨著不同遺失片段的回復而有所更改，然後再投入另一個更大的故事（Hermam, 1992; Spring,

1993a）。這類藝術表現的問題是：案主的視覺影像到底是一種幻象，亦或是被遺失的片段殘骸呢（Spring, 1995a）？在描述創傷的過程中，當影像迸出時，類似記憶可能會因彼此混淆在一起而產生扭曲。受虐景象的出現可能有次序性，也可能會以儀式般之方式出場。至於虐待或暴力的發生次數在這裡並不重要。重要的是事情發生的這個事實本身，還有如何發生、為時多久（多少個月或多少年）。時間的長短與造成這個創傷事件的嚴重性與複雜度有直接關係；且也會影響到案主的創傷後效應（after effects），其中包括成人期的發展階段。

　　因為記憶的內容是以象徵與隱喻的方式來表達，所以容易產生曲解。姑且不論它呈現的方式，就以影像來表現個人過去的這個手法而言，它類似於人類在文字發明前呈現歷史的方式。圖像式的表達方式對複雜議題似乎是最有效率且精簡的方法。某些特殊情感是依附在特定的影像上。因此，確認影像與情感是如何被連結的便顯得相當重要。因為最後要處理的終究是情感而非影像。影像只是一個訊息；那些讓我們身、心、靈失去平衡的東西則是對影像的反應。以治療的角度來看，因被遺忘的事浮現後而產生的反應與後續一連串的行為稱為病徵學（symptomatology）。在 DID 患者中，因為不同特性之角色會經歷不同現實面，因此即使對相同的過往影像，也會有不同的反應。而治療師僅能就案主所提供的影像來做參考。治療師並非這些創傷經驗的實際參與者，也非構成影像的一部分。藉著案主呈現出的影像，治療師才可以解開過去的受虐型態是如何經由象徵性的藝術表現來表達。

　　在柏拉圖（Plato）的《洞穴的寓言》（*Allegory of the Cave*）中，他創造一個影像來幫助我們了解如何透過解決衝突的方式療傷；以及一個治療師如何藉由影像來發掘事實。這個治療師就像一個指導者般，將每個人從洞穴裡拖上又拖下，最後又迫使人曝曬在炙熱的太陽下；而這便是所獲得之自由。每一個人都需要解開這道通常不為人知但早已存在的枷鎖，然後重新接受新世界裡的現實面。這些牽涉到對自己或他人一直以來都做如是想的質疑。質疑的內容也包括對基本信仰有如批判式的推理過程。這些過程常會引發個人的反抗動作。案主不喜

歡被質疑或被批評他自己已接受的個人真理觀點。這樣的過程需要靠智能訓練與努力思考將事情釐清，以進入下一個階段。

下一個階段包括：可以採用個人心象來建立素描、繪畫與雕塑的方法以訓練智能，進而開發一個藉由色彩與造形所營造的內在世界。檢視過去的影像，評估對現在影像的反應，然後將自由與選擇結合起來以想像一個未來。最後，一個心中的新圖像就在有計畫的進行下被創造出來了。

而過去經驗又是如何衝擊此刻的情緒反應和相繼而來的行為呢？我們可以從現代表現主義畫家 Munch 的 *The Scream* 一畫中得到解答。這幅畫是 Munch 個人內在煎熬的一種反映。Munch 被認為是一個「奇特且具有受虐性格」的藝術家（Arnason, 1969, p. 155）。與這幅畫表現手法最為相似的可說是易卜生（Ibsen）的戲劇。他的畫有別於其他印象派畫家的畫，因為印象派畫家總是表現心情及多愁善感的基調，而不像 Munch 在光與影上的琢磨。

因為 Munch 的畫多數是反映驚悚的主題，猛然一看，易使我們感到他的畫總是令人不安與難忘的。他運用光與影來暗示恐懼的主題，例如「生病的孩子」（*The Sick Child,* 1885-86）一畫。在這幅畫中，我們看見他姊姊因重疾死去的景象。他母親也在他小的時候即死去。而他自己也是自小體弱多病，幾次瀕臨死神的召喚。除了一再出現以死亡為題材的畫外，他的畫另有一個不斷出現的影像：一輪明月與其倒映在水中的倒影。這個影像多年來一直被解讀為他特別專注在性的一面。

影像金三角在 Munch 的藝術裡，可以說是相當的明顯。他利用影像與經驗的連結，然後經由影像將他自己的願望表達出來。母親與姊姊的死亡是過去經驗，而今是對自己病弱的痛苦揮之不去，心神又時時受到暴力、死亡、自我懷疑，精神緊張和內在苦痛而煩惱。他嚮往健康的身體和有力的四肢。其正好與主要的影像呈現相反的訊息。他的畫意寓著希望，一種期待被解救的渴望。在 *The Scream* 一畫中，我們可以看見一個站在另一個尖叫的人後面的身影。這個背後的身影到

影像與幻像：解離性身分疾患之藝術治療手記

底是一個解救者，還是一個惡作劇的人？在「卡羅喬安街的夜晚」
（*Evening on Karl Johan Street,* Oslo, 1892）一畫中，主題是一個死亡的
遊行隊伍，背景則是一個被照亮的窗戶。在「瑪拉之死」（*Death of
Marat,* 1905-27）一畫中，畫中人物旁的桌上擺了一些食物。有關生命
與死亡、樂觀與恐懼的訊息，這些互相對立的元素是他表達藝術的特
色。他畫中的影像留給賞畫者一種衝突和張力的感覺，和受過創傷經
驗的受害者所表現的藝術手法非常類似。

　　影像可以說是一種想法的反映。它提供了建構在個人內在的略圖
或相似物。當一個影像建立在另一個影像之上時，聯想便被激發出來，
然後交錯在一起。以一種被引導和有次序的方式來運用藝術表現，可
以促使儲藏在心中不同位置的聯想得以被發掘而浮現出來。Auel 在她
的小說《野熊家族》（*Clan of the Cave Bea,* 1980）及《野馬之谷》（*Val-
ley of the Horses,* 1982）裡，主要都是描繪狩獵、蒐集和儲藏的過程，
以及主角伴隨著寂寞去學習如何殘存於世上的生活形態。她敘述一個
叫 Ayla 的年輕女孩先被性侵害，後又被族人驅逐出教會的故事。她被
撫養她長大的人認為像是個孤魂野鬼，行屍走肉於世間上。她必須從
人群中消失，一個人苟延殘喘，直到找到其他像她一樣的替死鬼為止。
這和 DID 患者是一樣的情況：嘗試在他們想像的內在世界裡，去找尋
「系統內其他角色」，並試著去追探被遺忘的歷史。

　　Auel 以文化人類學之觀點鋪陳出她的文字，讓讀者經由服飾、信
仰系統和環境條件來了解原始文化。她的故事幫助治療師去了解心理
受創者為生存而努力掙扎的歷程；然後他們又是如何去處理自我形象；
如何學會孤獨過日子；和如何清楚表達出自己的聲音。

　　在《獵獸者》（*The Mammoth Hunters,* 1986）一書中，Auel 描寫
Ayla 在學習如何與她「系統內其他角色」共處之掙扎過程。這非常像
DID 患者的方式：如何學會和心裡各種不同的角色部分去溝通，進而
發展出一套具象徵性關係的獨特安排，以形成一個完整的個體。Auel
的故事利用細微的文字形象，讓我們了解情緒與身體如何在衝突中求
生存：痛苦相對於快樂；被離棄相對於被擁有；被接受相對於被拒絕；

誠實相對於狡詐。這些衝突是 DID 患者掙扎奮鬥的一部分，也是他們劫後餘生的劇碼。這些劇碼可由案主心理的痛苦、肉體的記憶及既存的兩難情境來獲得驗證。這痛苦是經歷創傷後所使用的無聲語言，但最終還是會被轉錄成案主的口述證詞。這種轉錄可能包括已被損毀而破碎的自我形象、象徵性的標誌符號（sign-posts）、以物易物的互惠交易（trade-offs），和其他代表信物（trinkets）。

標誌符號、互惠交易和代表信物

標誌符號、互惠交易和代表信物的概念是對了解複雜問題和這些問題是如何對現在發生的事件和治療過程的衝擊，作為較簡單的隱喻。相似的用字被用來製造一個影像，以作為簡化特別的動態機制和建構可供案主參考的架構。這個想法是為了產生另一種語言，而這個語言可讓我們了解到這並不意指一種病，而是一種解決問題的方法。第一個重要的影像是在一個想像的內在世界裡去觀看這些操作。這一個想像的內在世界有一個反制系統，包括原告、被告、法官、檢察官和辯護律師。這些動態機制很像用在法院的機制一般，其中包括了特定的戲劇、再制訂法律、政治和從控訴者這一方移轉到辯護者那一方所採用的不同控制策略。

標誌符號、互惠交易和代表信物是相當細膩，和具複雜動態機制的概念，運作在一個受虐待的環境之內。這個概念的使用是和受害者做間接溝通的一種方式；藉此喚取案主的深層記憶，而不會引導案主或故意讓他們直接去面對性虐待或其他暴力行為的過去經驗，直到受害者自願提供這些資訊。記憶會附合於影像上，並和過去性虐待有直接相關的文字結合在一起。不同的角色可能藉著一些有別於平常的創傷經驗或與其相關的話語及象徵一起出場。治療師對這樣的連結是一無所知的，要一直等到案主讓這些相關的事情引起別人的注意為止。但當我們在討論一些兒時所記得的代表信物時，過去的記憶可能會因而浮現出來。

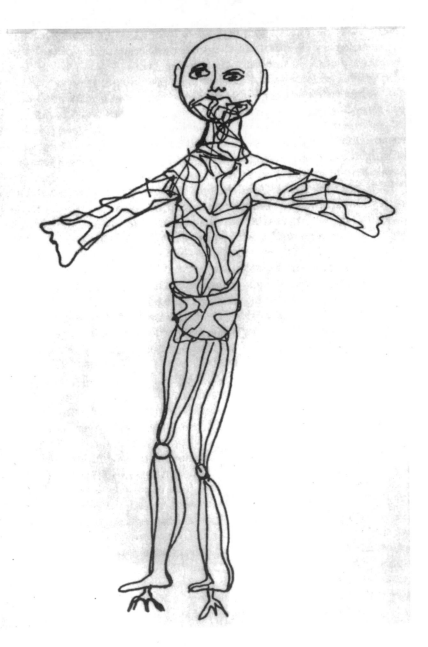

圖 2　破碎的自我

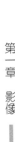

標誌符號、互惠交易和代表信物可以自成一類經過編碼的訊息，而且可以被安全地討論（Spring, 1981）。這個概念的週期循環特性很明顯，尤其當案主將影像呈現出來之時。這些影像依附在對一些物體的痛苦情緒之上。這些情緒上的痛苦會浮現在此刻正進行的罪惡感、孤獨感和無法對現在發生的事件有所調適的情感中。Dr. Strickland 和 Melinda 的關係，就具備了以上各種特點之描述。

標誌符號首先是經過受害者的誘惑才會出現。受害者從早年就開始學習到有關虐待家庭裡的危機—暴力生活形態（crisis-violence lifestyle）。孩童並不知道如何運用言語來表達描述它。標誌符號與加害者特別型態的操弄有關。藉此將受害者逼到一個偽裝可以致勝的位置上。這些標誌符號可能包括將受害者帶到特別的地方去旅行，或將其家中其他成員帶到別的地方去，讓受害者落單，然後藉著教導或展示一些新奇有趣的東西來引起受害者的興趣。其他標誌符號可能包括家庭的爭論或危機，而受害者被迫要與加害者選擇站同一邊，代替缺席不在或沒有反應的同伴來反應；還有鼓勵受害者去負擔一些大人的責任，而這些責任遠超出孩童原先可接受的成熟度。受害者變得知道什麼是標誌符號，並藉著麻木的態度，試著去避免這些不可迴避的責任。讓周遭的環境失焦，而去追求一個神奇的解脫或安全之地，甚至離開自己的肉體。這些策略是否定現實的一部分。受害者經常將此類事件擺在屬於「特殊的」脈絡之中，因為會得到較多的注意力和感到被接受。注意力和被接受的感覺是欺騙的一部分。經驗讓受害者學到對一些潛在可能會發生的虐待保持警覺。這種誘惑有不同的形式，及有週期循環的特性或儀典儀式的特質。這個循環包含了不同階段的危機形成、再現、信誓旦旦，和一個愛的階段（Spring, 1993a）。

受害者學會去期待這樣的誘惑。長大後，這個受害者可能會利用這類型態的標誌符號和誘惑及其相關資訊去操弄這個具虐待性的環境，以結束自身之受虐傷害，和可在一個緊急狀況下自我掌控。接著這個長大成人的受害者可能將所學的操弄手法，從保護自身安全開始，再延伸到比較大的範疇，以便掌控他人。Dr. Strickland 以高劑量的用藥

來控制 Melinda 便是一個例子。這是一種可能的作法，因為對過去的否定經常是明顯突出的，尤其是在進行治療的早期階段。過去的一切會分裂破碎成不同的角色。這些角色對規避過去的歷史是相當在行的，並藉此來保護自己原先的人格特性。一些角色會否定過去歷史裡正面的部分，藉此來平衡自己的內在系統以為生存之目的。在這個反制系統裡，不同的角色有不同的功能，而他們會形成一個穩定的影響力來處理不同的衝突。

這些被定義成是指導者（preceptor）、受教者（sensor）、處理者（processor）、執行者（prosecutor）和贊助者（philanthropist）的角色，會去尋找不同型態的誘惑手法，好讓之前的情緒狀態得以繼續維持。他們利用與生俱來的本能來巡查所處之環境、任何可能之風吹草動，和觀察他人之能耐；利用直覺和感知技巧來決定要如何製造危機或紛擾（可能是內在或是外在的），以便提供一種安全感，也不管它是否根本就是不對的。Dr. Strickland 和 Melinda 的這個案子就是這種操作手法。我們可以參考這樣的情況：Dr. Strickland 試圖讓警察相信我是 Melinda 的醫師。而這樣的說詞，目的是想要延長他們兩人之間的雙重關係；不顧倫常關係，讓一切都在她的掌控之下。這個二元正反的說法是：這些技巧並不包括去避免高度危險狀況的本能。雖然是高度警戒小心，受害者還是可能和危險有曖昧的關係，因為他們共存共榮。角色們在危險的面前，如同樂團一般地演奏，但隨後會察覺到主人不對的地方。角色們可能會進行一個嘲弄的審判，然後決定是否讓這個主人或是其他角色受到懲罰。「執行者」將會主導一切；整個系統也開始變得無力招架。結果便是互惠交易，以換得和自己過去相似的經驗。

互惠交易

DID 的內在系統是在尋找誠實，而非出賣欺騙；是要被接受而不是被拒絕。DID 患者對信賴會逃避，因為他們將親密感當成是一種虐待或控制的形式。一開始受害者學到被虐待時，會發生一些變態扭曲

的親密行為。加害者和受害者一起經歷分享這一個不一樣的意外，而刻意保持秘密不為他人所知。他們會對這類事件保持沉默以對，如果有人問起的話，則以一概否認作為處理技巧。這個一直被當成是特別的受害者，會利用一些代償性行為來加強這樣的幻像。譬如說，Dr. Strickland 和 Melinda 兩個人會覺得彼此都很特別，因為她們兩個人都有多重人格的傾向，彼此互相照顧，並且在受害者及加害者的角色間做轉換。兩個人都對危機—暴力的生活形態相當熟悉，同時對相似的誘惑會有所反應。她們互相控制對方，藉著在金錢、友情和性偏好上的互惠交易來換得保有自我原先的情緒狀態。

這個完美主義者的劇本是一種在短期親密感上的互惠交易，同時也環顧四周環境尋找機會以求得安全之地。這些都屬於是學習得來的一種玩弄操作手法，也是一種急迫求生的慾望，和加諸到受害者身上的一種環境限制。在此同時，對奇蹟式拯救的希望是可以運作的。這樣一種共存並置的心態，讓案主得以培養不尋常的能力以抵抗大部分人所不能理解的暴行。這種極端的互惠交易是一種求生存的意志，不論其有多痛苦，都可在短暫的親密情感裡驚鴻一瞥。這個決定是和強烈的否認系統結合在一起，讓人可以對未來抱持希望。「為他們自己注射希望的血清」（Keneally, 1982）。Keneally 以一種強烈否認系統的觀點來看待案主為求生存而導致多重人格的這件事。他形容就如同迫害行為在集中營裡的犯人面前完成執行後的情況。犯人們在迫害事件後會繼續專注於他們被指派的工作上，好像所有的事都不曾發生過一樣。他們談論著稀鬆平常的事情，甚至在迫害進行時仍計畫著未來的生活。因為殘酷的事實是：在戰爭結束前，生存的希望是極其渺茫的。在猶太人大屠殺的生存奮鬥中，有誘惑的標誌符號、互惠交易和一些不同的代表信物。其中一些被公認的有：發生在集中營官員家中的奴隸情節；給守衛一些好處以得回原先被拿走的鑽石、金錢或是麵包。

代表信物

在一般文意的解釋上，代表信物被視為是一種裝飾品、小玩具，

或是珠寶飾物。在與受害過程相關的代表信物中，這個定義則被延伸成包含有加害者送出去的禮物，或是給自己當成一種安慰物。在 Dr. Strickland 和 Melinda 個案中的代表信物是 Dr. Strickland 的住處、其所提供的食物、私人禮物、一輛車、一份工作和公家補助款，以負擔 Melinda 的醫療費用。Melinda 的交易方式則是提供性服務給 Dr. Strickland 和她先生，另外還有幫傭、照顧小孩、陪伴生活，和對此種秘密交易保持緘默。她們用代表信物將那些秘密進行、不可告人的行為蒙蔽起來，並用細繩纏繞後綁緊。將 Melinda 和 Dr. Strickland 纏繞在一起的繩子是她們之間的秘密；她們彼此心照不宣，互相擺弄操作，也同意共同分享她們之間的秘密關係。因為 Dr. Strickland 對差異性的觀念有不同於一般人的看法，她決定超越倫常去維持她和案主間的雙重關係。在她的日記裡可看到一些有關 Melinda 的詩句就是她心志開始衰弱的時候。而這些詩句後來變成了她的部分病歷紀錄。

　　受害者通常都會有寫日記的習慣。這些東西可能被藏起來當成是一種確認經驗真實性的方法。書寫這些素材可能是一種舒適感的來源，就像樂器、玩具或動物一樣。很多 DID 患者會說些與他們所熟悉的動物有關的故事，如他們是如何照顧這個動物，給動物一些食物或玩具等特別的代表信物。他們也會說一些有關代表信物的故事，而這些故事通常帶有一些特別的意義：如代表過去安全感的一顆小石頭、一座複製的小雕像、一塊象徵安全感的樹皮、一個在快樂的日子裡所撿到的小東西，或是從一個特別的人的衣服上所拿下來的裝飾品。這些可以被稱為是支持生命力的信物，因為它們象徵安全感，可以和正面形象互為連結。代表信物可以代表不同的角色或物品。這些可以給特別的人去提醒他們一些特別的角色。代表信物可能在案主的內在系統內被用來證明有不同角色的存在。一個叫「烏龜」的角色會蒐集一些小烏龜形狀的雕塑品，然後將它們送給他所信賴的另一個角色。這一個角色有時候也會戴上烏龜形狀的項鍊，他說這條項鍊是一個叫「烏龜」的角色送給他的，以提醒他「這個龜殼可以保護他」。這是一個用心象來與人溝通的方式，也提供給治療師一個診斷指標。

代表信物可用來確保接受者會對秘密保持沉默,是加害者送給受害者的賄賂物品,用來當成是誘惑的一部分。代表信物代表接受、身分辨識和裝飾的意思。代表信物不僅是說服受害者的工具,也是控制或誘惑親密關係的工具,好讓騙術可以得逞。首先,這些代表信物是在受害者被騙稱是在相當「特別的」情況下所給與的。而受害者可能只在加害者面前將這個信物穿戴上或使用它。或者他只在特別的日子裡以特別的方式穿戴它或使用它。這是一個被捏造出來的歷史,所以沒有人知道它是如何被得到的。代表信物可能是一個秘密性關係的象徵物;也可能是一種威脅的暗示,這需要案主自己去確認。另外,代表信物又可能是被用來辨識加害者的物品,而這些物品可能象徵控制、擁有權或一種可以彰顯的假性保護動作。提供代表信物的最重要目的是要接受者保持沉默,以讓秘密行為得以繼續順利進行。

Dr. Strickland 和 Melinda 之間的互動,包括對虐待的反制行為、散置各處的誘惑性標誌符號、代表秘密的代表信物和對親密關係的互惠交易。她們嘗試經由她們之間的雙重關係來解決衝突。Dr. Strickland 非常急迫地尋求與 Melinda 的親密關係,以致於她願意以事業做賭注。而 Melinda 則因急迫尋求被接受,所以願意受 Dr. Strickland 控制擺佈。

兩個人互吐長期以來的孤獨感,希望彼此能夠藉著這段關係來獲得慰藉。兩人又表達了對過去感到羞愧的心情,但最後也漸漸地對彼此的關係感到羞恥。她們相當後悔遺憾地說,為了治療 Melinda 的病,而使她們兩人捲入這場具戲劇性和破壞性的關係。兩個人都感到為不能遠離這種受害情形的無能為力深感罪惡。兩個人也都說她們對自己和對方的創傷經驗,有生理上的反應和無藥可治的身體疼痛。她們都經歷過被遺棄的嚴重問題,而這些都是過去歷史的重演和現在情節的產物。

兩人都用否認當成是一種防衛手段。Dr. Strickland 不認為這段雙重關係的存在是一種倫常道德的問題或不可解決的情形。她的自大傲慢讓她相信她不需矯正她的所作所為。在需要面對真實情況之前,她矢口否認她和 Melinda 之間的性關係。Melinda 則否認她有惡意企圖,

並要求 Dr. Strickland 彌補她所承受的痛苦。她的目的是要有一個代表信物，也就是金錢。兩個人都在進行一場互惠交易以獲取一段親密的關係。Dr. Strickland 出錢繳費，而 Melinda 擔任她的秘書、女傭，和照顧三個小孩：Billy、Betty 和 Luke。Dr. Strickland 和 Melinda 各自扮演不同的角色及擁有不同的權力。

當她們之間的關係結束時，兩個人都經歷感受到被拒絕和離棄的感覺，而這是她們兩人都竭力去避免的。兩人都知道不論結果為何，為了得到快樂，承受某種心理上的苦痛是不可避免的。雖然後來她們努力奮鬥以表現真誠，但是這段不誠實的關係卻已造成無法彌補的傷害。兩個人皆是因受多重人格之影響而開始這段關係的。也就是說，她們熟知角色扮演可以隨危機—暴力的生活形態來調整。她們兩個人都用誘惑的吸引力來陷害對方，尋找一個想像的、充滿愛的和能夠給與奇蹟式拯救的照顧者。最後卻沒有一個人能夠真正得到情緒需求上的滿足。相反地，一次又一次的創傷經驗卻接踵而至到她們的身上。

因為關係上的不平等，親密感和安全感的夢想和影像被犧牲了。這個結果像是倫常上和法律上的惡夢。她們在對虐待和獲取主控權的需求主題上是相同的，但是對問解決題卻無動於衷，因為根植在現在關係中的衝突被加劇了。她們對被接受和渴望被照顧的願望被破壞了，而且她們被遺棄的問題也被強化。兩個人都變成了受害者，同時也是加諸虐待至對方的加害者。Dr. Strickland 和 Melinda 以原先開始時的關係結束──也就是他們一開始都是受害者。她們一起培養下一代成為受害者和加害者。她們渴求改正過去不平等的錯誤，卻被錯誤的行為和個人不正常的價值觀所阻撓。

夢、主題和渴望

雖然很多學者對夢及其象徵符號的解析一直有濃厚的興趣。但這不是我現在討論夢的目的和企圖。藝術作品如同夢一樣，是一種努力──企圖克服，或面對正視解決及接受正在進行的衝突或情緒上的

問題（Langs, 1985, p. 62）。夢在這一章的意涵是有關一些主題和如何與藝術表現共存。佛洛依德（Freud）寫過有關夢境的象徵意義和夢的解析等相關書籍。其他一些作家則跟隨他的腳步，強調夢在精神分析學上的解析。有一段時間，Freud 對夢的象徵意義比其他的象徵意義更有性暗示的想法感到滿意。後來大家發現這樣的差異並不存在。Fliess（1973）得到一個結論，他認為在夢境中所使用的象徵學與在自由聯想、小說、寓言、一些有病徵或象徵性的動作、恐懼症和精神疾病中的心理轉換（conversion）並沒有不同（p. 156）。一般而言，表現性虐待的藝術象徵符號（楔形線條和支離獨立之眼狀物）並不會出現在夢境裡；而可以表現威脅和罪惡感的符號則會出現在夢境裡。這些感覺在做夢者睡醒後仍會保留著。更重要的是這些主題和內容的相關程度。主題和內容可幫助區別這些象徵符號究竟是真實的記憶或僅是一種幻想。Freud 認為即使案主處於疑似喪失記憶的狀態中，事件發生地點的一些細節特徵仍可能記得很清楚。

這樣的例子就發生在 Linda 的身上。好幾年來，她一直看到一個不斷出現的情景：在一道磚砌的牆上有一個很小的裂縫。這樣的景象就出現在她的畫裡。她畫出心中的焦慮感和恐懼，但是她卻回想不起任何相關的事件。在治療後的第二年，當她畫一張素描的時候，她回想起裂縫的下面有一個神龕。而在畫下一張素描作品時，她就想到小時候被性侵害的經驗。我們發現到它們之間的關聯。在感到相當嚴重的痛苦時，她會再進入多重人格的狀態去注視這道裂縫；其他的角色則不記得有這道裂縫的存在，但對這個記憶的其他部分卻瞭若指掌。若想了解這個記憶中各個部分的角色，需要在感到足夠安全的情況下，她們才願意將所知道的內容說出來。在整個記憶的片段被重組後，我們一起到教堂的地下室去，她堅稱那是事情發生的地點。雖然 Linda 在事情發生之後的二十年裡，沒有回去過那裡，她卻能直接走到牆上的那道裂縫前。她還記得，這間房間相當地大，有一道磚牆對著一扇大窗戶。事實上，這個房間很小，這道磚牆則在房間的盡頭。接近天花板的地方，還有一排窗戶。關於這件不尋常的事，她還清楚記得其

他一些細節部分。這整件事的輪廓在記憶被喚醒後就變得相當清楚——接著一個相當明顯的影像就出現了。意識在被改變時所呈現的狀態，處在創傷經驗的過程裡和類似解離的狀態三者都可以提供殘忍的細節經過，讓我們知道記憶的可用之處。

有關在回憶起創傷事件之前，另一個記得發生地點的例子是Leslie。她持續不斷地夢到在海灘邊一間架高的房子。這個相同的房子在她的畫作裡不斷地出現，讓她感到相當地不安和驚懼。她說她感覺到有人在追著她，而她則跑到房子底下。但是她卻想不起和這房子有關的任何事件。她知道她在童年時每年都會和家人一同到一個島上的旅遊中心度假，她自己也還保有那些度假的記憶。

隨著 Leslie 持續地畫著一些素描，房子的主題就開始延伸，包括有整桶的玩具，房子前的一座沙雕城堡，和她獨自一個人和一個無法辨識的人在一起。隨著這個主題進行了幾個月之後，她變得比較躁動。當我們在討論其中一張畫有房子的素描時，她立即在房子底下加上一個人，而這個人正站在一個小女孩的身邊。在接下來的夢境裡，她父親猥褻她的一些影像則開始浮現出來。她並不相信這些繪畫所傳達的訊息，因為這些日子裡，她和父親的關係非常地親近。

接下來的夏天，Leslie 和她先生帶著他們的兩個女兒，一個六歲，另一個九歲，一起到這個島的度假中心旅遊。他們在這個海邊散步，並且察看那個海邊小屋是不是仍舊存在。在島的另外一邊，一個度假中心看不到的地方，他們看到這個架高起來的小房子。而它的樣子和她在夢裡及畫中的房子完全相同。她的大女兒跑向這個特別的房子。然後她在房子底下抓到她。她父親企圖性侵害她的景象一幕幕像潮水般地湧向她。Leslie 回想起的景象不斷地被重複著。這個兒時的性虐待事件在 Leslie 不再和家人到這島上度假後才停止。

當 Leslie 和先生、小孩度假回來後，她追問母親過去他們家庭一起去這個島度假旅遊的次數，以及後來不再去的原因。第一次去是在 Leslie 三歲大的時候，一直持續到她十二歲大時才停止。她們家人不再去那裡度假的原因，是因為她和她的姊妹都拒絕再去那裡玩。她和

其他姊妹討論之後,她發現她們也遭受到相同方式的性虐待。每年夏天都會有一個人在房子的下面遭受到性虐待。雖然母親對為什麼她先生都不願意帶她去這個房子有一些疑心,但是她並沒有質問他。當她先生帶其中一個女兒去那個房子的時候,她會照顧另外兩個女兒。最後三個女兒同時與父親面質,他卻否認他有做錯什麼事。在發生這件事之後,她太太很快地和他離了婚。

這個心象可以被當成是一種訊息(Langs, 1983)。我們可以用一種稱為「扣扳機解碼」(trigger decoding)的辭彙來形容這一類事件,因為他們會引發出多重訊息(layered communication)。情緒智商(EQ)可以提供關於這類不易被察覺到的事件之資訊。這種概念可以運用在一些藝術表現上。而這些表現則能透過心象或其他可以聯想到的效果將已經遺忘的內容再次引發出來。不斷處理一些重複發生的主題通常可以讓我們將解離的記憶再次建構起來。心象可以被視為是我們和情緒之間對話的一種訊息。

利用心象和主題的方式來處理個案,是一種尋找被遺忘之記憶的方法。這樣可以避免案主為了要迎合治療師而去捏造不實的記憶。當一個固定的影像不斷地在夢境或藝術創作中出現時,會讓人聯想到這可能是一種創傷後壓力。我們應該去探索和嘗試了解它所要表達的意義是什麼。慢慢地,這些一再重複發生的景象就能將故事的殘缺部分給拼湊出來了。

治療師應該只對那些一再重複的夢境及藝術表現裡所顯現的內容做有限度的調查,而不要將自己的懷疑投射到這些影像上。自我投射的結果將會污染到影像本身連結過去歷史的單純度。同時,這樣也會讓虛弱的案主產生一種刻意的完整性,而非保有原先在創作藝術時應該表現出的「意識轉換瞬間」(altered state of consciousness)。根據van der Kolk(1989)的說法,如果惡夢完全是創傷經驗的再製,而這又可以延伸到藝術表現上時,治療師需要提供一個充足的證據來說明記憶是如何浮現出來的,又是如何利用視覺語言來捕捉。一個主題再現的視覺紀錄主宰著影像的浮現。這個影響將經驗帶到一種有意識的

知覺上，讓案主可以清楚地去了解和思考。案主的藝術作品可以標上日期和登記在其病歷資料上，成為追蹤病史的文件資料。如果這個事件演變成法庭審理的案件時，這些病歷資料就是證詞，包括與藝術作品相關，不論是寫下或錄音下來的資料。

渴望

　　藝術表現及相關的情感在經歷一段時間後，可以讓我們察覺到這是案主對失落的童年的一種渴望。這種渴望是正常的。長期性虐待創傷會造成案主反而相信這是正常的情況，或懷疑何種情況才是正常的。案主會說，當一個人在成人後還不知道什麼是正常的是一件丟臉的事。這會被人認為是知識不足，因此會引發他們的羞愧心。案主不斷地形容自己常感「瘋狂或怪異」。渴望父母的親情代表被遺棄和孤獨的感覺，或是希望能被他人關懷。

　　這類的渴望和對金錢、逝去的愛或一個較大的居住空間的渴望是不同的。一種無所不在的悲傷淒涼感四處瀰漫，卻沒有任何理由可以解釋為何它持續不斷地出現，且無法完全清楚地描述它的來龍去脈。這樣的悲傷感和失落感可能出現在夢境或藝術表現上，但這個形象並不帶視覺效果。這種形式是行為式的：過度依附於特定人物上；或是在治療過程中毫無理由地不斷抽泣；更甚者是表現出一些無法用言語來形容的反應。通常這些症狀可以被匯集條列在沮喪的類別裡，但不是用來發掘童年時期的失落感。為案主尋找渴望的意義是一件相當重要的事。接著，再將它與一個個的影像連結起來，暫時不談它們之間是否能夠相吻合。

　　處理兒童時期失落感的一個重要觀點在於：它能夠提供給我們一些基本資訊，讓我們知道兒童在特定的年齡會做什麼樣的事。這用在比較教育中，可讓我們知道如何使在特定時空裡而不同年紀的角色能夠正常化。當這個知識確實存在於內心時，那就代表案主或角色已具有一定的智慧了。這是有用的資訊，可以幫助案主的協調統合能力。在指導過程中，治療師所用的語言應該要一致，同時可讓年紀輕的人

一樣易於了解，盡可能白話。治療師不能假設 DID 患者已經知道這些基本資訊，即使是面對一個較成熟的年長者。

當這些資訊在經過許多不同的心靈沉澱後，悲悽哀傷和失落感肯定會減少。過去的種種是無法被改變的；父母永遠都是父母。要讓案主了解到如何學會去區別「過去和現在」。沒有任何一個工作是簡單的，因為過去的歷史會對現在的事件有所影響。透過扣扳機開關的高度警戒反應，來阻擋中途可能會發生的出賣或背叛情事。

當我們想了解夢境和藝術性主題對在治療創傷上的教育方法時，我們必須與 DID 患者進行一些複雜的心理工作。述說心中情感的影像可讓我們聯想到一些無法用言語或文字描述的主題。利用「情感橋樑」（affect bridge）這個概念，所表達的感情都可以追溯到過去的事（Watkins, 1949）。但問題是：「你是不是還記得第一次你感覺到那樣的時候？」案主可能會也可能不會立即回答這個問題。這個問題通常是以逐步搜尋的方式開始的；它可以對一個特別的創傷產生一個立即性的解決方法。以與影像互為結合的情感來處理問題的方式，和利用相關影像所衍生的解釋或思索出來的結果來處理問題是完全不同的。這些思索的結果尚包括了治療師個人想法的投射和強烈的企圖慾望：欲將與案主症狀有關的可疑之處具體化，進而得到一個清楚的結論以納入一種特別的治療結構。

影像顯示出案主過去歷史的許多部分。能夠掌握自己在過去的哪段時間裡情緒是如何獲得良好的平衡，對日後的成功有相當的影響力。同樣地，知道誰能提高案主的信心和正面的自我價值，對促進治療技巧也是相當有幫助的。影像或許不能顯示出這樣的資訊，但是卻可以顯示出這個孩童對無助感、迷惑、挫折感、被拒絕、被忽略和被遺棄的反抗情緒。可能有一些影像與虐待事件、環境狀況和對當時發生事情的感覺有實際的關聯。感覺的基調和心情可以用不同顏色或缺少顏色來做提示。顏色的強度則是與感覺的強度互有關聯。畫面構圖的平衡度或破碎感，以及造形的內容都會與重建創傷經驗連結在一起，也會顯現出相關的感情和參考物（Spring, 1993c）。

案主與藝術表現的關係可以帶動後續的治療效果。藝術表現可以提高將潛在轉換為現實的可能性。這些轉換主要是案主與藝術品之間的媒介。藝術創作亦會受到案主對治療師個人的移情作用而有所影響（Schaverien, 1992）。

在治療裡，解釋圖像的危險在於他們可能被當成是病徵而直接分析它們。這樣可能會出現將案主和影像圖像的關係縮小解釋到只是一種行為的可能性。這個圖像的複雜性和圖畫中不同影像間的關係可能會被忽略或視而不見，而藝術家的身分也就消失不見了。（Schaverien, 1992, p. 1）

從垃圾到雕塑品

「簡單地說，雕塑品就是一種凹凹凸凸的藝術品」（Stone, 1985, p. 596）。不管模型本身，「結構」是首要原則。每一個形狀都是內在體質的外在證據。這個概念可以運用在DID的治療上：一個多重角色系統存在於一個被想像的內在世界中；被主人的身體包含於其中。

在治療過程中，被提到最有用和最驚人的一個影像就是自我的存在。這一個影像可以說是遭受過最嚴重的創傷經驗，最徹底的一種破壞。從垃圾到雕塑品的概念是一種隱喻，用來比喻將影像轉換成訊息的變化過程。它在多重角色的情況下是合適的比喻。因為從垃圾到雕塑品的過程就是一種集合藝術（assemblage）。集合藝術是來自於藝術家 Marcel Duchamp 的一個藝術辭彙。它被運用在普普藝術（pop art）和新寫實藝術運動（the new realists' movement）中，其中尚包括裱貼運動（collage）。集合藝術描寫的素材包括有創傷事件和影像的兩種組合，這些都是為了將內在的混亂經驗（垃圾）雕刻出來。

五○年代，垃圾雕塑在美國和一些歐洲地區形成一股熱潮。這一個概念就是刻意去尋找一些垃圾或被丟棄的東西，然後經過篩選，或

再組合的方式，將這些東西變成一件藝術作品。垃圾雕塑的呈現是很主觀的，拿「將垃圾變成雕塑品」的這個概念來形容受害過程和它的轉換是相當貼切的。

在DID患者的生活中，加害者或施虐者所使用的描述性字眼是垃圾堆積的一部分。而這一部分會造成一些「隱形傷害」和在情緒上的疤痕組織（Watkins, 1971）。刺耳的話和醜陋的描述會讓人持續不斷、無法停歇地追尋完美。案主所表現出與他們自身有關的精神狀態圖像，以及常會和一些影像結合在一起的感覺有：呆蠢或愚笨、奇怪、瘋狂、瘦弱、肥胖、低賤、醜陋、惡劣和騙子似的樣子。加害者會用心理上的垃圾將受害者掩蓋起來。之後，這些垃圾會被同化變成內在體質的一部分，然後就變成了一種「被輕視的形象」（despised image）（Horney, 1937）。

在治療的不同階段，以標題「這就是我，我是……」（spring, 1980）完成的繪畫作品，是我們量測和探討影像間轉換的方法。從案主開始接受治療到結束間所拍下的照片，則是記錄身體不同階段時的轉換和改變。相同標題的繪畫作品在相互比較時，可以反映出自我形象持續的不同變化。在象徵的角色系統裡，角色的變化反映在色彩的稿本中（Color Scripts）（Spring, 1993a）。

當過去的情緒垃圾被辨認出來和安置到現在的時空時，了解體諒的感覺就會產生。舊有的負面情緒垃圾和被丟棄的東西可以再組構起來和轉換成一件真實的或象徵性的雕塑品。而這可以成為一種用來連結過去歷史和現在事件的宣言。這個垃圾就變成了一件帶有榮耀而非羞恥的雕塑品。

一個可以幫助案主的重要條件是將垃圾轉換成雕塑品的好環境，而不是一個會加劇病痛和無助感的環境。生存能力的概念是要能被轉換的，而不是因為覺得自己「愚痴、呆笨或瘋狂」而必須為一些非關他責任的行為去接受責罵和自我懲罰。就案主來說，其之所以會忽略對不道德行為應負之責任，是因為「被強迫去產生對性之注意力」這樣的說法，比加害者將受害者定義成妓女或爛女人的方式要來得理性。

治療者一定要專注在案主的強處上，而非其弱點；並且建立案主正面的自我價值感以打破案主原先自認為的「被輕視的形象」。案主自我設限的部分應該要透過教育來改變，而不是用批評的方式。因為批評帶有虐待的成分，治療師對案主的批評可能會因此引發角色受操控擺佈，同時也可能會遭到角色的對抗反應——也就是再重回其原有的生存模式。

要讓完善的環境和可能起衝突的狀況同時存在是一種不太容易達到的藝術，因為有移情和反移情作用的關係。在整個充滿壓力的過程中，治療師常會運用控制技巧。堅守原則的態度會得到比較好的結果，嚴厲的批評和責備反而會加劇案主的創傷。因此，他們以案主過去的情感和行為來對應現在的狀況。這些會將更多的垃圾加到原先的垃圾堆上。治療過程的重點應著重在需巧妙避開治療師欲用懲罰的意圖，治療師應避免將更多的垃圾加在原來案主試圖再組織的大堆垃圾上。

治療師和案主之間的關係是治療的主要基礎，同時也攸關能否將垃圾成功地轉換成雕塑品。案主將自己看成是「垃圾」，治療師需具備去想像如何將可組合的每一個部分組合成一件雕塑品的能力，用這個方法來引導案主建構一個新的自我形象。轉換是一個耗工費時的過程，它包括了身、心、靈三個層面，治療師無法隨心所欲地加速這個過程。

自我形象的轉換可從比較 Lee 的兩件藝術作品這個例子獲得印證。Lee 是一個越戰退伍軍人。他在戰爭的時候身陷囹圄。在加入海軍前，他經歷過一個受虐童年，一直到他離開家鄉後才結束。在戰爭的時候，他因為在軍中擔任倉庫管理員的關係而有嚴重的背傷。他有識字及識圖困難的問題，他幾乎無法讀寫，但是他可以像學者一般地講話。他對三度立體空間的藝術才能是相當突出的。他擅長自我推銷，會用柔軟的語調、英雄式作風的行為，和帶有性挑逗的方式來吸引女性的眼光。當他前來接受治療時，他否認他生氣，然後他說：「過去的已經過去了，它們也不再困擾我。我想要好好地過日子。」他畫下了標題叫做「這就是我，我是……」的第一張繪畫。當他在畫這張畫的時候，

他顯得相當地驚訝。「我看起來好像就要爆炸了一樣。這根本就是一堆垃圾！」他說。

在治療快要結束時，他完成了一件具有相同形象的雕塑品。他告訴我他如何將垃圾變成了有用的東西——他的自我。「這件作品用盡我的憤怒而變得有用和聰明，它根本就不需要再有其他的力量了。」他說。

我們可以從 Lee 的行為看到他自我形象的轉換過程。他後來上了大學。以前，別人對他的態度讓他感覺他自己並沒有接受大學教育的能力，因為他有學習障礙。受過殘障學生的特殊教育訓練之後，盲人學校提供一些有聲書及錄音帶來幫助他學習。他拿到碩士學位，並且成為一名老師，那是他的人生目標。他對自己的信心是藉著在他的藝術作品中的形象而養成的；他可以控制、更改和運用他的藝術作品，而不是像過去那樣對待他身邊的女人。

這樣的轉換過程並不容易，這代表需要不斷地治療和了解原有的自我形象是如何因為他人的看法而被錯置。心理上的啟動機制可以是相當地簡單，比如就只用一個簡單的描述性字眼而已。即使這一個字眼並不是針對這個案主，它仍會被案主當成是一種人身攻擊，立刻就連結到被案主認定的「被輕視的形象」。因此，案主必須學會去區別，是否話中的意義或批評與他們有直接關係，或只是用在一般談話中的用語而已。很多案主對一些特定的字眼和影射的內容相當敏感。如果過去經驗不斷地遭到啟動的話，他們很容易被激怒。要順利結合一個嶄新的自我概念和被扭曲的形象，以及現在和過去的經驗，絕對需要不去刻意強調「被輕視的形象」這個想法的能力。

從單一影像到影像的合成，牽涉到各種影像的循環，包括被扭曲的、破碎的和其他各種現實面的成分（Spring, 1993c）。藝術表現反映心中所看到的東西、身體所記得的東西和心靈所感受到的東西。治療師只能聽聞到對內在混亂的一些外在描述。經由真實的對話，一系列的知識便可累積而說明形象是如何一個個的建立起來。構圖則反映出和現在事件相關的一些歷史，透過以影像譯成可口述的語言。這些過

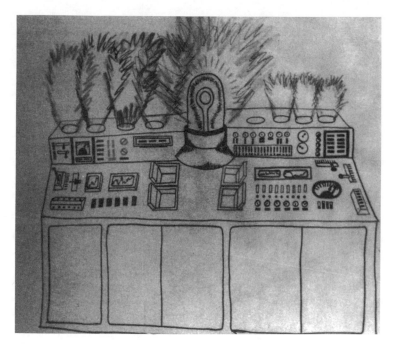

圖3　Lee 的垃圾：這就是我，我是⋯⋯

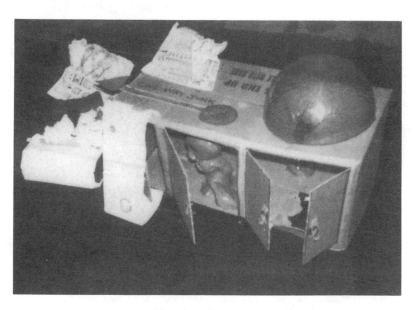

圖4　Lee 的雕塑：這就是我，我是⋯⋯

程教導案主可以將垃圾重組成一件雕塑品——也就是內在體質的外在證據。

Dawn（黎明）的故事

Dawn 是一個相當具有感知能力的女人。她接受了一個叫 Connie 的心理治療師的治療已有五年之久，但事實上Connie並沒有受過任何如何治療 DID 患者的課程訓練。她拒絕這樣的訓練，因為她並不相信這種病的存在。Connie 不斷地責備 Dawn，因為她無法掌控自己的生活，又批評她不同的角色，同時拒絕和她不喜歡的角色溝通，還責怪 Dawn 努力去做的一些立即性改變。Connie 故意忽略和拒絕承認 Dawn 在生氣時出現的另一個角色。她有一個飢餓的角色稱為「*瘦排骨*」。而這個角色會造成厭食的症狀。「*瘦排骨*」其實是和受到哥哥對她在食物、性和暴力方面的性創傷經驗連結在一起。Dawn 很沮喪、憂慮，且常常想要自殺，將自殺當成是一種逃避心理痛苦的方法。Connie 則是持續地生氣，因為她為了 Dawn 不間斷的尖叫聲和轉變而感到吃不消。Connie 拒絕將 Dawn 轉到其他治療師那裡，也不願尋求任何顧問諮詢。Dawn 自己也拒絕到醫院接受治療。這個威脅加劇 Dawn 的沮喪和焦慮，因為 Dawn 的哥哥在精神病院裡自殺身亡，她感到相當地害怕，因為她不希望相同的狀況發生在她的身上，讓她走上死亡之路。

Dawn 不僅曾經被她的哥哥性侵害過，而且也曾經被一位牧師（她母親的朋友）及她的繼父性侵害過，還有一個陌生人在她十三歲的時候，也性侵害了她，並且讓她懷孕。她母親事事要求完美，對她非常地嚴格，也會使用肢體上的虐待。Dawn在一個軍人家庭中長大，所以父親不常在家。她母親最後對她父親提出了離婚的要求，然後與高中時代的青梅竹馬結婚，而他們其實在 Dawn 的母親結婚之後就一直維持長期的婚外情。

Dawn 的內在系統包括有四十二個不同的角色。她說她並沒有對別人有過任何暴力傾向，除了有一次曾嘗試服用過量的阿斯匹靈。三十

三歲時，她已經是三個小孩的母親，除擁有一個恩愛美滿的夫妻關係外，並有一份全職工作，擔任廣告執行長的職務，還在大學攻讀學位。她形容自己具有強烈的企圖心，比任何其他人都聰明，而且事事要求完美。雖然她很有見解，但是她卻因為喜歡分析生活中的人事物而耗費心神。她對她所聽到與她持不同意見的話，會用評斷及主觀的方式來分析。她希望她生活裡的各個層面都能盡善盡美，是一個完美的母親、妻子、朋友、員工和學生。當她到我這裡接受治療的時候，不僅整個內在系統是沮喪的，而且她整個人因為走火入魔般的分析式思考邏輯和試著去控制不斷的轉換和幻聽的問題而顯得精疲力竭。她急著想要回復到正常生活，但卻又抱怨她不知道什麼才是正常的。

由於先前她的治療師好於掌控、好出主意、脾氣陰晴不定、行為模糊和自相矛盾的關係，使得 Dawn 為了要掌控自己的生活，而造成她常常覺得自己有不能繼續活下去的感覺。Connie 所傳達的雙重訊息也造成她嚴重的移情（transference）問題。因此，她期望我能以相同的行為方式對待她。Dawn 之前在醫院治療時，因為 Connie 無法控制 Dawn 的眾多角色，在 Dawn 面對懲罰之威脅及約束的治療過程中，也造成 Connie 有相當嚴重的反移情問題。最後 Dawn 停止就診。Connie 害怕自己會有醫療糾紛的官司上身，所以很快地將 Dawn 轉到我這裡來。

Dawn 的內在系統混亂，初期對我充滿不信任。她不斷地與我爭論，且對每一個階段的療程都要求診斷證明。她用錄音帶錄下每一次的治療過程，讓她可以記得每一次發生的事。她詳細解釋她的知識和展現她的聰明才智，並且常常會嚇唬我。當她開始創造她的視覺語言時，她會自己對影像進行分析推演，和回憶被虐待的過去。因為專注力的改變，她的內在系統開始穩定下來，對我的信任感也就此產生。

Dawn 的藝術表現開始會透過感情和相關的影像，對她的過往經驗做條理化的思索。她學會如何透過她的藝術表現，來與「系統內其他角色」溝通。這些角色會說出她們的觀點、與 Dawn 共享情感、一起描述分析事件的發生情形和所處的狀況。她開始找回她原先已喪失的創傷故事片段。原先一些被隱藏在角色裡，保護 Dawn 的破碎分離記

憶，現在都已經變成可以經由內在協調而意識察覺出來。Dawn也因為個人的歷史像資訊一樣地被追溯回來和填補了缺口而變得充滿活力。她對自己的治療過程變得相當地著迷，積極參與藝術治療達五年之久。

當她透過圖像追溯過去的情感經驗時，就喚起她的領悟力及分析圖像的能力，因此她可以口述表達，不受到意識的監督，自然而然地在指導性和有次序性的藝術創作中表現出反應感受。「系統內其他角色」開始知道他們不會被批評和放棄，所有的角色都會被接受和獲得尊敬。當角色了解到他們也有生存功能時，他們會站出來將故事說出來。Dawn開始知道自己按年代次序記載的歷史，也接受了「系統內其他角色」成為她自己的一部分，而不將他們視為入侵者或告發檢舉的報馬仔。她學習到流行音樂可以標記她生命的不同階段，用音樂來幫助自己回憶一些事件和狀況。「系統內其他角色」也開始可以和她同心協力地一起運作而不會處於對立又互相抵制的狀況。

當相反的角色消失時，她就不再用錄音帶記錄治療過程。她開始知道如何利用治療師的知識，引導她的角色們來了解她們被創造出來的理由、她們的功能，和她們對情緒問題的重要性。她運用藝術表現來說明她母親的一些問題和在她內在系統裡發生的一些巨大轉變。她在治療過程中，從一次寫下二、三十頁的對話口白，到週期性每次一頁份量的對話裡，寫下有關她不太明白或不太想丟棄的內容，以在下一次的治療中得到澄清的機會。後來，她就不再依賴紀錄，因為她已學到如何回憶和思索她的想法和感受的能力，原因在於她不再像以前一樣有如此高的轉換頻率。

藝術作品的影像反映了她對家中加害者之虐待問題的掙扎。當她完成有關近親亂倫和性侵害的作品時（Spring, 1993a），不同的角色畫了不同影像要給 Dawn 看。當她繼續這個序列的藝術創作時，她回想起過去並學到如何將這些影像放到她的「想像的相片簿」裡，將它們保存起來作為以後的參考。這樣的技巧讓她停止一些不可自拔、擾人的想法，因為她感覺到一切好像都在她的掌控之中，也知道這些記憶是被象徵式地儲存在哪裡。心象變成了有用的資訊，而不是嚇人的東

西。睡覺和做夢的模式也有所改變：一再重複的影像消失不見了，並被有邏輯的影像所取代。她用她分析推理的技巧來對過去的經驗理出頭緒。她這樣的轉換在視覺影像、自我形象、體態改變和日常行為裡相當地明顯。

　　Dawn開始兼職，也回到學校修課。她一次修一堂課，以完成學業拿到學位，並和先生一同解決在性方面的問題，開始用健康的態度來面對感情。藉著繪畫和雕塑，她學會了如何分辨「過去和現在的差別」，接受自己是一個聰明和有見解的女人，可以透過音樂、繪畫、雕塑、寫作和寫詩的方式來解決痛苦和快樂之間的衝突。Dawn達到她為自己所設定的治療目標，並且保有一貫的完整性。在治療進行到中期時，她在一首詩中寫到，她真的「變得可以自由地跳舞」了。

舞者

光生光

暗生暗

一個破碎的世界

熱情不再

上帝派遣天使來教導

驚恐的舞步變得輕盈

那是天使愛的任務

黑暗中的舞者

來教導我　她也是一樣自由地跳舞

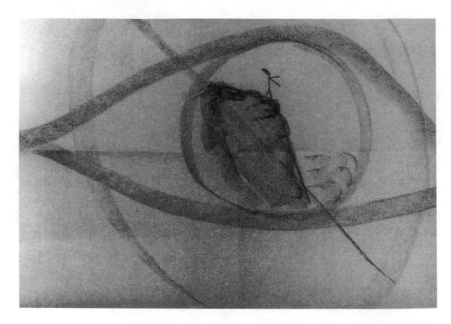

圖 5　Dawn 的繪畫：無意識創作

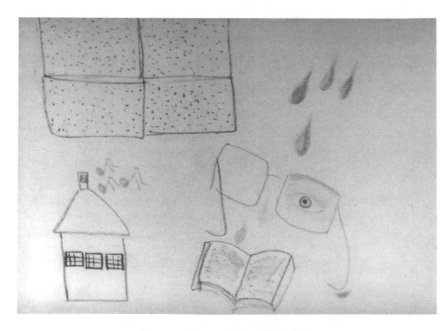

圖 6　Dawn 的繪畫：懷念之物

第二章

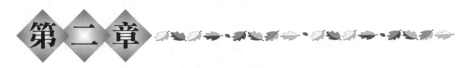

幻像[1]

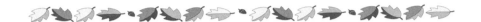

幻像是一個幻想的影像。

我們眼睛所看到的可能只是我們心中所認知到，一閃而過的影像。幻像是一種自然現象，就好像每個人第一次經歷毀滅性創傷時所看到的影像一樣。幻像是一種看似真實的假象，也是一種出現在遠方的景象，就像是海市蜃樓（mirage）。但當我們企圖接近它的時候，這個景象卻突然消失，不復存在了。相反地，一個純然不相干且不真實的影像出現時，伴隨的感覺卻又顯得真實。這個影像會突然出現，但當我們想對它的細節一探究竟時，這個影像又驟然消失，只有在日後的某個時間點才會再出現。

歷史性的真實影像與幻像所不同的是它會永遠存在著，它也可能像流行性傳染病一樣地消退又反撲，揮之不去；因真實影像衝擊所遺留下來的感覺也將隨之消退，當一個影像持續被保存時，我們的視野將隨著所發生之細節的形成而擴展開來。這種一閃即逝的影像與幻像

---

1 譯者註：原文為 mirage，如作者所描寫的 mirage 為一「景象」時，譯者將之譯成「幻象」；如作者所指之 mirage 為一「影像」時，譯者則譯為「幻像」。

不同的是，它將漸漸地與過去經驗連結在一起。DID 患者會試圖去分析如何將破碎的歷史影像納入一個複雜的認同體系中，每一個案主都將帶著一個「過去的行李箱」（suitcase of the past）（Spring, 1993a, p. 90）。這樣一個被想像出來的行李箱一定要定時打開來清一清，然後這一個尋求解決創傷的案主在情緒上的負荷才會隨之減退。以「過去的行李箱」為引喻的說法在治療上是相當有用的，尤其將它當成是一種非直接的方法來獲知哪些家庭是以「完美家庭」作為幌子，實際上卻行虐待之實。這樣一個裝有歷史影像的行李箱是由一個劫後餘生的悲劇家庭所創造的假象，而此一假象也塑造給大眾一個假形象。

如果我們將幻像納入心理治療系統，這種比喻對解離現象與虐待家庭的公眾形象又是另一種隱喻。想像一個陰影般的人物在一個人身肉體中不斷地遊走，而此一肉身又以一種公眾的形象展現在人們面前，兩者再合而為一。然而，此一肉身卻又夾雜著許多懸浮的心不停地四處遊走，自身形象由無形而形塑成一個模糊的影像，接而又消失於無形，意識的清晰度蕩然消失。此一方面的研究顯示形塑出的影像也不過只是另一種精巧複雜的動作罷了（Briere, 1994; van der Kolk, 1993）。我們可以將這一個被隱藏的虐待事實當成是一種個人私密的現實影像；而它與為公眾形象所形塑的幻像是分離且互有衝突的。現實影像與幻像是一齣包含了真實與象徵的劇碼。

試想，當你在你自己的藝術作品中發現上面簽有別人姓名時的驚訝表情。想像在這堆作品中，有著不一樣的個體，而個個都具有不同的創造力、信仰、自我想法、過去歷史和衝突點。然而，他們卻也都是虛幻的。再想像一下，每天傾聽內在那些令人氣結的爭論，你能夠了解到每天都有一個隱藏的觀察者不斷地在觀察你和那些「系統內其他角色」，然後再向他人述說他所聽到的話嗎？你能算得出每天二十四小時為了協調你內在吵雜的聲音而感到的疲乏、疑惑和挫折嗎？這些就是DID患者常有的抱怨之詞。有些DID患者並不相信有這樣的現象存在，他們認為這是一個不可知的故事或是治療師所編造的故事；另有些DID患者則認為這種現象是有可能的，因為人類複雜的心靈可

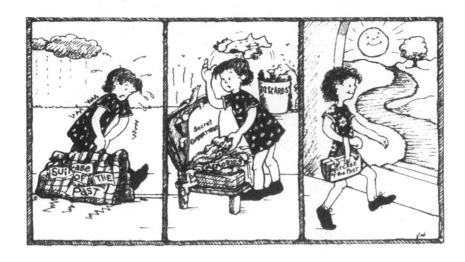

圖7　過去的行李箱

以同時接收和傳達並存的多重訊息。

　　這種現象並不是一個幻像，對很多個體來說，它是一種真實。這些個體在九歲以前通常都遭受過嚴重的性虐待，日後才逐漸發展成DID患者。他們的創傷劇本會隨著時間的推移，藉由為因應生活上可能遭遇的不同情況，而將想像出來的角色網絡形塑得更完美。如此的劇本可被用來教導內在系統如何面對創傷反應。自身形象包含了沉睡般的靜寂和妄想的憂鬱。兩者在案主的身心靈中四處飄蕩遊走。這些自身形象的認同最先是由兒時的創傷經驗所造成的，爾後再持續地加倍以符所需，直到達至統整為止。這些角色最後會與靈魂結合，讓案主在身陷解離之漩渦時，可保護他們的心智求得生存。

創傷劇本

　　想像一下，你以一個貴賓的身分出席一齣創傷戲劇的首演之夜。這齣戲的節目單概要地寫著：

哪裡是中途站？

這位小姐來自何方，

她正思索著人生的下一個渡口。

找一個立足點，一個中心點，

她是如此地渴求答案。

一滴一滴的眼淚從臉龐流過，

頭顱脹裂疼痛；

她將就此消失融化，

她卻毫無能力停止一切。

時間凝止，她卻毫不知悉，

她與她的身、心、靈共享一切，

她首當其衝，義無反顧，

之後卻又置身事外。

有些已知，有些則毫不知覺，

她因而感到挫折。

真理應該就在自心，

只是時間早已人去樓空，不復存在。

這一個故事的布景可能是在一個普通公寓裡或其他不知名的角落。場景可能是關於一個虐待家庭，而這家庭的小孩養成了以扭曲的意識形態來看待人生。惡棍是家中的一員或是小孩認識的人。主要的角色是一個受傷害的小孩，這是關於他最後如何獲救的故事。寫此齣劇腳本的作者是一個DID患者。其餘的角色則是由此一受傷的孩童所創造出的「系統內其他角色」。這些角色代表了不同年齡與不同階段的發展；不一樣的脾氣、心情、信仰、感覺、感情和想法。角色的功能在於如何反抗那些根植於案主個人內在性格裡無法獲得滿足且強烈矛盾的情感，和各種衝突所造成的難以忍受之環境。故事的結局通常有許多可能性：生活上持續不斷的情緒苦痛和紛擾、自殺事件，或是不同

的角色性格糾纏在一起。

　　當這個小孩別無選擇，而必須學會安排處理因創傷經驗造成的不同環境時，個人私密的現實面與公共形象的對抗便開始引發衝突。這種創傷後的生存包括了同時要保護「加害者」、「不為人所知之秘密」和「自己」三方。並存的兩個生活則包括自我蒙蔽和自創發明的內在世界。這個創傷劇本主要是建立在事實之上，並且被美化修飾到可以提供為一個看似合理，然而卻是一個充滿想像力的故事，讓案主可以過濾掉嚴重的情緒痛苦。劇中有私人的真實面，此一真實面也是連結過去與現在事件的一座橋樑。這種私人的真實面並不一定需要被捍衛或是轉移為其他東西。防衛性的解離是一種努力創造的結果，而此結果是一種「直接和間接溝通的完美精緻組合」（Langs, 1983, p. 14）。多重訊息會在不清楚的行為被隱藏時，產生不被禁止的幻像和不需負責任的影像。相反的劇本則是一個內在的過程，這個劇本被投射到外在環境時，就如同案主一樣，會藉由素描、繪畫，或雕塑和編輯視覺對話來表達內心的痛苦。此一對話包含了各種影像，這些影像又帶有一些被隱藏起來的訊息：直接訊息或是騙人訊息。案主企圖透過藝術表現的影像尋找事實和解決衝突。而治療師於治療過程中的目的，是以一種反向的內容與保守秘密的方式來正面地切入。在視覺對話裡，經過編碼的訊息通常是由創造、發現和再發現所構成（Spring, 1993c）。

　　案主設計象徵劇本的目的通常是為了避免解離的記憶被搜尋到，並且可以將秘密隱藏起來不被發現。當不同角色之間開始公開溝通後，他們可以察覺到危險的靠近，然後學會欺騙和編譯他們的訊息，以作為自我保護的策略。追尋真理和追溯原因是危險的；模糊不清才是確保安全的上上策。藝術創作是解開此道謎的一把鑰匙。當不同的角色開始和彼此以及和治療師溝通時，他們會以藝術表現和標誌符號來當成一種比較安全的溝通方式。藝術表現可以還原創傷的真相，而將不同的身分角色導向一條整合之路。

Dr. Violet Strickland 的故事

案主的劇本中有欺騙、操弄與高壓控制，每一幕都充滿著虐待與如何調解破碎生活的強烈慾望。劇中我們可以看到有趣的景象，其中充滿了驚悚的過去影像，一幕接著一幕，對幻像緊追不捨。戲劇主角在不同角色中的真實性與他在心理治療師面前的公共形象是完全不一樣的。Dr. Strickland 兼具此一劇作家與導演的雙重身分，她設計讓Melinda成為主角，如 Dr. Strickland 所稱的：過去的虐待歷史構成了她「過去的行李箱」裡的主要內容。

Dr. Strickland 創造了一個海市蜃樓的幻象，以述說一個來自富裕地區內普通家庭的醫師的故事。這個幻象讓這名醫師與她患者間的親密關係得以完整保護。她打著精神疾病專家的名號，來照顧曾經遭受過創傷經驗或受 DID 折磨的女患者，並同時觀照自己同樣也有的人格異常問題。她拒絕照顧任何男性患者，也說服她的女患者離開配偶。她所有的患者都被投以高劑量的藥物治療，並且讓患者極度依賴她。她會說服她的患者相信她的看法：這樣的治療過程需花上至少十年的時間。

她不是一名合格的精神科醫師，也不是任何醫院的專任醫師。她的秘書也知道她沒有資格對任何個案進行治療；並知道她同時以雙重關係（dual relationships）的錯誤方式來治療她們。她所樹立的公共形象是：她父母努力將她送入醫學院，而使眾人對她的家庭有更崇高的敬重。她個人真實的過去其實是她母親與鄰居們利用她來上演一部以她為主角的兒童色情電影。當她上大學後，她母親甚至還繼續拍她的裸照，而這些照片都是在家裡的後院拍的。她將自己看成是傑出的精神科醫師的假象一直沒有改變，直到有一天，秘書 Melinda 將這件事呈報到衛生主管機關（the Medical Board）後才被揭發。

Melinda 的故事

Melinda 的幻像是非常不同於 Dr. Strickland 的幻像。Dr. Strickland

以她善於組織管理的技巧著稱。其中一個年輕的角色是相當出眾迷人的，讓別人樂於遵照她的指示。另一個角色則是一個隱形的超級推銷員，她的幻像是一個重要家庭的受害者。Melinda被要求離開家庭，因為她拒絕受家庭之控制。Melinda有特別的本事讓別人同情她的處境，且願意提供保護給她。她會讓人相信她是如此地努力不懈，不斷地奮發向上。但不論她表現得再怎麼「好」，別人還是會占她的便宜。她有趣的公共形象是依賴、高人一等的智能、同情與憐憫的綜合體。她會操弄外在環境來得到自己想要的東西。她的方式非常巧妙，手段高超，除非命中注定的災難會發生，否則她的手法是無懈可擊。她製造一些複雜的災難，並讓保護她的人承受責難，她則以一個受害者的姿態悄悄地走開。她既不需要對她的參與負任何責任，也不會對自己已造成他人的傷害有任何反應，只留下一堆混亂。而她自認為自己是「如聖女般地不可碰觸」。

Melinda個人私密的真實世界包括了她是一個善於擺弄的專家。這種情形會隨著不可預期的暴力脅迫而週期性地發生。她掩人耳目的方式則是用她有精神疾病的理由讓人相信她可以不必負任何責任。然而，Melinda也知道差別存在於對錯之間，和她所營造出那些能夠讓她感到舒服的狀況。這樣的操作讓她用來控制或在情緒上傷害那些對她友善的人。她讓那些無辜，對她毫不懷疑的人掉進她所設計的陷阱裡，讓他們與她同受苦難，然後再將他們棄之如糞土。她的真實世界則包括了對當地撒旦儀式的忠誠，這些儀式信仰的力量凌駕了她的生命，促使她去實行她在孩童時期就已設計的計畫。她在成人後仍受到家庭和治療師（Dr. Strickland）持續對她的傷害虐待。

Dr. Strickland 和 Melinda 的創傷戲劇各自有著超強的卡司陣容和廣大的觀眾群。這兩齣劇本再結合成為一個超大型超刺激的心理劇。這個布局讓兩邊的治療師都無法抽身地牽扯於其中，教堂的集會，不同的幾個律師和警察都攪和在一起，最後形成一個特別的結局。我重新學習到一個有價值的觀點：自戀是社會憐憫的結果，而非一種心理疾病造成的行為。

文化人類學──跨代虐待

　　文化人類學（cultural anthropology）就跨代虐待（transgenerational abuse）而言，是一個在討論腐敗禮教及其關係時被廣泛使用的辭彙。但在這裡，文化人類學意指衝擊家庭的家庭暴力與虐待事件。這些危機─暴力循環模式是虐待家庭的主要生活模式（Spring, 1993a）。這一章的焦點集中在家庭如何結合控制、秘密、約定和信仰系統的幻象。這些不同層面讓家庭成員必須去計畫一種策略，以在一個腐敗家庭中求得生存。一個跨代虐待的腐敗家庭在概念上類似於廣義的身體運作情形，而這個主體本身就是加害者。

　　加害者通常非常有表達技巧，做事很審慎又精明，假道學，和從政者一樣地善於外交辭令。他們相信他們將順利地掩飾過關，因為不同程度的威脅會讓人不由得去相信和順服。加害者通常利用不知者無罪的身分來行惡。當受害者知道時，這個加害者就竭力否認指控或假裝懇求寬恕，同時等待下一次機會以相同的手法加害對方。受害者之所以會激烈地憤怒，乃是因為他個人私密的現實世界被曝露於外，對他的公共形象造成傷害。秘密是社會經濟的產物。加害者相信他們的所作所為不會造成「真正的傷害」──這是多麼狹隘的觀點啊！除了可立即滿足他們的慾望外，他們沒有能力看得更遠，也不會考慮到他們的作為將繼續毒害到下一代。他們主要關心的事物僅在如何展現自己的作為和避免讓人逮到。

　　過去的虐待史不能被當成是現在犯罪行徑的藉口；也不能將對別人的傷害欺騙當成是為了主宰受害者的理由。這樣的想法和行為是以眼還眼的報復神話；也是一種再傷害過程（revictimizing process）：將同樣的觀念移植到下一代，教育他們也要如此照做。這種行為不能被視為是互惠關係，因為那只是將憤怒錯置到另一個不必為加害者先前行為負責的人身上而已。加害者似乎具有政治人物的特色──避免行跡敗露；只關心與自身相關之事物；可因缺乏確切證據而得以脫罪，

或運用特權逍遙法外。這些行為完全沒有性別之分。

　　虐待家庭與受害兒童的性別沒有關係，男孩和女孩都有可能成為獵物。跨代虐待是由將兒童「纏繞在家族樹上」（shackled to the family tree）這種獨特的家庭信仰進化而來，它像是一個有個人機制而不講權利法律的政府。這一類家庭拒絕接受任何真實；腐敗的信仰和行為剝奪了憐憫之心、平等和公理。如果家庭哲學不被遵守，或是家庭成員不能達到一定標準，就會被控制和威脅，繼而造成傷害。嚴厲的懲罰可能源於不順從，這樣的家庭剝奪了原有的單純、自由意志、平權和言論自由。

　　女性及孩童因為被認為比較沒有個人自主性，必須接受外力控制，因此針對他們所制定的規範不太受到一般大眾之質疑。有人開始想要扭轉這樣充滿原始暴力和蔑視的態度，但很不幸地，這只是一種幻象。你只需要去查看有關家庭暴力的統計數據，即可了解到有多少女性和孩童是真的處在安全的家庭環境裡！同時再看看一些國家對女性同胞的敵意及歧視行為。

　　為了減少可能因跨世代虐待而造成的解離性身分疾患，社會必須將流行的社會文化因素當成是一種方法學來形成一個教育孩童的新哲學觀。似乎在男性主導之社會裡成長的男性，他們的社會化過程讓他們較有性攻擊傾向。舉例而言，男性會被以一些較屬於男性陽剛特質的觀念來教導：包括侵略性、競爭力、堅強、主導、無懼和權力。於是其中較具感性特質的男性就必須為接受這些概念而掙扎。

　　以上說明的特性會讓男性養成一種掠食性的性傾向（predatory sexuality）：具備更多的男性魅力和建立掌控女人的力量。因此，侵略性、性控制和男性氣概被劃上等號。男性也被社會教育成喜歡年輕幼小、單純、柔弱無力和好依賴的女性。有戀童癖的人可以說大多具有這些特點。因此男性被社會化的結果是使他們變成高度性活躍（hypersexual）；比女性更易於表現熱情；容易受帶有性暗示的接觸而引動性慾。這樣的混淆助長了男性對家庭成員在性方面的興趣，包括對孩童的情色化，以及在媒體裡將女人變成性玩物等思想行為。現在仍在爭

論的一個議題是到底是媒體的過度報導造成了家庭性暴力或單純只是配偶間的肢體衝突。一個早期的研究顯示（Coleman, Weinman & Hsi, 1980），至少28%的美國夫妻在他們的婚姻裡有過暴力的插曲。

很多研究也針對曾經或現在尚處於虐待關係中的女性，探索其具有的一般特徵（Star, Goetz & O'Malia, 1979; Bowen, 1982; Wetzel & Ross, 1983; Goodstein & Page, 1981; Gillman, 1980; Martin, 1981; Walker, 1979, 1984, 1989; Roberts, 1984）。因為性虐待的受害者通常會與虐待的同伴連結在一起（Spring, 1993a）。去辨別這個不斷被人報導，有關角色方面的持續性傷害是一件很重要的事。

一九九四到一九九五年間，有名的辛普森案件（O. J. Simpson trial）就將這樣的情況呈現在公眾面前，讓社會大眾親眼目睹家庭暴力。不同形式的虐待情事藉由一代傳一代重複的行為模式給串連起來。辛普森是暴力承傳的下一代，而他是否會將受害經驗以相同方式傳下去呢？如果早一點有外力可阻絕這種跨代行為發生，母親遭施暴謀殺後所留下的陰影，創傷事件的感官經驗，和父親受審判的丟臉感覺，是不是就不會被留存下來了？即使過了幾年後我們依然不會有答案。辛普森或他的妻子妮可是否在年幼時亦遭受過虐待呢？如果是的話，又是怎樣的形式呢？這對夫妻的危機—暴力生活模式符合腐敗家庭中跨代虐待情形的寫照。

當我們在考量虐待家庭的文化人類學時，應該要能夠考慮到：「無區別性」（undifferentiation）會產生緊張與隱藏的氣憤。為了將自己與別人融合或組合在一起，變成某人的一部分，而必須不斷地掙扎，就好像要以好大的氣力去滿足歸屬感；或因太關心原始慾求而導致的緊張（Justice & Justice, 1976, p. 63）。家庭可以被形容是「無區別性的一群組合」。Justice 認為「家庭成員……若即若離地被放在中間，他們想要親密感，但是……卻又對它產生過敏。過敏、張力、憤怒——這些一一都被家庭系統所吸收」（p. 63）。「被若即若離地放在中間」是DID患者以部分的個人私密現實世界，經由一個被經營的公共形象，將家庭的畸形顯現出去。這些公共形象讓幻像存在，而真實影像

則被隱藏起來。

歷史性觀點、態度和實踐

　　家庭控制和虐待並非是現今才出現的話題,因受虐待和接受特殊治療而產生的心理問題才是今日的議題。因為在出版的資訊和煽情的媒體報導下,家庭暴力漸漸地被大家警覺到了。很不幸的是,漸增的知覺並沒有伴隨成熟的認知,也沒有對此一陳年的老問題有比較好的管理。反而將社會的退步當成是原始和邪惡的行為模式,以為它是在和平時期裡競爭壓力的擴張。歷史告訴我們,人需要找到釋放憤怒與暴力的方法,通常是藉由戰爭予以達成。這讓我們去思索到底現今的歷史性觀點和家庭虐待是否有關呢?是不是這些對歷史性因素的承認和認知,與治療 DID 有關呢?我是如此認為的。然而,我們只治療這些症狀而已,並沒有將環境可能造成對創傷和人格異常的不正常引發,以社會文化觀點去看待。因為我深信歷史性的觀點與研究創傷(traumatology)之間相關性的重要。我想要強調在一些特別的歷史泥沼中所造成的跨代虐待,和虐待的形式是如何與態度及神話交織在一起。

　　Susan Brownmiller 的嘔心瀝血之作(1975)一直是在探討男女性之間互相虐待中,最清楚易懂的作品。歷史從一開始就反映:男人是一個掠奪者的角色,而女人則是男人的獵物。這是因為男女性器官的構造在解剖學上所呈現的方式不同的關係;是以一物剋一物最原始的社會次序;和追求交配的慾求。從遠古開天地,交配就是一場激烈的爭鬥。原始人類捕捉他的配偶,拉扯她的頭髮,控制她,和把她當成是愉悅和生殖的工具。如果她反抗的話,她就有可能會死或受傷。交配的暴力行為是為了確保受孕率,和後代部族能長壽。一些科學家依舊認為性侵害是一種男性想追求配偶自然和原始的衝動(Thornhill & Palmer, 2000)。

　　抓新娘的暴力是最早的配對形式,男人會帶著所有權狀去見一個女人,然後綁走她,進而性侵害她。這樣一種配對的模式存在於英國,

一直到十五世紀。既沒有避免暴力的方式，也沒有能力去預防它。當女人必須依賴相同的因素（擁有權）來獲得保護時，複雜性於焉產生；這造成了暴力、權力和性通通攪和在一起，並且以一種奇異和非邏輯的方式連結起來。這些因素混合後導致一個暴力的循環，包括代代相傳，對女人持續性宰制的性侵害行徑。

很多歷史與神話圍繞著性侵害與性侵害是如何衝擊著受害者的一生。有些人相信性侵害的發生原因是因為男人被折磨和殺戮而引發性慾。暴力被認為是一種春藥，暴力的循環則是一種毒癮（Spring, 1993a）。「行為反應個性，對一個性侵害犯而言，分析他的所做所言，大大可以讓你知道他是一個怎樣的人」（Douglas & Olshaker, 1998）。

古羅馬時代，眾所皆知，在男人看完了屠殺的競技之後，妓女們會在競技場外逗留，以便服務那些性慾高漲的男人（Demause, 1994）。自古以來，女人和孩童被性侵害的情事是戰事的同位語。這樣的故事在「沙賓婦女性侵害事件」（*The Rape of The Sabine Women*）一畫中被記錄了下來（Poussin, 1936-37）。幾個世代下來，當一個村莊被一個外來種族攻占時，勝利的攻占者就有性侵害村女的權力。一個美國的案例便是一個奴隸販子利用黑人女奴的故事。這種行徑在小說和電影中大大被描寫出來，譬如：Alex Haley 的小說《根》（*Roots*）（1974）和一九八〇年代的《密西西比的焚燒》（*Mississippi Burning*）一書。

過去，男性的保護義務是因為擁有女性權而存在。男人認為他有責任去擊退可能性侵害他自己女人的人。侵奪女人的身體就是侵奪男人的財產。因為女人無法保護自己，因而被視為是一種擁有品。女人藉由貞操和一夫一妻制的方式以換得保護，這是另一種形式的賣身。就歷史而言，女人無法掌控自己的性生活。當她被視為一個男人的財產時，並沒有權力去接受或拒絕他的要求。而她也被教導要滿足男人的要求。因為她是一種資產，性侵害的違法事實總是要走後門的，因為這是一個男人去侵占另一個男人資產的事情。這種擁有女人的態度依然存在於現今社會裡的一些角落。女性被社會教育要去相信她們必

須從一而終，她們必須成為一個好媽媽和避免接觸所有除了丈夫以外的其他男人。現在，大家都知道這並不是一個放諸四海皆準的法則，或所有的女性都有這樣的自然傾向。相反地，這可能只是社會性的：因為經由保護式的交配功能，女性一直被置放在一個依賴男性的居家角色。女權運動改變了一些女性的社經地位，但並非是全面性的，還是有一些文化繼續持有對女人掌控和擁有的原始信仰。

童婚在印度仍相當盛行，一般人在十二歲之前就開始有性行為，通常發生在五歲到七歲間。「女童必須藉由婚姻的儀式並嚴守本分（被性侵害），來面對一個個體，⋯⋯當她的主人和夫婿⋯⋯」（Demause, 1991, p. 146）。

在巴比倫時代，女性不是未婚之處女就是已婚之有夫之婦。未婚女性一旦遭人性侵害後，性侵害者就會被捉拿處死，而受害女性則是無罪。如果是父親性侵害自己的未婚女兒，父親會被逐出城外。然而，一個已婚婦女如果被性侵害，她就必須和這個性侵害犯一起遭受辱罵，因為在當時來說，這就是出軌。兩個人會被綁在一起丟入河中。在亞述人的法律裡，女兒遭性侵害的父親被允許去性侵害那位性侵害犯的妻子。

古希伯來人會繼續在棄河後，讓男女都淹死的方式來懲罰。在這個時代裡，女人如同是農田勞動者、僕人和農家的動物。在希伯來人的社會規範下，未有任何性經驗的女人可被以五十塊銀條賣出，而已破瓜的非處女之身則賣不到同樣的價錢。在將她賣出前，她會被完善地看管。如果一個希伯來女人在城牆內被性侵害，而不叫喊的話，她將與攻擊她的人擁有相同的懲罰命運。如果，在城牆外被性侵害的話，怎麼叫喊都沒有人會救她。這種情況下，性侵害犯就要付給女孩的父親五十塊銀條作為報償，而男女也要結為夫妻。中古世紀的法律則給了女性較多的自主權，被性侵害的女人不會被要求要嫁給性侵害她的人。如果她是介於三到十二歲半，她依然被當成是處女，仍可賣到五十塊銀條的價錢。

再稍後，如果一個女性沒有兒子，法律准許她擁有財產。也因此，

為了繼承財產而偷竊女人在此時成了一種流行，這被稱為是女繼承人的竊奪（heiress stealing）。直到十五世紀，在英王亨利七世（King Henry VII）將它處以重罪以前，都還非常風行。

十三世紀時，威廉大帝（William the Conqueror）允許男性侵害犯被處以閹割之刑。但是女人還是沒有辦法告上法庭，因為她沒有力氣打架。理論上而言，妻子不會被她的丈夫性侵害。這樣的理論建立於婚姻的基礎之上，而妻子也同意。這個同意是婚姻誓約裡永久的一部分，而且不能收回。雖然美國現在有某些州制定配偶性侵害的法條（spousal rape laws），但大部分的州依然遵循著十三世紀保留下來的法律。

在十二世紀時，英王亨利二世（King Henry II）就頒定一個被性侵害的女人可以到法院提出訴訟的法條，但是到法院提出訴訟的前提是，她必須要通過一項由男性執行的檢測。這樣的方式到現在還是保留著，美其名為「醫學證據採集」（medical evidence collection），只是現在不再限制男性才有檢查權。十二世紀時，一個在鄰近的村莊被性侵害的處女，必須站在國王的侍衛、驗屍官和警長面前，顯示她的傷口、血液、沾有血跡的布和被撕裂的衣服。在四十天的訴訟期裡，這個處女必須讓其他四個女人檢視她的處女之身。四十天後，訴訟權會自動地歸回國王。這可以說是對提昇女權和法律的一大跨步。這表示性侵害不再是家庭不幸，或是對土地和財產的威脅，而是公共安全和國家關心的議題。假如，事實證明她被褻瀆，這個審判就會成立。假如，她可以證明她還是處女，這個案件就可以被註銷，而被告則被送進監獄。被告有幾種選擇：

- 審判日之前，宣稱自己是她的同居人。
- 舉出事發當天的不在場證明。
- 只要這個處女同意嫁給他，他可以免於被處刑。
- 證明他是在她的同意下褻瀆她。如果她不承認的話，是因為她嫉妒他的其他女人。

神話與家庭信念

　　女性和男性同受神話的制約。家庭的部分假象包括某種程度的性侵害與性虐待。縱使很多人並不相信神話，它依然存有一些不被察覺的關聯性；這些關聯性在於加劇了女性認為自己是不好的印象，並且自己要對加諸於她們身上的暴力負責。

　　在一個訓練課程裡，我治療一些性侵害犯。我很難接受他們建立在性侵害神話故事裡的哲學觀，和他們在整個過程中的靜默不語。即使性侵害的神話是荒誕不經的，這些神話仍可以提供給我們一個受害者被告發的例證：說明受害者必須自己對加害者的行為負責。聰明的治療師明瞭這些古代的神話如何污染受害者的信仰系統。他們也知道他們的信仰是破碎的，和真實分離的。而這些信仰又連結起來，形成一個對性侵害的觀點。對 DID 患者來說，這就變得相當重要。因為，患者本身所擁有的不同身分及角色，將會對任何一個主題都持有互相衝突的觀點。

　　因虐待情形的發生和對受害者的衝擊，而衍生出的破碎和分離會造成一些衝突，所有的角色身分都不會展現創傷性反應。某些角色身分可能會認為受害者罪有應得，或是，視情況需要時，男人有權得以性侵害女人。另一些角色身分可能會因為事情的發生而感到氣憤，但其他的角色身分則會認為加害者需受到保護。因此任何一個洩漏秘密的角色身分需受到懲罰。因為人格解離的緣故，一些身分可能會否認有任何荒謬的事發生。這樣一個身分是被創造出來以逃避現實的方法，且他不能保有任何被虐待的記憶。

　　不論何種型態之性虐待，有關它的神話，對治療期間的心理教育而言，都是一個極受爭論的議題。我們不能簡單言之：「這不是你的錯。」治療師需要一個歷史的基礎。這基礎指的是錯不在受害者，這個基礎包括社會文化的觀點、原始的習慣，和其他隨時代演進而轉變的不同觀點。這一類型的創傷經驗必須能減輕非現實的衝擊，進而接

受罪惡和責任於當下。DID 患者必須在他角色身分的系統裡內，抓住不同的信仰，藉以了解自己的幻像和處理已存在的情緒傷害，及可能產生的長期效應。

性侵害的神話激勵受害者去證明他所信仰的神祇，而那些神祇則會造成嚴重的內在掙扎，導致過度代償的行為。受害者會和加害者連結在一起，希望讓他們遠離懲罰，讓他們試圖去否定和扭曲所遭受到的衝擊。因此，回顧一些神話可以幫助我們去了解 DID 患者是如何獲得那些原來他們的角色身分所顯現出無法獲得的憐憫、恥辱和憤恨。和案主討論神話、歷史態度和不同的觀點是一種擴散罪惡和恥辱的方法。精神教育結合了有關過去虐待經驗的反思式知識及給 DID 患者對經驗合理化解釋的另一個向度。

在被施以不合乎邏輯的性侵害行為之前，孩童（依其年齡而定）可能已經形成自己對善惡的觀念，並用在自己的身上。加害者和社會的觀點傾向於說服受害者，讓其相信虐待的發生，是他們自己造成的錯，與年紀無關。這樣的基礎是社會對孩童從小即灌輸什麼是好或什麼是壞的制約。什麼是好的自我或壞的行為，這之間的差別並沒有被適當地強調，孩童會學習到，行為和自我一體兩面並不分開。以連續的極端，來形容孩童，可能不接近真實；大部分的人則界於中間。

角色身分會投射到這一個註解上，因為它們會分成好的和壞的面向；情況也會被分成其中之一的情形；而想法更會變得黑白分明。角色身分系統的問題，在於缺少了導致衝突的中間地帶，而這些衝突則會引發相反的劇碼。少數的 DID 患者能夠逃離這種交錯的性災害，包括性侵害和亂倫的事情。性侵害可能是亂倫的一部分或僅是性侵害而已。像性侵害一樣，亂倫有其遠古的歷史，也助長了社會文化的制約。

亂倫之歷史淵源

亂倫並不被一直認為是一件有害的壞事或是犯罪。一些文化認為近親性交是家庭生活的一部分。在古埃及時代，這是被接受的一種事

情，且是延續法老血脈傳統的一種方法。在古老的文化和原始部族裡，大人期許孩童要由他們身上學會性為何物，並視其為一種藝術。這是一種儀式和儀典的過程：母傳子，父傳女。

在中東和遠東地區，孩童會與家人同床一直到青春期的時候，並且被允許觀看性活動，或是可以一同參與。在某些國家，五歲到六歲的孩童，會被放進一個性的教導院，讓青春期的青少年或更年長的男人來指導性的知識。當這些男人的妻子正值生理期或有性冷感時，這些性的教導院就被當成是男人的妓院一樣。在印度，母親會幫年輕的孩童定期手淫。在日本，這樣的情形會發生在公共場所。這些行為的論點是表示這可以幫助孩童睡得較好。日本人的女兒則會與父親同床直到十六歲。在這些文化裡，這些事是無傷大雅的。相反地，他們認為這些都是一種性教育——屬於家庭生活中自然的一部分。

在西方世界裡，偏近親性交團體存有一些不同的信仰。比方：「八歲前應該有性經驗，否則就太晚了」（sex before eight or it's too late）的說法。在荷蘭，一個期刊則發表支持戀童癖（pedophillia）。一名「錯誤記憶症候群組織」（False Memory Syndrome Foundation）的成員在一個荷蘭發行的戀童癖期刊中述及，「與孩童性交是個人要負責任的一種選擇」。大部分的美國人則認為，亂倫是一種罪，但最後都因為缺少充分的證據，而不會被起訴——這是孩童想要反抗大人世界的緣故。就一般而言，美國人並不認為亂倫像性侵害一樣地嚴重，因為亂倫通常是發生在家庭內，且出發點是出自於某種愛與關懷。然而，大部分的美國人確實認為亂倫是一種禁忌，一種越界的行為，一種侵入、控制和操弄的舉動；是一種不適宜的性行為。眾所皆知，亂倫的發生會造成功能失常的家庭型態和關係，而且可能是隔代遺傳。通常這不會是一時的。亂倫行為通常會一直進行且可能構成立即或潛在的威脅。一些習俗的規範則認為亂倫是一種教育與訓練，是一種沉溺的行為，一種創造一體感的方法，和遵守長久為祖先所信仰的文化儀典。

有組織的性虐待和折磨可能包括在一個團體環境中的亂倫和性侵害。部分發生的原因在於性變態、性倒錯和性虐待狂的衝動。遭到領

導者或整群人性侵害，和伴隨的動物犧牲，被認為是一種顯示忠心的慶祝儀式。至於，這一個團體是不是屬於宗教性或惡魔的，並不是那麼重要。因為，這個團體中已充滿了變態性虐待狂。性虐待狂有想要達到性高潮的需要，並把這種需要當成是一種「對解體和吞噬懷有嚴重恐懼的防衛」，因為他們在尋求主控權（Demause, 1994, p. 510）。Demause 做了以下的評論：

> 性虐待狂每天生活在充滿對要求獨立和自主的恐怖焦慮之中。任何生活中的成功都是令人恐怖地驚悚，會產生退化到嬰兒期，和想要與母親結合在一起的慾望。但是結合在一起便代表失去自我且要被殲滅掉。為避免這種事，有必要將這傷害加諸到別人身上，和對行迫害之雙親產生復仇幻想。（p. 511）

因此，計畫性虐待的目的就是要去累積這樣的力量。根據 Demause 的說法，有性虐待狂的加害者將受害者的痛苦和憂慮，當成是將性虐待狂自身的恐懼注入到其他人身上的一種方法。也是一種吸取力量和保有秘密的方式。

「在每一個犯罪事實的背後都隱藏著一個秘密」（Linder, 1979, p. viii），這是一個普通常識，而「腐敗的習俗反映了欺瞞、欺騙和邪惡」（Spring, 1993a, p. 92）。秘密讓受害者和加害者兩者綁在一起，因此，「斯德哥爾摩症候群」（Stockholm Syndrome）（見第七章之說明）是存在的（Rawlings and Graham, 1992）。這代表受害者反而去保護加害者來換取生存。伴隨著被加害者威脅的恐懼，和相信威脅終會到來，受害者於是發展出一種保護加害者的需要，藉以保有情緒上的安定或自身的安全。

當創傷經驗和性侵害或亂倫一同發生，神話便變成一團亂。然後，它就被拼湊在一起，來形成對自己的一個觀點。經驗和神話的融合變成了 DID 患者其中一部分的信仰體系。只有在治療的過程中，他們才會藉著認知連接情緒，然後，真正地將現實與神話分開。神話學的運

用——不管是否被認知到，它是加害者對受害者的一種出賣。受害者被灌輸，他們是壞的自我認知，這種情況的發生是他們的錯，而他們也必須因此被責罵。當 DID 患者開始對神話和現實做區別時，一個新的信仰體系就會開始產生。

這種轉換的信仰體系伴隨著機會、自由和獨立的決定一同來到。智力和邏輯的連結會開始去管理一些無法招架的罪惡感和羞恥感。罪惡感和羞恥感會開始漸漸地消失，取而代之的是適當的反應。詐欺是被察覺到的標誌符號（sign-posts），以物易物的互惠交易（trade-offs）和代表信物（見第一章之說明）；憤怒被適宜的導向到那些造成傷害的人，而不是自己身上。不幸的是，出自於神話的信仰和社會制約讓 DID 患者被「纏繞在家族樹上」（Spring, 1995b）。

纏繞在家族樹上

「纏繞在家族樹上」（shackled to the family tree）是我採用的一種暗喻方式，藉以教育案主有熟悉事物的誘惑（代表行為和情感），命運傳統（代表家庭）的誘惑和加害者（代表傷害）的誘惑。這樣的盤根錯節說明了危機—暴力生活形態的毒癮式特質，而這又是創傷式劇碼的基礎。不管這看起來是如何地令人不解，DID 患者沒有足夠的能力去對抗、擺弄和管理所有型態的危機。畢竟，身分角色的網絡是被這樣的生活形態所認定。有時，治療師並沒有比案主本身更具處理危機的能力。當然這並不表示，此一治療師是無能的。因為案主長久的經驗讓他具備處理危機的能耐，同時也具備有創造危機的能力。生存的方式有賴於完美化和植入一些策略和矇騙的方式；雖然這並不表示這些不會受到傷害，也不表示危機會獲得成功的管理。這僅是簡單地代表，他們是有經驗的老手。因為這些經驗，讓他們具備生存技巧——也就是有能力讓情形維持至可以改變。

隔代虐待的原始觀點，創造了一些受害個體的族群和團結家庭的假象。虐待的模式將會在家族裡流竄，形式會不停地改變，就像電流

在電路中流動一樣。家族樹的蔓藤會和它的樹瘤、突出和糾結在一起的根，形成對進入此一秘密網絡的下一代的陷阱。這些孩童逐漸長大，卻沒有察覺到這些傷害的入侵——他們仍然深信他們的家庭生活「一切安好」。最後，他們才知道他們生長的環境其實是虐待家庭（Firestone, 1989; Hafner, 1986; Spring, 1993a）。

封閉家庭系統具有內存的靜默和秘密的運作，會變成一種調適的策略（Summit, 1983）。在這樣的家庭裡，否認（即卸責）是相當容易的，因為受害者對加害者的私密生活是相當地熟悉。這種對危機—暴力循環行為的沉迷是無意識的，但它們被放在「過去的行李箱」（見本章第二段之說明）裡。這個受傷的孩童會帶著這個行李箱一直到長大成人。

這個受傷的孩童長大後，會找一個能夠分享這個家庭的誘惑以為結婚的對象。這樣的彼此吸引會創造出一個扭曲但立即性的快樂。這種立即性的吸引和快樂與危機—暴力生活形態的連結一樣是無意識的，因它是習自於幼童時期——「受害者會遇到受害者」的情況（Spring, 1989b, 1993a, p. 117）。兩者皆沒有意識到這種已存在的約定，彼此也不是被「纏繞在家族樹上」。他們也沒有想到上一代的虐待情事會影響到下一代對選擇伴侶的想法。這一新的關係立刻糾結在一起，然後一同被放進行李箱內。漸漸地，這些行李箱會被一一地打開，衝突和暴力會爆發，其他的症狀也都會一同發生（Fliess, 1973; Spring, 1993a）。

很快地，這兩個人會認知到他們不能漫遊，也無法遠離這些在家族樹中既扭曲又突出的根，因為他們已經找到屬於成人的快感，天真無邪不再是他們所想要的了（Fliess, 1973）。兩個人開始回復到使用笨拙的人際關係處理技巧，用過去的自我、不實際的要求、擺佈操弄的手法、威脅和控制的戰術來保護自己。這種家庭模式會導致即刻的憤怒，而引發不同形式的虐待行為和交互癖好（Abel, 1981; Bandura, 1973; Firestone, 1989; Spring, 1993a）。然後一個新生幼兒又在此一家庭中誕生。當這對夫婦在慶祝幼兒誕生的同時，也讓下一代的虐待情事

誕生了。

被「纏繞」的概念帶來了控制的影像。控制，不管是自然發生或是人為的，都是造成創傷的第一步。DID 患者習慣於這樣的感覺，即使在沒有肢體上的限制時也是一樣的。這些感覺已經存在很久了，它既舒服又讓人無法忍受。我們在虐待家庭中所觀察到的現象都很類似。家庭問題被視為是因為外在環境影響或社會規範所造成的。而家庭成員則是主要的資訊來源或經驗提供者。這個模式可以擴展到鄰居、社會、國家和整個世界。這種思考過程形成了一種獨特的方式，來否認個人問題。這一個奇怪的邏輯被誤認是真實的，但實際上卻是以人為方式來處理家庭衝突。

一般而言，虐待家庭處在危機下，是不能順利運作的。他們可能視解決家庭問題為一種對個人勇敢程度的測試和展示自己優越感的競技場。通常此種家庭並不了解問題的解決，有賴於夫妻之間的互補關係。他們反而會將自己的行為當成是與眾不同並且是可被接受的。他們的傾聽技巧受到損害，且家中的領導者會想要獨力解決此一問題，而不管其他成員是否已提供一些有價值的資訊。他們的重點在於呈現一個統一的形式，而不在於交換資訊。這個模式是為確保家庭的文化不會被改變，並能繼續保守秘密。

這些家庭可能為得以避免家庭衝突之事而沾沾自喜，卻沒有真正讓問題獲得解決。但這就是危機—暴力循環能使虐待家庭團結一致的原因，因為自動調節器已消失不見了。平衡點和扭曲的親密感可在危機和暴力爆發後達到（Spring, 1993a）。家庭成員可能裝得彼此很陌生的樣子，但行為卻又表現得很接近。在虐待家庭中，不僅性侵害的神話和性虐待變成了信仰體系的一部分，而且，犧牲的想法、折磨的儀式、自虐性的懲罰和不平常的宗教信條會融合在一起。在價值觀建立上，這個家庭在帶有神秘色彩的宗教信仰上可能受到相當程度的影響。家庭成員可能是瘋狂的，並堅持家庭成員要有獨特的思維邏輯、信仰體系，或者被懲罰的方式。這個觀點可能來自於多年下來的期許、共享的經驗、反應和變態的親密關係。而這些又是代代相傳，存在於這

第二章　幻像

家庭內的。

Minuchin（1974）根據年齡、性別、興趣和特殊功能，以一個次系統的字眼，來描述如何建立家庭，如何透過階級上的安排讓家庭成員在次系統中擁有權利、責任和領導權。在一個虐待家庭中，加害者可能是主要的領導者，其他的成員則可能被引導至相信他們是次要系統的負責人。但是這些階級分類的目的是為了有意模糊這些角色而存在的。分野界限並沒有清楚地被劃出來，而是被寬鬆地定義著，或僅是透露出雙重訊息而已。界限可能是被偽造的，或者會因這個領導者的心情、想法、對壓力之反應，或對權力消逝的憂慮，隨時而改變。

這個家庭可能認定家中的某一個成員是一個「代罪羔羊」，需要為家庭的衰敗背負責任。家庭內的平衡及和諧也藉由令此一「代罪羔羊」安定而得以維持。這種方式使得其他家庭成員好於展現自身之優越感，以致堆積更多的家庭問題。這種情況可能會演變成，家中無法被控制的那個成員，尤其是那個威脅說要將家裡秘密說出的那個成員，被其他成員描述成是有心理問題的人。然後這個家庭會對外宣稱，這個「代罪羔羊」所說的家庭虐待是一個想像出來的故事，或是自己的幻想。Fliess（1974）認為，家庭成員通常被視為物體，而不是人。如物體的他們，又被分為可以受控制和不可受控制的（p. 217）。這樣的想法是為確保家庭秘密歷史能被隱藏得很好。

> 家庭不只是各部分的總和。家庭本身是一個情緒發展的基本總和：不同的片段與過程是可以被辨認和預測的。這些觀點對了解家庭成員在經歷發展的過程裡，所遭遇到的情緒問題是相當重要的（p. 4）。一個家庭猶如一個小型社會。這個社會系統互相有關係：而且是由彼此愛慕與忠誠的個體組合而成的一個永恆的家（或是好幾個家的聚集）。這些都已存之有年。家庭成員經由出生、領養或婚姻進入到這一個共同的家，只有在死亡後才離開。（Carter & McGoldrick, 1980, p. 23）

Carter 和 McGoldrick 專門探討家庭系統內的目的和動機。每個家庭成員都有個人動機：「目的會使每一個人的系統互相激盪，以同時滿足多方要求」（p. 25）。加害者的動機是要家中成員保持靜默。而治療者看到了家庭中的衝突和非理性情事不斷地在進行。加害者的行為推動了受害者創造出一套自我生存的策略，因為「家庭成員的資格無法終止」（p. 27）。這也難怪受害者還是會感到無助，縱使虐待的情事已經不再發生。對動機和目的的思考有助於我們解釋「纏繞在家族樹上」的概念（Spring, 1995b）。DID 患者因依附並受限於這樣的家庭系統，其反映出一種出自於罪惡感和責任心的奇怪忠誠度。

Carter 和 McGoldrick 解釋家庭成員如何因需要，將一系列的行為化為行動。這些行為會導致暫時的不穩定，並造成某種永久性的改變。這個家庭會變成一個問題家庭，而且沒有因應之道。而這又是另一個危機—暴力循環的例子。它具備連續性的模式，當孩童長大成家後會繼續擴展開來。當受害者開始訴說自己的故事，或家中某一成員將虐待的事情告上法庭時，就可證明同樣的現象一再重複。當舊有的控制模式無效時，家庭就會開始崩解。然而，家庭成員的資格是一生的契約，而唯一的逃離之道是死亡。

有一種方式可以獲得釋放。脫離家庭且和其他成員斷絕往來，重新評估自己的立足點和改變自己的行為，這樣跨代虐待的行為才可能停止，也就是改變禮俗、態度和信仰，過不同的生活。渴望找回童年所失去的愛和一個充滿愛的家庭則是不變的想法，這種渴望不曾歇止，因為童年不再，已發生的虐待事件也不會改變，父母還是父母。這是受害者所學習到的一部分，很難控制和醫治，因為案主只能概括承受自己的過去，事實是無法改變的。療傷的方法就是要學會接受和寬恕自己，要接受自己的罪惡與責任。對加害者寬恕不盡然可以治癒看不見的傷口。寬恕是要讓吸收了罪惡感的孩童可以生存，不論是如何寬恕。

接受和寬恕自己並不是一件簡單的事。這個過程需要用一生的時間持續地監視和一再地評估。這個銬鎖可以被打開，但相似的誘惑依

然強烈。變態的親密感會影響未來的關係，進而帶到新成立的家庭。有一個原始的非洲信仰可以幫助我們了解「纏繞在家族樹上」的暗喻。這一信仰是：有三群人住在不同的三個村莊。第一群人四處遊走；第二群是他們的祖先；第三群則是未出世的下一代。這一個信仰可以解釋神秘的影子觀點。將它套用在與文化人類學有關的家庭跨代虐待議題，就是影像和幻像的關係。

幻像是不穩定的，它會減退、溶解和消失。它看似在那裡，其實卻不然，根本就不存在。一個幻像就像是扮演成不同身分而難以捉摸的心影。但卻又有一個影子會不斷地出現。那就是：加害者會出現在治療過程中，並潛入受害者的日常生活。這個陰影可能減退，但不會完全消失。

Goliath（大巨人）的故事

Goliath 的故事是因為他受判之罪刑而成為一個公眾事件。他的幻像被認為是一種帶挑逗的騷擾。他以他易咆哮的個性和旺盛的體力出名。他可以徒手拔掉一扇門和它的門框，然後丟出屋外。這種能耐被保留在「戴夫」的角色中，帶有暴力、野蠻和卑劣。另一個角色則是手無縛雞之力，對所有的犯罪紀錄全然不知，穿背帶和用單腳走路。不同角色以不同手法來面對犯罪和生存。Goliath 形容其中一個像是懦夫一般，非常吝嗇；另一個則是虛假且隨便大方的；也有一個是活潑、敏感和非常詩情畫意的。這個活潑的角色想要學如何製造暴力、讓人意想不到的行為和懷疑猜忌。曾經有一個剛烈的少年角色喜歡獨自一人在窮鄉僻壤中獵狩、捕魚和漫步。Goliath 的角色系統已經慢慢學會如何去修正地震式的行為舉動、經常性的狂暴亂跳、為非作歹，又能讓行為合法化。

Goliath 是在一個新興市鎮上接受治療。這一城鎮旁邊有一座遠離塵囂的湖為邊界。湖的兩邊則有離卡斯特城最後一個小攤販不遠的印度自然保護區，一座發電廠及牧場形成的邊界。這個環境看起來簡直

就像是Goliath過去生命的一個寫照。這一個城鎮離最近的高速公路有四十五英哩之遠；而離醫院或精神療養機構則有一百二十五英哩之遠。如有工人受傷，必須用直昇機運送到醫院。在這一城鎮中，暴力和酗酒到處都是，假釋犯和從州立精神療養院逃跑出來的病患四處亂竄。Goliath在因謀殺案被判刑後，搬到這一個鎮上。與他共犯的姪子被處以終生監禁的刑罰。

在遭捕之前，Goliath 曾逃離過美國，並遇見 Jackie。當他因謀殺被捕和偷渡逃亡時，Jackie 都跟著他。四十七歲的 Goliath 和六十歲的 Jackie 在獄中結婚。這段婚姻都是他們的梅開三度。這一段不尋常的婚姻變成了新聞頭條，並引起當地人的注意。後來，他告訴別人其實他並不愛Jackie，只是要讓他們的這椿婚姻成為公眾視聽。他想這整件事很有趣，並常常提到他是如何去愚弄每一個人的。

他讓別人清楚知道，他對過去發生的罪行沒有罪惡感和悔恨之意。他相信他可以獲得平反，而虐待只是一個藉口。他承認自己以前曾因「騙子」之名而被囚禁。他只唸到國中二年級，看起來卻像一個高級知識份子一樣，學問深厚且善於寫作。他的智能優越，記憶力也很好。然而，他的判斷力卻毫無疑問地受到損害，他很容易被激怒或常感焦慮，他愛挑逗人、向人挑釁和多話。他對自己的行為、態度，和有關影響到別人作為的思考過程，表現得深奧難懂。他採用了沙樂美的信仰（Solomon's belief）：「男人出生時淘氣，長大成人後則是一個惡魔。」Goliath 認為惡魔一直深植在人心中。

他自認自己是個快樂幸運的人，但有時候又感到生氣和沮喪。他心中充滿無限敵意，有時候也無法了解自己言行舉止不恰當的地方。Goliath 知道他是一個具有吸引力的男人，而且會將這樣的優勢運用在他三次婚姻中的行為上。他感到所有的女人就像獵物一般，並告訴我他認為睪丸酮素應該是一種被管制的物質。

Goliath 常有驚人之舉，同時又好剝削人，經常威脅人要使用暴力。他是一個善於編故事的人，而且不管到哪裡，都會有他的聽眾。他有酗酒的習慣和虐待成性，總是扮演著不同的角色。這些一直都是

他的毛病。他來接受治療的時候，感到快樂沉醉且試圖色誘我。一名值勤的員警將他帶走，拘禁在看守所中讓他清醒。

他有一個我所稱為「轉換站」（switching station）的奇特之處：他可以幾乎同時表現出執迷、歇斯底里及分析邏輯性、客觀和敏感的感受度。他可以為不符合一般邏輯的信仰不停歇地追求；但面對自己的行為時又感到傷感。Goliath藉著逃避和否認來規避一些生活上的責任。他也有成熟的語言文字駕御能力，以便能滿足他想控制他人的強烈需求。他表現出一種要獨占治療時間的執迷和關注。但當我開始用專業的方式來對待他時，他就抱怨了起來。

只有繪畫是他唯一願意讓人批評討論其不當之處的一件事。Goliath感到不當的原因是因為他無法採用他習慣的方法來掌控。畫畫可以讓他只聚焦在一些特殊情感和可能威脅到他欺騙技巧的問題上，然後跳脫出他原有的操弄手法。這讓我們可以接近他寂寞和悲傷的心情，而讓他避免使用暴力的自衛行為。他所畫的一些簡單繪畫讓他能夠將深藏心中已久的兒時受虐經驗說出來。他恐怖悽慘的折磨經驗在接受治療前，只有他母親及姊妹知道。

雖然Goliath只有少數作品，但這些已足以將他的心路歷程清楚地勾勒出來。他畫了一個DID患者喜歡畫的隧道影像。他描述，在他小時候，這個隧道是一個給他安全的地方，但他無法從另外一端逃出去。小時候當他試圖告訴母親這個隧道的故事時，他母親卻取笑他。他也試著要告訴姊姊和哥哥這件事，他們也一樣取笑他。後來他學會保持沉默和將此一秘密永保心底。他說當害怕和焦慮向他侵襲而來時，他就會鑽進這個隧道之中。在隧道內，他感到自己可以遠離這個他不喜歡的鬼地方。之後，他就會穿越隧道中的薄壁，到達一個安全的地方，也就是所謂的「天堂樂園」。在這個地方，有很多身上不穿衣服的小孩，也有很多好玩的玩具。他說裸露身體是一種自由的象徵。之後，又好像一切都沒發生似的，回歸到日常生活。

他抱怨持續不斷的偏頭痛無法醫治。胃痛則被檢驗出是大腸激躁症。他不相信這一個診斷結果，並認為這個痛苦是來自於對他父親的

憤恨怨懟。他有兩幅有關身體病痛的繪畫，它們能夠幫助他控制身體的疼痛和伴隨而來的不舒服感覺。當他開始畫有關胃痛的感覺和談起他的父親時，胃痛就消失了。當胃痛消退時，我就發現自己是在和「*戴爾*」那個角色談話，那個喜歡打情罵俏和挑逗的人。「*戴爾*」變得非常情緒化，接著他試圖要我與他一起離開診間去喝咖啡，好與我單獨談話，而不會有「他人」在場。他知道他可以在診間裡喝咖啡，也知道為了專業性的要求專業倫理會被一再地重複。雖然他對我制定的專業界限有所爭論，他仍保持尊重的態度。他接著討論在家庭中缺乏愛，而他也一直得不到家庭的支持。

Goliath發現頭痛是一個可以轉換的現象。他可以畫出關於他頭痛的感覺。頭痛的感覺會消退，但生氣和暴力的角色「*戴夫*」一角會隨之出現。這一個暴力的角色僅會停留到被我察覺到他的存在為止，同時他也不具攻擊性。接著他就會消失不見。在他出現之後，頭痛的現象會消失好幾天。

Goliath畫的最後幾幅畫作是他許多角色的自畫像。他承認他是從一本書中描出來的一般人形。對Goliath的「*騙子*」這個角色來說，能夠稍微承認自己撒謊，就是一種進步。一個叫「*魯卡斯*」的角色，則宣稱其中的三幅繪畫是他的作品。第四幅則是飾演「*老師*」角色的作品。沒有任何作品是源自於Goliath的虐待情事，他宣稱他不知道如何表達「那種垃圾」。然而，他會在治療時帶其他他所畫的畫作來，並寫下一些感想和用錄音帶錄下有關虐待情事的證詞。

他的歷史包括：父親在他二歲到五歲間，不斷試圖將他淹死的故事。他的父親會用拳頭、皮帶、樹枝和其他物體鞭打他，一直到他加入海軍服役之後。他形容這就是他所相信的第一次人格發生分裂。

> 在家附近的一條小溪旁，爸爸站在橋上，對我大聲吼叫並痛打著我的手。他的手又大又強壯。我感到好害怕。他詛咒著我，並且說道：「我會給你所有你要的水。」接著，他就把我的頭壓在水裡面。我的後腦勺不小心撞到了橋。當他將我

的頭抓出水面的時候，我可以看到水和冰。他搖晃著我。我可以看到他的雙眼離我愈來愈遠，接著變成兩個小點。我感到好冷。我可以看到自己，也可以看到一切正在進行的事。我往下看，就好像我同時身處兩個地方一樣。我可以看見爸爸站在橋上要將我淹死，而我正在空中浮游。當爸爸在搖動那個小男孩時，我覺得那不是我。接著爸爸將那小男孩往下丟，然後抓住他的肩，再抓著他的腳，最後用手打他的屁股。結束後，小男孩跑回家裡。他覺得很冷，而且身體也瘀血青紫。那是某年的冬天。母親臥病在床。她脫下了他的衣服，然後讓他睡在自己的身邊，讓他不覺寒冷。我當時覺得自己在漂游，一個名叫「大衛」的小男孩正平躺在床上。

故事說完之後，氣沖沖的「戴夫」告訴我，他就是這個小男孩「大衛」的保護人。

Goliath 有六個哥哥和一個姊姊。他有六年的時間，沒有和他姊姊說過一句話。在 Goliath 的治療期間內，他持書面許可來和姊姊溝通，以為虐待的情事做佐證。特別是父親和哥哥對他的虐待事實。

我對他告訴我那些故事的真實性，心中存有懷疑，並且覺得他有逃避責任的嫌疑。Goliath 的姊姊 Ellen 則證實他過去的一些故事，並且加了一些她自己也遭遇到的恐怖故事，還有他父親對 Goliath 做過的其他事。她說 Goliath 已經在海軍服役有二十年之久。在他們的父親死後，他們的母親將她曾經看到的，對 Goliath 造成傷害且恐怖的虐待情事告訴 Ellen。她將這些故事告訴我，並認為這些資訊對治療會有幫助。Goliath 並不曾為這件事和其他家庭成員討論；也沒有在我和 Ellen 接觸後有過進一步的討論。他依然和他的家庭保持疏離的關係。

Goliath 說在他六歲的時候，曾經被他十六歲的哥哥雞姦過。這樣的性虐待不斷地重複發生，維持了三年之久，一直到他哥哥離家獨立。母親則從不關心他，但有時候又顯得非常熱情。她也不會介入去阻止他哥哥對他的虐待。Goliath 和 Ellen 常會在一起玩，但他們都不會討

論這件事，他們會假裝一切都沒發生。聽說他的母親也常被他父親毒打和性侵害。有一件有趣的事，那就是Goliath從來沒有對女人有過肢體上的傷害，唯獨對男人有過。

他聲稱他這一輩子受他父親的驚嚇，直到他過世才結束。很小的時候，他就已經常常離家出走和其他親戚同住。他在青少年時期，就開始和刑事法庭打交道。他不斷地想如何快速賺錢，以致於他可以趕快脫離家庭。他說他十八歲被徵調去當兵是他的人生轉捩點。他聲稱他待在軍隊有兩年的時間，並且用這兩年的時間去了解人性和發現他們的弱點。慢慢地，他用他所學的去欺騙和擺弄其他人以騙取金錢。當他收到退伍通知時，他已經從軍有二十年之久了。在他知道自己已經在軍隊服務有二十年時，他嚇了一大跳，因為他只有在海軍前兩年的記憶，他否認我手中握有他服役二十年的證據。他的資歷明確顯示他曾服役於韓戰。在此一戰役中，他因英勇事蹟而被贈予四個勳章。

Goliath記得自己對於退伍後將要到東岸礦區去工作的事感到迷失和害怕。他說他只在礦區工作一段短暫時間，他因背脊及肩頸受到職業傷害而離開。他並沒有為這些病痛去看醫師，同時也聲稱他身體沒有任何問題。然而，有時候又會有一個身穿吊帶褲，跛腳的角色跑來看診。在這個意外發生之後，他變成一個推銷產品的業務員，銷售任何他找得到的產品。雖然他以這樣的方式賺到很多錢，卻常常因為飲酒過量和男扮女裝的關係而被開除。後來一件保險公司的詐欺案讓他被關在州立監獄有兩年之久，他堅稱自己是被黑函所誣陷。成人的「大衛」——「戴夫」被造就出來去接受虐待的事，並為「戴爾」這一個推銷員頂罪，而鋃鐺入獄。

Goliath聲稱自己扮演過十六個男性角色和一個女性角色。他有一個記號位於鼻子和嘴巴間，而這個記號只出現在某些特定角色的臉上。當這些特定的角色出現時，我學會去辨認這個記號。他另外還有一個記號位於小腿上，他說這一個記號只會出現在「戴夫」的身上。當Goliath在夏天穿著短褲來接受治療時，我就會看到這個記號，他表現出的也是「戴夫」這個角色的行為。Goliath回想到十二歲以前有三個想

像的玩伴。他相信這些玩伴最後會結為一體，而以一個叫「*塔托*」的角色出現。「*塔托*」是一個年老有智慧的哲學家，也是一個瘋子。

Goliath 描述當「*戴夫*」出現並有暴力舉動時的感覺。他說這樣的景象好像是凝止的，像一部電影突然停止一般。當這樣的情形發生時，他可以看到「*戴夫*」正在移動。有時候，他懂得遠離暴力的威脅，但這要在叫做「*儒夫*」或被稱做「*他*」的角色在他的控制下時才會出現。他提及他還在海軍服役的那段日子中，發現自己有一個叫「*瑪莉安*」的女性角色。他這樣說過：

> 瑪莉安曾經與一個男人在一起過。一個清晨，「*戴夫*」和「*瑪莉安*」的男朋友在同一張床上醒來。「*戴夫*」狠狠地打了他一頓。這件事後，「*戴夫*」和其他角色將「*瑪莉安*」帶到海邊，然後將她硬生生地給淹死，因為她不為大家所接受。

我們可以很容易就看到這些虐待情事不斷地在 Goliath 的內在與外在世界裡（象徵的戲碼）一再上演。他深信「*瑪莉安*」這一個角色只有出現在他剛開始在海軍服役的那段日子裡，因為當時她愛上了一名年輕水手。他認為有七個角色身分應該在退伍之後被吸收而不見了，因為他們都只是在軍中服役的這段時間裡被創造出來的。Goliath 相信這是為什麼他無法回想起在軍中那幾年發生的事。

他的內在系統被描述成具有「五個水平的層面」：肉體的、精神的、情緒的、性靈的及邪惡的。他說有一個叫「能量中心」的東西，所有的角色都圍繞著它轉。「*塔托*」扮演哲學家和靈媒的角色，他位於此一能量中心和被定義是「中心力量」。在進入治療的尾聲階段時，他畫了一張名為「操作圖」（*Operations Map*）的畫作（Spring, 1981, 1983a），顯示出他角色系統內的運作狀況。我在為 DID 患者治療的過程中，採用這樣的繪畫方法已經相當多年了。藉此可蒐集有關案主的內在世界是如何地被構築而成和知道案主的內心世界。「操作圖」可以讓我們一探究竟，並且幫助我們了解到每一個案例的複雜性。這是

我在了解內心的糾結、一再重複的影像和解開一個不可預見的神秘內在世界時所用的方法。

當治療進行一段時間後，「*罪犯*」、「*欺詐者*」、「*騙子*」、「*憤恨者*」和「*挑逗者*」等壞角色慢慢開始接受一些較具正面意義的工作，以嘗試讓角色中性化。這些角色彼此合作以學習協調之新方法。具操控性的角色負責說服「系統內其他角色」要做好事而不是壞事。「*操作員*」負責勞動工作。「*老師*」則教導他們建立正確的哲學觀——要為自己的行為負責。

有一年的時間，Goliath 有一段顯著的進步，雖然有些緩慢、辛苦和有時候令人難以招架。他的內在系統是極端地複雜和不可信賴的，但卻是一貫的。他開了一家做傢俱的小店，去參加 AA 會議，保有整理工作日誌的習慣，還有用錄音帶錄下一些他的內在經驗和規畫未來的計畫和目標。他決定和 Jackie 分手。

一個傍晚，一個年輕人和他懷有身孕的太太及他們的第一個孩子，要求 Goliath 能夠載他們去一家一百二十五英哩之遠的醫院。他願意去做這樣如他所言的「人道援助」。當他們到達醫院的時候，這一個「*欺詐者*」要求能借這輛卡車，因為他想去拜訪一個朋友。Goliath 跑到一家酒吧，喝得醉醺醺的，又將卡車撞毀。後來，他因酒醉駕駛和拒捕這些犯罪紀錄，而被處以半年拘禁的刑罰。他說服了法官給他在社區圖書館服務一個月的替代刑罰，而法官也答應他的要求，但他必須買一輛新的卡車還給這一對夫婦。

他在服完刑期之後，回來繼續接受治療。但是因為太難安排之故，我將他轉給一個住在州內另外一邊，熟悉這類案例的工作同仁來接手。Goliath 並沒有繼續他的療程，相反地，他拒付他所積欠的治療費用，並且威脅我說要告我，因為我不肯將他的原始病歷檔案給他。幾個月後，這張治療費的欠款帳單轉交到一名律師的手裡，但是這名律師輸了這場官司，由 Goliath 獲得勝訴。他誘使法官相信是因為我不給他他的原始病歷檔案，他才沒有支付這筆治療費用。他的說法是由於他先前有犯罪紀錄的關係，所以他需要原始病歷檔案，而他手上卻沒有這

些治療紀錄。這是「*戴爾*」、「*擺弄者*」和「*欺詐者*」藉以隱瞞罪行的伎倆。「*戴夫*」並沒有對我有其他任何的威脅舉指，但是他會不斷地打電話給我，用極盡挑逗的口吻說服我不要再上訴。雖然，他並沒有付剩餘的治療費，但是法官要他付清我的律師費，而且他可以要回先前的治療紀錄，只要他去我所建議的治療師那裡繼續接受治療。這個新的治療師可以索取這些治療紀錄。宣判結束後，我就再也沒有見過 Goliath 了。

　　三年後，我從將 Goliath 帶走的警方手中，接到了一封附有簡報文章的信。這篇文章報導了 Goliath 死亡的消息和他一長串的犯罪紀錄。他被他的一個姪子開槍殺死，因為他常性侵犯他姪子的太太，且拒絕停手。這一個案子並沒有參與的共犯，他的姪子拿著一把槍將 Goliath 擊斃了。然後他被判以自我防衛之名，獲不起訴之處分。將歷史影像（殘暴）和幻像（帶挑逗的騷擾）交雜在一起──這是 Goliath 玩弄他自己聰明才智的最後一場表演。

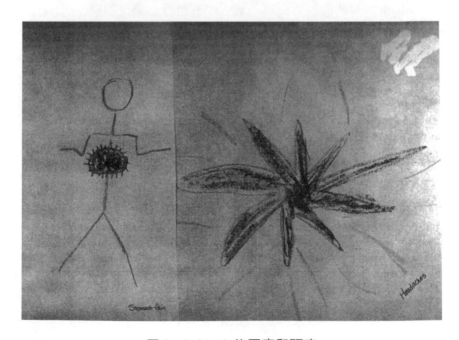

圖 8　Goliath 的胃痛和頭痛

日落時分

一天緩緩地過去

西邊的天際落日西垂

是的，一天又即將結束

這就是我要與你分享的墓誌銘

堆積的雲彩鑲著金黃的餘暉

藝術家的彩筆在上帝的手裡

時間的鐘聲在人造的地獄裡輕響

我在監獄裡看著夕陽

懶惰的獄卒在牢房對著我咆哮

這些尼安德塔的人種

日復一日這愚蠢的工作

他們看不到落日餘暉之美

這個我依然記得的落日餘暉

一個小孩，一隻忠心的狗

和山頂上的一棵大松樹

一隻大角貓頭鷹在上面築巢

松樹又高又雄偉

我坐下輕拍我忠心的朋友

且看夜的惟幕低垂

現在我的心變得沉重

它一下又一下悲傷跳動著

不是那隻夜鷹的呼喚

我聽到的是街上車水馬龍的喧鬧聲

夜已不遠

這個牢籠會裂開

我將自由且逃開

雖然只是南柯一夢

我緊握唯一的愛
吻乾她所有的淚
我們坐在那孤單的松樹下
看著一天的結束
我們將傾聽夜鷹的嚎叫聲
並共享每一個寶藏
和那一隻大角貓頭鷹，我們的朋友，一起分享
看著夕陽西沉

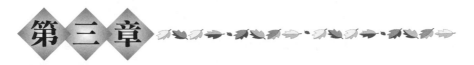

第三章

混亂的視覺

幻像讓視覺混亂；影像則讓它聚焦。

「多重人格者的象徵世界」是一個具有豐富的想像力、象徵性的陰謀情節，和創造力的複雜結合，但卻又被內在恐怖、威脅和秘密的事給抵銷掉（Spring, 1991a, 1992）。這樣一個療傷的旅程是相當地漫長和劇烈的，其中包含了許多犧牲和勇氣；「隱形傷口」烙印在身體的記憶裡（Rothschild, 2000; Watkins, 1949）。DID 患者的劇情是將看不見的路徑引向一個不被懷疑的地方。當主要的角色個性不能發揮作用時，一個想像出來的角色團體便會跳出來保護自我和讓運作繼續順利進行。DID 患者是神秘和複雜的，給治療工作一個具有挑戰性的面向。

除了具有挑戰性的治療面向外，我們需要有創造力的治療方法。DID 患者與生俱來的孤獨命運，在內心隱藏了一些記憶，同時也背負了悲悽、憂愁和哀傷的心情。他們悄悄地偷走了希望和信念，像一個難民似地找尋著食物殘渣。他們在黑暗的土地上，放置一盞閃著微弱光線的小燈籠，讓光線照向混亂的地方，讓騙人的小路通往虛無的地方，黑暗的洞窟或無底深淵裡。他們在黑夜裡叫喊，回應那些嚇唬愚

弄他們的回聲，他們在秘密的地方紮營和到一些荒涼無人的廟宇，廟中有天降下來的無名天神。他們從看不到的敵人咆哮聲中逃跑。在陰影底下，他們找尋朋友的臉孔，但是只有找到沒有身軀的鬼魂、沒有身體的臉孔，或是一排的面具。他們在五里霧中遊蕩和棲身在暴風雨下。他們心中想著：我們是一群陌生人，別人正不信任地看著我們。我們無家可歸，家不是我們原先來自的黑暗地，也不是我們將要進去的黑暗處。我們迷失在時間裡，只有羞愧的回音盪回到我們這裡。在短暫即逝的黎明裡，看不到一點光，我們深感孤獨。我們掉進一個沒有底的深淵中，沒有任何希望。一聲長嘯之後，我們乞求別人可以聽見我們的痛苦，但是我們知道沒有人聽得到。我們退縮，然後問，為何我們的視覺如此混亂？我們還可以相信誰呢？（節錄自 Caldwell, 1943, p. 111）

這一個對內在世界的戲劇性描寫，來自於傾聽案主對內在世界的感情和描述包括：觀察他們的藝術表現、品讀他們寫的詩和密密麻麻的私人手札。Caldwell 的分析清楚地描述出我所觀察到的現象，也更加確認了什麼是內在的象徵式世界。他們的描述，連結我對繪畫與文字的熱愛，讓我得以發揮想像力及探索他們藏於藝術表現中的隱喻，並進而得到他們對我的信任感，願意和我一起分享他們過去的創傷。我深感幸運，能有機會親眼目睹許多案主的進步和成長，並參與他們漫長遙遠的療傷旅途，而這些甚至改變了我這個治療師對治療的觀感。

當我第一次開始治療 DID 患者的時候，我感覺到吃不消，並且沒有辦法了解這個族群內心的複雜程度和處理危機的模式；也沒有辦法聽進他們所遭受過的一些恐怖受虐回憶，這些都讓我深感迷惑。一開始時，我必須學會如何不讓自己陷入他們的情境，卻又要表現出很關心這個創傷的樣子。這是一種掙扎。我的工作要帶有憐憫心、具專業知識和有效率的，這樣才能在治療過程裡教育和引導案主。基於工作的需要，我學習到如何保持和掌握治療的節奏順序，並且透過循序漸進的工作進度，以保有一貫完整的治療程序；還必須思考如何在漫長的康復過程裡，能夠提供連續不間斷的治療。經過一連串的嘗試和失

敗後，我學習到如何激勵案主內在世界裡彼此合作的關係，保持熱誠，和運用我好奇好問的態度來學習。我也學到有效的治療並不包括替幼童案主找收養父母，不論他們是多麼需要新的家庭。我對案主可以思考得更有深度，和對現在發生的事件能與過去經驗連結在一起時，感到無比興奮和莫大的安慰。

在開始的前幾年裡，我學到在孩童時期重複不斷的人格解離可能會影響日後主要人格角色的形成。這種在意識轉換瞬間（altered states of consciousness, ASC）內產生的變化稱為「轉換」（switching）。我研究解離現象是為了要了解案主內在世界是如何被建構起來的、不同角色是如何形成的、內在系統又是如何運作和找到建立在其上的主題。經過這樣的研究，我知道案主並不真是病態的（pathological）；解離對他們而言是一種儀式，是創傷經驗的副產品。我制定一些程序步驟，用來確保規範之界限，並提供一種在遭受創傷之前所沒有的結構。我學到如何引導角色系統來發現一致性，而這一致性其實在第一次解離時就存在，不論它看起來是如何地破碎分離。我記錄下系統裡的共通之處，藉著將它與一些故事、神話和隱喻連結起來，找出相關的資訊，以讓案主可以用它來整理記憶影像。我努力去引導案主，除去他們內在世界私人性的意義和消除現在的愚蠢天真，讓他們了解自己真正的過去及他們內在世界的脈絡。為了凸顯出他們不正常的複雜性及多層記憶，我學會同時以多重訊息與他們溝通，以不同觀點看待他們的創傷經驗，和傾聽多方建議來得到解決衝突的方法。

案主需要了解到解離狀態是一種心智發展過程（mental process），而它會造成在想法、記憶、感情、行為動作或身分角色的連結上有所障礙。當解離狀態發生時，內心認知的資訊就不會與我們日常所認知的資訊相同。在創傷經驗裡，對事件過程的記憶可能會與事件發生的實際狀況有所出入，可能是只記得發生地點，但是忘記了發生當時的狀況或經過──也就是記憶變得扭曲不完整。這樣的過程會導致案主心態從害怕到痛苦到逃避，最後，記憶斷層（memory gap）就產生了。

Janet（1889）相信歇斯底里症狀（hysterical symptoms）之產生是

因為在兒童時期有諸如被疏離和被遺忘的不好經驗。他觀察到這些從主要意識狀態中解離的經驗會產生一連串不同的症狀。但是他相信這種分歧是心理認知合成上的一大弱點，會使心靈分離破碎的情形一再發生。現在我們知道這與一般創傷反應連結在一起，它會在認知和生理結構上產生改變，從輕微的狀況到嚴重的狀況都有可能。人格解離是生活中自然的一部分，但是當它被錯誤地使用時，功能和能力之間就會嚴重失調，而且這樣的失調現象會一再不斷地發生。

DID 只會在孩童時期遭受過創傷經驗後形成，而案主在能力上無法招架這些經驗。案主在一開始時可能沒有察覺到這些情形，直到成年後，當有其他創傷事件發生或在不尋常的壓力狀況下，才讓它爆發出來。通常會發展出這樣不正常狀況的人，在敏感的成長階段中，都曾遭受過一些重複不斷、令人無法招架和幾乎致命的創傷，然後導致人格解離的傾向。當面對一個無能解決的創傷事件，又逃不開它時，這個受虐孩童就有產生人格異常之可能；同時他會去尋找一個想像出來，安全的藏身之地。這樣的過程將導致認知與現實分離，以讓自己能繼續順利地生活，就好像從來都沒有發生過這個創傷一樣。這樣的過程就是一種創造性的生存策略，因為運用這個策略可使這些承受絕望狀況的人保有自己僅存的最後一片天空。

Thomas Keneally（1982）在《辛德勒名單》（*Schindler's List*）一書裡，討論了在二次世界大戰德國集中營裡的所有過程。當創傷在持續進行的同時，遭到錯誤採用的解離狀態就會被強化得更嚴重，最後演變成一種制約反應（a conditioned rense）。因為這種逃避是有效的，受虐孩童變得有能力去自由運用它。當他們感到憂慮或被威脅時，就可能產生這種反應；即使引發焦慮的事件不見得是受虐情事本身，但是卻觸動了以前創傷經驗的不堪回憶。這個策略可能變成個人生存方法的一部分，因此即使在創傷事件過了很久之後，防衛性的解離現象仍會繼續殘存，而導致嚴重的功能障礙。當個人為了要適應生活而形成人格系統解離時，這種功能失常的現象往往會變得更加複雜。角色會在第一次解離的幾年中不斷地被創造出來。照理說，接受治療的個

案應該只有一種角色，如果在接受治療時，有不同角色同時出現的話，那就代表這個個案是有問題了。

　　一開始，一個可能會發展成 DID 的案主，其一定曾經歷過一個外在戰爭：受害者對抗實際加害者；受虐孩童在這之前會一直等待著一個不曾出現過的拯救行動。而現在，它變成是在一個身分系統裡，自己對抗自己內在其他加害者角色（實際加害者的複製）的內在戰爭；受虐孩童正等待一個奇蹟式拯救。在他內心深處的某個角落裡，一股追求生存的力量或精神堡壘正以一個象徵性的救助者角色出現，而這個角色正開始爬出來感覺、察看和保護主體。在象徵性的狀況下，一個被反射出的成人角色是為了來保護受虐孩童，讓他可以遠離惡魔。而這個受傷的天真孩童則將好處帶給這個被反射的成人角色，然後一起將過去帶到現在，一起創造一個安全的中間地帶。

　　DID 患者是曾遭受過令人無法想像的虐待、驚恐，和殘忍事件的受害者。然而，他們也是具有創造力和聰明的人，他們在情緒上帶有突出的韌性和潛能。在他們支離破碎的內在世界裡，充滿著回憶影像、幻像和追求生存的意志。在這個世界裡，住著一個不尋常的個體，他和系統內其他角色存有一個共同信念。這個信念會在創傷經驗中引導他們；而希望就是他們動力的來源。

　　案主經歷了諸如此類的情緒剝奪，使他們覺得，以自己最原本的面貌生活才能感到舒適。但就現在的情形而言，這卻是件困難的事。在整合階段中，他們必須忍受這種矛盾困難的孤獨。他們感到像受害者一樣的疏離，也感受到一股來自於要放棄他視為同伴的系統內其他角色所產生的壓力。他們始終認為自己無用、毫無價值；也對一再被他人檢視而感到厭惡，如同是正等待著被出賣和被離棄的感覺。他們自我輕視的形象是如此地根深蒂固，以致於治療師需要花上好幾年的時間來矯正他們對自己一文不值的觀感，好讓他們接受自己，同時可以如同一般人地享受被愛和成功。

　　案主可能形容他們的內在世界，是一個漂亮、飽滿、豐富，又或是恐怖、貧瘠和荒蕪的地方。它是一種矛盾，同時存在著好與壞、善

與惡，而沒有中間地帶。在最後的分析裡，這是一種生與死的掙扎——不論是肉體上或是情緒上的。這些讓他們建立了一個展示他們心理狀態的博物館和象徵世界的圖書館，裡面充滿了對創傷經驗的記憶和帶哲學意味的智慧。

解離狀態與逝去的過往有關。它生存在瘋狂的狀態下，然後經歷眺望未來的種種困難，而不帶任何痛楚。每一天，當案主傾聽自己腦袋裡聲音的時候，他們發現到自己的生活裡充滿著需要解釋的神秘行為，所以企圖去處理這些相衝突的情緒和想法。這些聲音互相爭論、說教、責備、嘲笑和破壞。

雖然這些案主活在他們自己象徵性的世界裡，他們仍會持續不斷地掙扎與現實相搏鬥，以為自己的否認圓謊。也就是說，他們已經經歷過太多的事實，所以他們要創造那些神奇的內在世界。他們導演了一齣內在戲劇，這齣戲複製了他們所知道的生活，同時也失去了時間和看到自己的瘋狂。不同功能的角色會處理不同面向的生活問題；有些角色會去破壞一些正面的努力；有些角色則會認為他們可以殺死自己身體，然後繼續活著；他們也會表現得精神失常，尤其當他們的內在世界不為他人所了解的時候，或是無法再承受任何壓力的時候。

系統之形成：想像、影像和暗喻

DID 並非是器質性疾病。這個病因的形成來自於案主利用自身的知識、感知力和經驗，當開始創造不同角色時，想像、象徵、隱喻和複製就因應而生了。這個系統是為了防衛、逃避、拯救和解脫。這個設計與加害者有密切之關聯，也是一種經驗和可運用之支援的安排與置放，以及競爭生存之技巧。行為可以反應出歷史的面向和隨時間顯現出的相反論點。

受虐孩童需要一種假性成熟來求得生存。分裂和疏離的冷漠感增加了敵對的感覺，並遮蓋住他們對親密感和熱情的需要。角色可能延伸出一些界限來滿足家庭生活形態、金錢，或完美的家庭秘密。藉由

一個小型社會系統的方式，我們可以了解到這個內在系統是什麼。因此，改變內在系統一定要透過改變社會環境，並注意在協調和溝通時，強調尊重和接納的重要性。

　　角色系統的建築師其實就是這個孩童案主。其內在世界可能被其視為有如外在世界一樣地真實，雖然是用主觀式的真實幻想及記憶構成的（Bliss, 1988）。有天分的孩童熟悉這些超經驗的手法且具備預測未來的超能力，因此這樣的知識可能被植入系統的脈絡中，以某一特別角色的方式出現，像瘋子，或像哲學家的樣子。當這些角色獲得別人的信任後，就會開始浮現出來，代表「光明面」。其他的角色可能會繼續活在黑暗的角落，被認為是無法搬上檯面的（Spring, 1989a）。控制角色的主體（在心理狀態機制內）會描述角色身分出現的時空點，確認腦中所有不同的聲音，或是傳遞不同部分的想像描述。Putnam（1989）專門探討這類的「方向性感知力」（directional awareness）；某些角色知道其他某些角色，另有些角色則互不相知。某些角色會選擇保守安全的路徑方法，而其他角色則可能會採取緊急措施、立即性和具野心的路徑。有些角色可能是怕事畏縮的，且顯得彬彬有禮的樣子；其他則表現出具侵略性和不為人接受敬重。儘管花了極大的努力和代價，角色安排破碎的特性顯示出不完整的記憶，且這些記憶從來沒有被完整地拼湊起來過。

　　孩童案主所創造出的原始系統有其受限的邏輯，他所獲得的經驗是全來自受虐的遭遇、童話世界裡的知識、電視裡的故事和被幻想出來的神奇拯救情節。每個人都在找尋意義和了解經驗所需的方法。這些搜尋包括要去找到一個方法，以一種熟悉的方式來對經驗做定位，以便對它能有所著力。這個孩童會用他有限的知識來摸清楚所發生的往事，試圖去合理化它們。因此，如果這個孩童參與一些巫師儀式，其中又有犧牲的祭禮，到青少年時期後，就會利用其他恐怖經驗來裝飾強化他的信仰。這時，有關這個孩童對善惡的信仰經驗是如何地被積累，整個脈絡就相當清楚了。

　　角色間的關係是一種權力鬥爭的關係，其中又交雜著互相糾結的

情緒問題。孤獨孕育驚恐的感覺，並導致焦慮感。焦慮又使這個系統停滯不前、消沉和退縮，然後不斷在原地兜圈子，孤獨感再度昇起，因此形成了一個情緒的惡性循環：傷害、憤怒、罪惡和沮喪，這些都在危機—暴力的循環裡運作著。這一個不停歇的循環會讓創傷性戲碼繼續演下去，這個系統也會繼續保持警戒狀態的策略。

通常當保護者準備要採取防衛行動時，很多內在系統會有產生異常和失序的狀況。除此之外，幻想、威脅，或企圖自殺的行為（內在謀殺）可能和加害者的威脅或希望除去加害者的想法有關。案主必須了解到他們自己其實是無辜的。他們順從是因為他們被恐怖的行徑所強迫。在這個罪行中，他們實際上並沒有任何過失，但不斷自我灌輸罪惡感的想法卻讓他們感到無法招架。等到他們長大時，他們依然相信他們對加害行為要負責任，並試圖去保護加害者。這樣的憂慮會讓受害者產生自我毀滅性的行為。

這種觀念有三個面向：對加害者的力量、被解救，和透過受害化得到主導權（Spring, 1986b）。安全感乃是從創傷經驗及創傷後效應的驚恐中，獲得解放。這是內在系統運作所得之結果。創造不同角色可讓每一個角色都能內化到無意識狀態，並且越過它成為一種生存策略。這個系統裡的主體則藉維持動態平衡，讓角色可以順利成長和轉變。個別角色可能因經常性被刺激而無力招架，最好的處理方法就是透過不斷置換轉變角色來因應。這個內在系統的強大力量和苦心經營的態度真是令人印象深刻和驚嘆不已！

如果我們不了解想像和象徵是如何被運用在創造內在世界上，這些方法在我們看來就會覺得很奇怪、獨特或不合宜的。但就是這些方法讓案主得以生存下來。只要治療師學會這些操作方法的意義，要了解每一個部分和伴隨它出現的下一個部分，便相當容易。當某一個部分改變時，其他部分也會有所改變。這樣的連鎖反應會影響到整個人。

這些內在系統會有一個主體（身體），再加上其他一些幫手，保護者和加害者的角色。大部分的系統內都會有一個惡棍，也就是一個內化的加害者，還會有一個昨日的受虐孩童，被秘密地包藏起來，然

後對外說他正在熟睡或已死去。另還有一個角色像一個怒吼的女演員，心中充滿違抗輕視的態度，出現在一場無關緊要的戲中。其他角色會想懲罰這個系統主體，因為他被認為要對「系統內其他角色」的虐待情事負責。有些角色會出現在敵陣之中，帶著一把劍，在需要的時候，劍就會出鞘將人刺死。其他角色則會帶給人痛苦和威脅，因為他們會直接迫害和誹謗他人。可能還會有模仿者和騙子出場。最後則有一些被認為是幫手和資訊提供者的角色，他們是會與治療師站在同一陣線上幫助看診的那個角色。

這個系統可能是原生家庭的效仿模式，其中也包括了次系統在內。家庭行為包括威脅、分離、權力鬥爭、否認和脫責。一些角色會試圖去獲得他人的注意和接受，而這些是他們在童年時期所錯失的。這樣的企圖會讓案主對治療師有一些嚴格的要求。這是治療師不宜再用父母的角色來對待他們的主要考量。一些角色可能會為了滿足自己的需要，而犧牲其他角色，這些會造成日後的危機和出現不適當的行為。

大部分的內在系統會在危機—暴力的循環規則下運作，因為這些是在家庭中所學習到的。每一個系統會有適合自己型態的危機管理團隊，彼此交換訊息而互動。因此，教導如何預防危機，對治療來說，是相當重要的。有些角色帶有肉體的記憶（隱性的），其他角色則可能帶有認知的記憶（顯性的）；每一個角色提供一部分的記憶，使一群角色可共同分享，但每一個角色仍會保有他自己所發生那部分的版本。因此如果要讓一個故事具完整性，所有的記憶版本都必須先結合在一起。在過程中這可能變得相當複雜及困難，因為角色的存在有連續性，每一角色又自認他們無法獨立自主地生活和發展（Janet, 1890）。因此，同時與許多不同角色互動來追溯不同層面裡解離的東西，便是相當地重要。這些層面包括情緒、認知、視覺和身體上的。

雖然每一內在系統並不盡相同，但就大部分人而言，在童年、青少年，和成年時期的發展上，還是有些共通點。當我們考量內在系統建築師（受虐孩童）和其創傷性的戲劇時（角色重新扮演），這些系統形成的理論是說得通的，它們皆根植於威脅和背叛。這個戲劇是建

基在純真、秘密和奇蹟式拯救上。對拯救的看法類似於神聖的仙女下凡來或有神奇的太空船出現。因為缺乏經驗，這個孩童的邏輯觀有其限制性，想法是自戀和奇蹟式的。感官不會察覺到時間觀念的存在。

在青少年時期，內在系統會藉著希望、可能性、擺弄、自發性反抗行為和逃離計畫來繼續延伸。這個階段的建立是透過逃避，並專注在反抗和提昇自我價值的生存方式上。這個危機—暴力循環會繼續進行，完美無缺地成為一種生活模式。主要的衝突是善惡的衝突；想法遊走在帶有雙重訊息的邊界，也就是它的邏輯思考活動會由無所不知到一無所知。青少年時期對拯救的觀點就是盡量逃得遠遠，不斷地冒險；對完美生活的定義類似於神話和冒險故事。時間觀念則是著眼於現在。

在成年時期，內在系統之擴展是建立在創傷經驗、受害過程和再受害過程；這樣的衝突是勝利與失敗間的衝突，透過害怕、罪惡、逃避、憤怒、沮喪、高度期望、出賣、負面關係的經驗而被強化。這個危機—暴力循環變成了一種生活態度。藉由反駁、操控個人空間，和隨後主導權之掌控來專心追求生存。成人會將自己投入在傳統的神話中，認為從此可以在那裡快樂地生活，就像童話「灰姑娘」（the Cinderella myth）一樣。成人的想法是全面性的（在他人身上），有想要「將它修理好」的企圖存在。生存者的邏輯是：「我可以去做這件事，不在乎後果是什麼。」對拯救的想法則是：有好夥伴、好工作和好的經濟地位。時間觀念是集中在未來之上。

就不同年齡層的角色來說，發展階段包含了不同的認知方式、不同的邏輯思考和對主要衝突的觀點。以這角度來看，我們就可將這個複雜的想像內在系統簡單化。因認知、思考邏輯和經驗之差異，每個角色會產生不同的衝突，也將這個系統推向一個混亂的狀況。因此不同年齡間之角色轉換容易造成不穩定性。如果缺乏這類專業知識，治療師會無法在治療中順利安撫案主的內在系統，或向此系統的其他角色探尋訊息。那些處在焦慮狀態和會產生不同行為模式及情緒反應的角色身分需要由治療師一一確認後進行治療。

解離症患者有能力以描述故事情節的方式來定義他們各個角色的部分。也就是說，治療師可以藉由向其他角色發問問題來得到相關資訊，卻不會干擾到角色的運作。因為不同的部分是相互分開的。他們會在評論其他角色時，保持客觀的態度。大部分的人通常在論述自己的優缺點時，會躊躇不前。但是角色之間在描述彼此時，並不會有所防衛。他們只是描述其他角色的一個部分，然後說出他們的想法。

　　治療剛開始時，先知道系統主體對這個系統的認識程度，是比較聰明的作法。一些角色的惡作劇有時會讓人大感驚嘆。治療師的第一個功課是要先將所知道的角色列出一張清單。這個清單包括：每一個角色的功能是什麼，他的歷史背景和起源開頭，同時要去檢視這個角色是否有與其他已知角色相類似的地方。記錄這個角色被介紹來就診的日期也是相當重要，因為日期可追溯複製的過程情形和用來觀察角色的一致性。角色清單是一個活的紀錄實證，可定期交給案主確認。這個方式讓案主可對治療師的觀察提出意見以做適度的調整修正。在治療進行中，這個清單變成個案歷史的一部分，可用來監督檢視重要的系統角色轉換。

　　接下來，治療師應該要問他們，他們自己對角色組織安排的一些想法，並且提供一個表格，讓他們在家裡完成。這個表格可以幫助他們以視覺的方式來組織系統的資料。我發現用這樣的方式，可以讓案主願意繼續接受治療。強化他的角色團隊概念，不僅可幫助案主角色重建，並可在與案主討論治療師之觀察時，提昇治療師個人之功力。這個程序對案主自我角色解離的接受度是會有所幫助的。然後案主就會感到一股過去無法得到的操控感，角色整合就變成一個要去達到的目標，而不再只是選擇而已。他們會被要求去創作一個以顏色為主的「操作圖」（Operations Map），這個地圖可以捕捉系統主體如何去想像這個系統的脈絡：誰與誰說話、誰認識誰和不同的團體或角色間是否有交叉溝通。

不同發展階段之內在系統形成模式

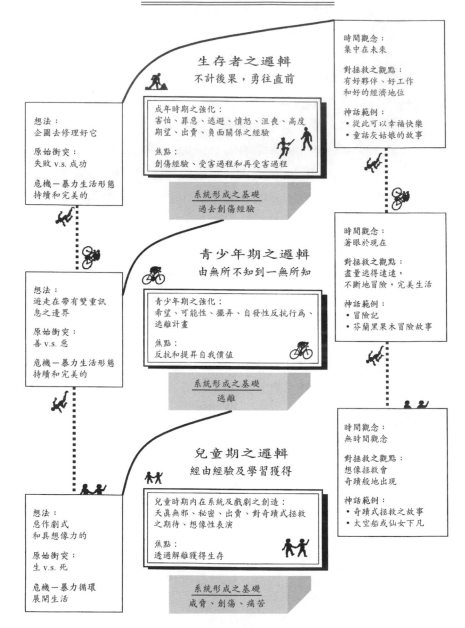

生存者之邏輯
不計後果，勇往直前

成年時期之強化：
害怕、罪惡、逃避、憤怒、沮喪、高度
期望、出賣、負面關係之經驗
焦點：
創傷經驗、受害過程和再受害過程

系統形成之基礎
過去創傷經驗

時間觀念：
集中在未來

對拯救之觀點：
有好夥伴、好工作
和好的經濟地位

神話範例：
• 從此可以幸福快樂
• 童話灰姑娘的故事

想法：
企圖去修理好它

原始衝突：
失敗 v.s. 成功

危機－暴力生活形態
持續和完美的

青少年期之邏輯
由無所不知到一無所知

青少年期之強化：
希望、可能性、擺弄、自發性反抗行為、
逃離計畫
焦點：
反抗和提昇自我價值

系統形成之基礎
逃離

時間觀念：
著眼於現在

對拯救之觀點：
盡量逃得遠遠，
不斷地冒險，完美生活

神話範例：
• 冒險記
• 芬蘭黑木果冒險故事

想法：
遊走在帶有雙重訊
息之邊界

原始衝突：
善 v.s. 惡

危機－暴力生活形態
持續和完美的

兒童期之邏輯
經由經驗及學習獲得

兒童時期內在系統及戲劇之創造：
天真無邪、秘密、出賣、對奇蹟式拯救
之期待、想像性表演
焦點：
透過解離獲得生存

系統形成之基礎
威脅、創傷、痛苦

時間觀念：
無時間觀念

對拯救之觀點：
想像拯救會
奇蹟般地出現

神話範例：
• 奇蹟式拯救之故事
• 太空船或仙女下凡

想法：
惡作劇式
和具想像力的

原始衝突：
生 v.s. 死

危機－暴力循環
展開生活

圖9　內在系統形成之基本概念

影像與幻像：解離性身分疾患之藝術治療手記

這個「操作圖」讓角色們可以檢視他們的結構,讓他們了解不同的角色分別是如何納入這一個操作系統內。目的是要「將症狀轉變成技巧」(Beahrs, 1982);之後這個系統就不會再有任何的秘密(Spring, 1993a)。這個方式可讓彼此分享歷史,並向揭開解離謎底之路前進。一般而言,記憶是一種動態、不斷建構的過程。伴隨創傷而來的無言驚恐,會提高生理性的感知力(somatosensory levels)。它包括身體方面的感覺傳遞、行為模式的扮演、做惡夢,和一些回顧性的記憶行為(van der Kolk, 1987)。因為身體的記憶是非語言性的,它可能透過生病、傷害和痛苦的方式向外表現,但沒有藥物可以醫治;或是像疤痕結痂和起疹子一樣,只在角色轉換時發生。

下一步就是要找到角色在哪裡和其如何在內在世界生存。因為這種居所的安排是象徵性的,我們需要知道角色間是如何被想像成住在一起的樣子。角色們在這個象徵性的居所裡舉行研討會議,彼此互相教導,治療師也可以檢視角色們在空間上的關係。另外這個居所讓我們知道角色間是如何彼此互相照顧、告誡督導對方、處罰對方,以使溝通進行順暢。這個居所的結構,讓角色們可以同心協力,發揮才能和完成任務;讓彼此在舒適的環境下學習社交技巧。

舉例來說,這類舒適的環境如:除非有密碼,否則無法任意通行的門;特定團體居住的樓層;用來遮掩和保護的窗簾布幕;陰影、微風、隧道、洞穴、走廊或其他通道、花園及遊樂場。探索這些結構是一個檢視案主安排生活的方法,因為它和家庭的起源有關。如果沒有一個固定居所,那就去想像一個可以安身的居所。這些結構提供給案主一個愉悅、安全、聯合和協調的概念。這整個過程讓我們可以對受虐孩童的想像安全空間和其家庭互動模式一窺究竟。那麼這個系統的運作到底是像一個家庭呢?或是像其他型態的組織團體呢?

這些資訊讓我們可以確認,系統是如何在創傷性戲劇中彼此應對。系統形成之基礎是建立在孩童案主所創造出的各種情形下。它是童話、神話、電視節目、電影、故事,還是家庭歷史呢?我本人對有那麼多的童話故事、仙女、公主、巫婆、怪獸、動物、外星人、鬼魅、惡魔、

天使和先知等角色，大量出現在戲劇裡的情況，深感驚奇。但這也強化了我的理論，亦即這些系統之建立是源自於特別的兩造衝突：善與惡、生與死。蒐集這些資料讓我們可以透過想像力、影像和視覺對話來改變劇碼。這些創造性的手法反映了內在結構是如何被創造出來，以處理外在環境。當案主了解到他們是如何透過創造力和角色解離過程，以求得生存之道，他們就能夠透過其他創造性的努力，將這些技巧轉換成處理目前事件的方法。這個象徵性的世界是原先在兒童時期被創造出來的；成年後就無法重新創造。但這個成年人可以看到一個真實的戲劇，以此模式來適應他的日常生活。他可以從一個正面的角度，而不是一個負面的期待來生活，因為負面的期待會帶來世界末日般的哲學觀。

雖然利用象徵式的策略和影像，以視覺的方式反映呈現，讓我們了解狀況和接受它；治療仍然應該是集中在案主本身身上。雖然這個劇碼可以被改寫，以因應目前的狀況，但這不代表過去的歷史也可以被改寫。案主有責任去探索個人的真實性，並改變自己的觀念和行為。案主可以透過藝術表現和視覺語言，從廢墟中重新建立一個全新個體。一旦新個體完成後，新的管理策略也會因應而生，而藏匿區（hiding places）的謎底就可以被揭曉了。

藏匿區

DID 患者會創造一些安全居所，以方便躲藏和逃開心理及身體上的苦痛。如果我們能夠知道這些地方是如何被建造組織的，對治療工作將有相當大的幫助。這些看不到的地方在整合階段中運作，同時也是各種內在防衛機轉表現於外的型態（Spring, 1989a）。

每一個系統都有一些不同的認知區，這些區域被一塊一塊地隔開，而且由守衛控制看管出入。角色們基於保護心態共同參與，以保存秘密，和維護個人角色、功能及領域。這些地方可能被形容成黑暗、陰沉、不安全的；或可能是相反地明亮、舒適和安全的。當要面對外在

世界時，象徵性居所會保留現狀。這樣的方式是一種綜合體：綜合了各類行為、思考過程、內在反制角色的反映，和系統內之主體被集合而成的方式。「藏匿區」的概念構成了一個操作圖，根據不同角色之特徵分類而成。

　　管理區：和不同的角色與處理管理系統的系統主體合作，一起接觸外面的真實世界，但是又與解離狀態（隱藏的）相扣在一起。當角色們獲得足夠的信賴得以浮出，或某一個情況迫使他們現身時，他們就可以離開這個地方。

　　害怕區：這是一個有旋轉門的地方。當記憶浮現出來時，角色們會穿過旋轉門而出。會居住在這個地方的角色包括經歷過象徵性內在威脅者，已感受到外在威脅，或需要持續對抗原有威脅者。

　　表演區：這裡擁有哲學觀、負面態度和教誨性教條。宗教式的角色讓這些表演得以持續進行。家庭的信仰和加害者的威脅也寄宿於此。表演區與害怕區共同運作，摧毀個體自我，讓歸順的跟隨者聽從命令。

　　傷害區：這裡住有加害者的角色，進行不同虐待行為，讓原先的威脅能繼續保持運作。這些角色是假性迷惑的，並且會引發重複的對抗行為。自我毀滅的行為或割腕動作可能不是一個真正的自殺企圖，而是為了要表現出心理上深度的痛苦——也就是要誘發惡人出現，或是證明他們還活著。

　　罪惡區：與沮喪與憤怒區一起互動，以形成一個情緒上的循環：傷害、憤怒、罪惡和沮喪。對已經發生的事和無能控制的事，罪惡感與責任感交互作用去阻止後續事件的發生。

　　沮喪區：被沮喪的角色所占據，他們不相信有希望存在，以世界末日般的態度寄宿於此。

　　憤怒區：被憤怒的角色所占據。他們看到的都是憤怒或是爆炸性的行為。嚴厲的態度是為了保護自我。

　　混亂區：混亂的角色常於內在系統充斥混亂的時候來造訪。因為控制權與衝突及相反的意見有關，因此這裡常會發生爭論和威脅。這一區也是被用來迷惑治療師和讓他們感到挫折的地方。角色們在這裡

的生存策略就是斷下決定和解決衝突。這一區和情緒循環及記憶區混合在一起，但卻被安排在管理區。

　　記憶區：當角色們有故事想要說的時候，通常就會到這裡來。在這裡可以藉著追溯記憶來管理角色或控制角色。而秘密會被歷史學家型的角色掩蓋起來。當系統主體開始管理記憶時，角色就可以通過這塊區域。

　　掩護區：這一區被戴上面具，披上布幕，或以虛弱的情緒及肉體的痛苦將歷史的記憶給遮蓋住。這裡提供了讓角色在真實世界與外界互動的力量。身體上的痛苦是一種抱怨的記憶，而沒有虐待的影像。當精神和身體結合在一起的時候，角色就會存在在這一區。

　　沉溺區：這一區為一些對禁藥、酒精、食物等物上癮的角色所占據。這一區與掩護區互為共鳴、相輔相成，而造成干擾和虛弱的現象。

　　干擾區：這一區是一個破壞性操作、報復、自發性反抗行為和製造危機的集中地。這個地方被創造出來，使角色可以躲藏於內，並對治療造成干擾。如果能夠管理這塊區域，內在系統就能獲得穩定。

　　天眞區：這一區裡住著天真孩童的角色和尚未發展成熟的角色。這裡的角色會表現出退化行為，由此可確認角色曾有過發展階段消失或被中斷。

　　這些案主嘗試忘記的事情，在治療的過程中都會一一浮現出來。有害怕、狡猾的騷動不安，及掙扎著要將現在不合理的憂慮給遮掩起來。因為信賴的問題，並非所有角色都能接受過去的虐待情事已經過去了的這一個事實。如果心中仍存著不可預見的虐待會再度出現的想法時，恐懼就會再一次地變成案主生活中的陰影。

多重訊息

　　溝通是受到內在的激發和互動時的影響。因為訊息能夠被解讀，完全是靠著刺激和對這些訊息資料做解碼的努力，因此探索和彰顯被隱藏的訊息是相當必要的（Langs, 1983）。在多重訊息中，摩擦和充滿

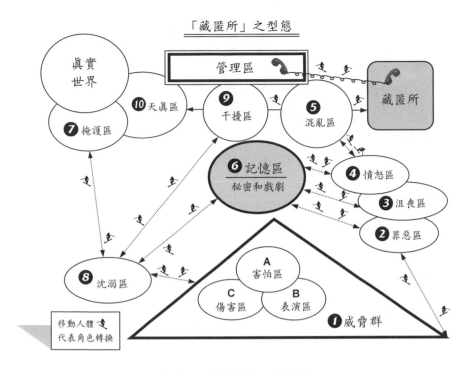

圖 10　「藏匿所」之型態

情緒性字眼的訊息通常是和創傷經驗有相關性。溝通風格有多種形式：
令人敬仰的、支持性的、激勵人心的，還有嚴格的、苛刻的和具破壞
性的。即使當風格被確認後，它們仍可以被具建設性地加以修正，使
我們能對內在系統了解得更透徹。溝通風格包含了兩種方式：一種是
無意義的和解決問題及痛苦的錯誤方法；另一個相對的就是，真實的
和有意義的解決之道。角色會自動和本能地從一個表現形式轉換到另
一個表現形式。溝通可以是直接的、複雜的和形而上的，且帶有多面
向的意義。這些可能被修飾得很完美，或是直接偽裝起來。治療師所
使用的非直接溝通方式，譬如隱喻，需要表現得很含蓄，尤其是當要
與分裂的不同部分進行溝通的時候，更是必要。

　　這個角色系統，在大部分的時候，是不信任人的，而且隨時準備
要背叛。如果因為角色間的轉換，有被指控說謊的話，治療師仍應相

信每一個被說出來的字。通常角色會表現出說謊的原因是因為不同角色對過往經驗有不同觀點的看法，在表達上也不全然相同——亦即是很多心靈糾纏在一起的狀況。然而，說謊的人仍可能是存在的！有些角色可能會錯過一些已發生的事；有些角色則可能因為他當時不在場的關係，會略過一些事不說；有些角色則可能會因為安全的考量，而保守秘密，或是假裝漠不關心的樣子。角色主體可能會基於安全性，而故意遺忘一些記憶中的經驗。假性幻想的角色可能會因此對過去經驗的投射和在罪惡中所呈現的真實現象做出錯誤判斷。加害者或犯罪引誘者角色就會威脅及懲罰這些角色。他們可能被當成是將內在系統的其他角色引誘至罪惡的角色。

內在系統同樣會以意向明顯的內容來溝通，但是和其他任何溝通一樣，仍然可能會因溝通時之聲音語調、行為舉止和身體姿勢之不同而造成雙重訊息。當這些不同層次的溝通發生矛盾衝突時，就會有痛苦產生。這些讓人困擾的事，包括另一個角色以不速之客的身分突然闖入，或是因為對所討論的主題持不同觀點，而帶著全然不同的語調。這種內在系統的多樣性，會造成慘不忍睹的窘境，並延續到治療過程上。

同等角色間的「對稱溝通」（symmetrical communication）（Langs, 1983）可能很困難，因為競爭性和控制慾交錯影響之故。然而當虐待變成大家共同的敵人時，為了努力形成一個完整的自我（a unified self），這個概念就有可能被達成。大家一致的焦點在共同改變行為以影響整個人。如果此時系統內有不一致的現象發生，通常是為了保有角色在各自歷史上的內在平衡機制。因此學會正面的溝通技巧，以適應差異點，在治療創傷的過程中，是重建認知時很重要的一部分。

主導和順從的兩種角色會同時存在，並利用不同層次的溝通方式來表現強硬面和誤解現象。溝通的風格包括有撫慰者的角色，他們可以壓抑自己來讓別的角色不生氣；也有罵人者的角色，他會折損別的角色，以讓自己感到堅強；還有干擾者的角色，他可以減少一些溝通的外在變數並降低引發創傷經驗的可能。

內在系統在溝通時，會加入自家庭生活中學來的遊戲。有一個拯救遊戲的例子，其角色包括：一個撫慰者、一個罵人者，及一個干擾者。他們在針對某件事提出意見時，如果兩個角色同意，另一個就不同意；如當兩個角色不同意，而剩下的一個同意時，同意的角色就會做一些騷擾的事，企圖讓其他角色服從。另有一個情緒上的致命遊戲是：所有的角色都來安撫主體或願意聽命於系統主體。再一個正面的成長遊戲是：它是系統主體和所有內在系統的其他角色之間的互動。他們可以同時拒絕或同時接受穩定。「對稱溝通」讓對那些一起參與這個創傷戲劇的角色對彼此表示尊敬和表現熱情。當溝通能夠讓沒有彈性的角色和規則轉換及改變時，這一類的溝通便是邁向整合的一大步前進。除此之外，它更可以轉換成一股力量，達到一個完整統一的自我。

當計畫要改變溝通風格時，也就是一個試驗的時刻來臨了！由於信任度的問題，角色間仍然會有一些爭論。但最重要的是，所有的角色會被鼓勵以藝術表現的方式來表達各自的創傷、害怕、陰影，和被監禁的影像（Spring, 1994b）。每一個角色都想要得到各自為生存而付出貢獻的肯定。治療師必須對這些種種的差異，表現出尊敬和接受的態度，並對每一個角色的貢獻付出都給與稱讚。同樣地，這樣的模式也會透過不同角色間的彼此尊敬和接受，而一一被反映出。如此一來，才有可能讓角色互相結合。

不去評斷溝通風格或故事情節，只靜靜觀看想像力是如何被利用來表演一場創傷性戲劇，有時候反而是明智的。孩童案主可能遭受過各類型驚人恐怖的虐待情事。我們只要打開電視機，就知道是怎麼一回事。魔鬼、妖精和巫婆是民間故事中，耳熟能詳的情節之一。萬聖節的慶祝活動就是最好的例子。當一個孩童遭受到飢餓、身體上的虐待、被拋棄和被忽略之各種折磨時，他們發展出一套適合自己生存的故事架構，似乎是件合理的事。但為什麼沒有巫婆、惡魔或象徵犧牲的東西呢？結合自己過往之經驗在對善惡的看法中，可說是一個相當具有創造性的方法。

創傷戲劇的基礎理論是：在遇到情緒上和肉體上的壓力時，藉由釋放賀爾蒙和傳導分子，資訊可以在較深層的心理生物學層次上被解碼。之後，與心態有關的記憶就無法像一般記憶的處理過程一樣可藉由談話式的心理治療來得到。因此，經轉換過的意識狀態就可以被用在藝術創作和意象（imagery）裡，當成是一種檢索機制（a retrieval mechanism），而它又是透過幻想式的認知劇來表現。「儘管一個意識狀態可以被分成其他許多不同的個人意識，但是再將所有曾經分裂的部分重新組合起來，仍是可以做到的……」（Rossi & Cheek, 1988, p. 13）。

Pretense（虛偽）的故事

Pretense 是一個絕色的金髮尤物，頭髮甩到背中間，帶著舞姿般的步伐，走進了診間。她身穿荷葉邊的衣服，坐下後就接著說：「撫慰愚笨的人是不需要的。我會遠離他們。如果妳想，妳可以假裝對我仁慈，我知道你的意思。妳只是想要剝奪我的自由。」我盯著她看，我說：「妳這句話是什麼意思？」角色馬上立即轉換——一個全然不同的角色出現，然後說：「妳是在跟我說話嗎？我還沒有講到一句話呢！」很顯然地，這個診斷結果，不必花太多時間！

Pretense 是在五年前被診斷出有人格異常的傾向，並且已讓許多治療師治療過。她形容這些治療師都是「聰明和邪惡的」。她坦承「沒有人相信我」。她自稱她的內在系統叫*經歷*，同時她形容她有兩個分開的角色系統。她想要知道我是不是知道任何有關這樣一個複雜系統的事，如果我知道的話，她問說：「妳是不是有這樣聰明的腦袋來醫它？」我開始大笑，可能還顯得歇斯底里！她也開始大笑，所以我們只是坐在那裡，盯著對方和互相笑著——一個非常有趣的方式，開始了這樣一個醫病關係。

她不斷地令我感到驚奇，用她泉湧而出的偽裝訊息來指導我如何解讀這些訊息，但是卻只留下一個角色。這個角色一出現，馬上以一種迷惑人的態勢，說出一些帶哲理的論調。Pretense 被「*卡提利娜*」和

「*巫婆*」保護著，並被描述成是「惡魔的侍者」。「*沙曼莎*」是第二個掌權管理的「*巫婆*」，並且是受到「*卡提利娜*」的保護，而「*卡提利娜*」則是受了「*瑪姬絲翠*」的指使。Pretense暗示我說，我應該會被「*卡提利娜*」驚嚇到，因為所有以前的治療師都曾被她驚嚇過，最後也都因「*卡提利娜*」而停止對她的治療。Pretense又告訴我說，「*卡提利娜*」會吃小嬰兒的肉，因為他們都不會說話，所以她就不必去承認她所犯下的恐怖罪行；她自己也會守口如瓶。後來，我發現這樣的想法在一本書裡曾被討論過（Aylesworth, 1970），而且我也相信「*卡提利娜*」和 Pretense 都曾讀過。

有關 Pretense 講她經歷的故事，聽起來好像很奇怪，而讓人無法相信。她的視覺對話表現出具藝術性的象徵式語言（Spring, 1989）。這些都和她被性虐待的報告書相吻合。她的角色清單包含超過有二百五十個部分，沒有一個人的名字是重複的；對這些名字而言，也沒有特定的次序。角色的年齡與她所說的歷史互有呼應；有小孩子、青少年和成人。她說有不同的組織團體、聚集的群眾和不同角色的集合（如幫助者、生氣的人和自殺者……等），和許多雙胞胎或三胞胎的孩童，他們分享著共同的記憶。有些團體是「入口警衛」，有些則沒有任何的組織編制。「黑暗者」角色被形容是好擺佈人和使用暴力的。

她的象徵性居所有三層樓。一個有窗戶、陽光和門，還有一個「系統內其他角色」不知道的閣樓（一個安全的地方）。「*傑米*」是這層樓的「入口警衛」。在閣樓裡的角色，全部都是十八歲大，正是她步入婚姻的年齡。第二層樓則是大家所知的「樓上」，位於安全與危險之間。這個地方在一開始時就有兩百個以上分離破碎的角色部分。他們以一個大家族的方式運作著。在這一層樓裡，沒有任何一個窗戶，但是有一扇門可以通到外面的世界；還有一個貯藏室，是用來作為家庭聚會的場所。第三層樓則是「樓下」（黑暗的底層），在一個地下室，裡面住著「黑暗者」的角色。這些角色被說成是「*瑪姬絲翠家族*」所領導的宗教團體的複製團體。二十五個迫害者和暴力型的角色，組成了第二個內在系統，可以在這層樓中被確認出來。這個系統包括了

十八個成人、三個小孩和三個青少年，另外加上一個在鐵絲籠裡「死掉的」小孩。

Pretense說她出生在一個宗教家庭裡，從她住在南方的祖父就開始這樣的宗教信仰。她父母的婚姻也是由這個宗教團體來安排的。她在家裡五個小孩中，排行第二。從很小的時候，她就相信她會死掉，除非她能服從和遵守這個宗教的教規和教條。她給我她從兒童時期就開始記錄的心理疾病史。她聲稱宗教的儀典是在她家做禮拜的教堂地下室內舉行。她說這個宗教團體禁止近親通姦的亂倫事件，但是實際上她在這個團體外，曾遭受過兩次近親的性侵害。在她十八歲結婚時，她生下了一個小孩。二十七歲以前，她還繼續留在這個宗教團體，但後來她決定不再繼續待在那裡。離開那裡以後，她就開始尋求治療。

Pretense強調，有一些住在其他國家的團體成員，會藉著打電話和寫信的方式與她保持聯絡。這個團體是靠著販賣毒品和製作色情刊物來賺錢支持宗教活動。團體成員在相互聯絡時都會提及三個字：「牢記（remember）、服從（submit）和遵守（obey）」。不論是會面、打電話、寄信或是送禮，都不忘傳達這「三字箴言」。所以她後來將電話斷線好一段時間，但是成員還是會繼續以寄信的方式來聯繫她。她曾拿出一些信給我看，上面有著不同地區的郵戳，信中確實有寫下這三字箴言。治療期間內，她搬到別處住，不裝電話，只租下一個郵政信箱，陸續也都還有一些成員的信件寄來。每一段療程，她都會帶這些信件來給我看。

她威脅說要自殺，但是卻不曾有過真正的行動。她曾發生過多次意外，警察都列有紀錄；她的鄰居也曾打過電話到兒童保護服務中心，她的小孩因此被送到寄養家庭。她有太多起不斷發生的危險事件，無法一一列舉。有時候，情況嚴重到幾乎無法解決。每一次成功發生的危險事件都有一個破壞行動，讓救助者角色無法發揮功能，也讓整個內在系統陷入一片混亂。這個系統可能會走向人群，或反對人群，或如同Horney（1937）所言——離開人群。Pretense這個案子像是在測試我的技巧，讓我去衡量這個「*逃跑者*」在運用意象、想像和隱喻這些

斡旋工具以尋求光明面時的種種價值（Spring, 1989a）。

　　試圖去穩定這個內在系統似乎是沒用的。和「*卡提利娜*」共事真是讓人感到挫折和毫無用處，治療看起來一點進展都沒有。我終於可以了解到，為什麼其他治療師會放棄治療她的原因。「*卡提利娜*」和「*沙曼莎*」喜歡在她們的內在系統內搞破壞和製造災難。這樣持續不斷的情形令我頭痛到幾乎想直接將她轉診給其他的治療師。我嘗試最後一個策略，那就是利用想像力和獎賞的方式。走出挫折的情緒後，我向「*卡提利娜*」說，我有一個特別的禮物想送給她，但她必須要為這個禮物先付出一些代價。令我驚訝的是，她對它感到好奇，並且想要知道這禮物是什麼東西，它代表的意義是什麼。因為她喜歡權力，所以我與她討論不同型態的權力，並且指出，她所謂的「樓下的『*瑪姬絲翠家族*』握有統治權」的想法是不對的；這家族根本只是一個傀儡罷了。她激烈地否認，然後就消失不見了。

　　在許多療程中，「*卡提利娜*」都與我爭論權力的意義。她帶了一些書還有她寫的一些有關她對權力的看法。她甚至也在上面寫了，如果我剝奪她偷聽居住在樓上「系統內其他角色」對話的權力，她接下來就會做出一些事的威脅。我同意不阻止她偷聽，但是如果她真想要得到這個禮物的話，她一定要下定決心改變她的行為。如果她成功做到了，我們就可以討論得到這個禮物的條件。之後她離開了好幾個星期的時間，都沒出現在我的診間。這個內在系統安靜下來了。Pretense找到了一份兼職工作，危機似乎逐漸消失，但此時我卻忽略了給「*卡提利娜*」時間去考慮我們之間的交易。

　　「*卡提利娜*」後來來接受治療。她穿著黑色的衣服，化了個大濃妝來見我。她緊盯著我，然後坐下。她說她發現「*瑪姬絲翠家族*」在說謊。她知道有一個死掉的小孩被關在一個鐵絲籠裡，籠子被放在地下室的角落；「*瑪姬絲翠家族*」否認有這件事，並說這個小孩子是被保護起來的。因為如果這個小孩暴露在陽光下，她就會復活，然後會說出所有秘密。「*卡提利娜*」知道在樓上和樓下間並沒有門相通，但是她和「*沙曼莎*」卻能夠透過黑色魔力來穿越不同樓層。她後來體會

到她根本沒有真正的權力，反而她需服從於「瑪姬絲翠家族」。她對自己是別人的侍從，感到相當地厭倦。她想要有個人權力。她已經準備好和我討論得到這個禮物的各種條件。我告訴她說，她必須自己爬出來，到一個明亮的地方，而且要遠離黑暗；並且同意將愛、尊敬和接納的態度帶進她系統內的每個角落。她或許會向住在樓上的角色做簡報；她也答應不再當「瑪姬絲翠家族」的侍從。她是否會留在簡報室內，則要看「樓上」的決定。如果她能取信於他們，使他們認為她是誠實的，並且值得信賴，她就可以留下。接著她就消失了。

在她消失不見的這段期間內，Pretense 的自我（ego）和共同意識（co-consciousness）變強了；然而內在系統則是安靜的。接著「卡提利娜」出現，並說，她已經下定決心要嘗試一些比較「光明的東西」，也準備好接受系統內其他角色的質詢。但在這之前，她想提供一個秘密資訊，她說這些資訊對未來的治療工作有幫助。這個資訊是一些有關顏色和數字間的關係。她說紅色和三代表知識，而知識就是權力；黑色和五代表死亡和沉默；紫色和七代表服從。她堅稱這些資訊之前被記錄在治療報告中，所以沒有錯誤。

這個戲劇開演了。「系統內其他角色」同意依照她的計畫，去找尋「光明面」。在來自樓上的七個角色面前，她用她黑色的神力來表現自己。他們帶她到一個想像的簡報室。這個想像工作持續了三星期。簡報開始，同時也討論拯救「樓下小孩」的計畫。這個系統相當穩定，尤其當簡報的焦點集中在為「奇蹟式拯救」安排行動時，內在系統表現得更好。

三個月過後，「卡提利娜」來向我拿禮物。當我將一條繫有一把金鑰匙的亮眼緞帶掛上她脖子時，我明顯感受到慶祝的歡樂氣氛。她一看到這個禮物，就哭了出來。我告訴她說，她必須一直保存這一把鑰匙，直到她有信心能讓她的內在系統充滿愛、尊敬和接納。當她可以做到時，她要將這把鑰匙歸還給我，然後我會將它交給另外一個需要這個力量的案主。到現在，這一把特別的鑰匙，已經被用了有十五年之久。它是一個將黑暗帶向光明的象徵。「卡提利娜」同意這樣的

說法，也計畫要將「*沙曼莎*」帶到簡報室來，讓「*沙曼莎*」成為她在樓下時的幫手。而「系統內其他角色」也同意這一個計畫。終於「*沙曼莎*」進入了這一個簡報室。「*卡提利娜*」與樓上的角色繼續互相合作，要把被關在鐵絲籠裡的小孩拯救出來，然後帶她到光明的地方去。

　　一個拯救小組組成了（七＝服從）；這一個被幻想得很完美的拯救行動也順利完成了。樓上的人在「*卡提利娜*」和「*沙曼莎*」的指導下，花了好幾個小時一起規畫和指派任務。她們挖了一個洞到樓下去，並丟下一顆煙霧彈，然後和一個十八歲的男性角色一起去拯救在鐵絲籠內的小孩。接著，她們拿一個潛水艇上的艙蓋來蓋住這個洞，最後再倒一層水泥在蓋子上面（拯救行動的三個步驟＝力量）。這個小孩被交到五個十八歲大，代表安靜角色的手中（五＝安靜），再由這些角色將小孩帶到閣樓，餵她食物，並且悉心照顧她。這個受傷的小孩在經歷長期飢餓，被救活和餵飽後，成為閣樓裡的新鄰居。而樓上的舊房客，為了安全考量，會事先躲起來，以防樓下的人跑出來攻擊她們。「*卡提利娜*」和「*沙曼莎*」繼續她們為樓下其他人設計規畫的拯救行動。

　　在這個拯救行動圓滿達成後，內在系統開始融合。這是善惡、生死之間的衝突，也是他們為了中和相反的兩極而努力的過程。Pretense體會到生存有賴於全體角色的參與與付出。危機消滅了，Pretense找到一份全職工作，她的小孩也從寄養家庭中歸還給她。一年後，整合危機再度來臨。再分裂的情形發生在 Pretense 的家人決定要給她一個驚奇的拜訪。她們運用同樣的拯救模式，讓先前的幫助者回來一起參與。總而言之，再分裂和再聯合的整合過程總共有七次，過程中，對服從的信念卻始終不變。最後終於不再有任何分裂的情形，Pretense也終止了治療，並且不再與我聯絡。

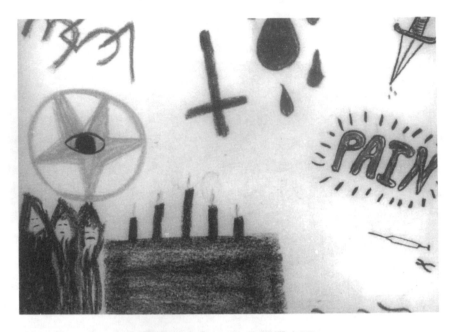

圖 11　Pretense 的恐懼之源

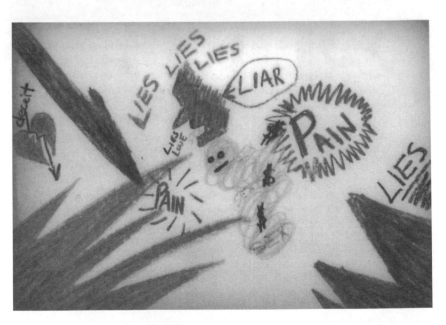

圖 12　Pretense 的痛

第四章

惡作劇

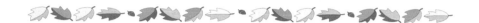

時間從我們身旁飛過，留下陰影。──Eugena Price

　　惡作劇嘲弄（mockery）是一種帶玩弄意味的模仿，和幻像裡的錯誤影像是完全不同的意涵。中間含有輕視、輕蔑和令人丟臉的事。這本書所貫穿的脈絡就是在探索這些惡作劇，包括對 DID 患者內在系統的嘲弄，社會的嘲諷，和不具洞察力的治療師在面對治療裡欺騙本質面的譏諷。戲謔（travesty）對內在系統內不同的角色部分來說是一種虐待，也是一種來自於受過訓練之專業治療者的誹謗性行為（scurrilous behavior）。

　　若讓治療師對案主的內在系統下一個評語，大部分的治療師會認為那些角色是一種幻想（delusion），多過於是一種象徵（symbol）的說法。但這卻也是治療師在以現象學觀點看待多重變化時所造成的謬思。惡作劇有兩個層面：(1)代表為過去虐待情事，而鄙視責罵系統主體的內在聲音；及(2)代表治療師在治療過程中，施加給案主在其心理上或生理上的二次虐待傷害。這些造成二次傷害的治療師在治療時，對待及控制各個不同角色部分的態度並無差異性。控制的方法可以是投以高劑量用藥、使用貶毀性之語言、漠視創傷歷史對現在發生事件

之衝擊、駁斥創傷經驗造成的失憶症，或是否認案主的身體記憶（body memories）。

DID 患者常在人與人之間的相處受人嘲笑，如：一眨眼就可轉換角色的行為；或是被一般人視為不尋常、怪異的直覺力；和那些被評斷像是有那麼一回事，其實不然的誘惑性本質。虐待的原始面，和那些伴隨它而來的恐怖和遺棄，以及破碎的影像本體，可能與諷刺的暗示相吻合，或是被懷疑。有些角色可能會表現出他們對復仇的熱切渴望，而這些復仇與他們被迫做出的犧牲有關。和性格有關的那個角色則會等待一個良機，希望能逮住那些偷走他們心中純潔無知的小偷兒。這個內在世界可能因此顯得零散和混亂，沒有一個中心點。當人變得恍惚時，想像的邏輯讓每一件事都變得有可能發生了。角色可能因此感到痛苦，但仍會有一個生存機制使他能繼續生存。如果這個現象不被重視的話，治療就會變成一場災難。

背叛

對這一群人來說，治療哲學觀與治療是否成功有很重要的關係。如果哲學觀在操控和權力上擺盪，治療就會變得很表淺。可能只是症狀暫時減輕，但是不正常的情況仍會繼續進行。治療師如同其他角色部分一樣，被以尊敬、了解和整體之接受來賦予責任。他們沒有理由特別去選擇哪一部分給與關注，而忽略其他部分。一但出現選擇之區別，無異於又創造出另一個類似於之前造成案主人格異常的環境。

如果將治療的重點集中在治療師的操控和權力時，案主就會退化到幼童行為的程度。這些情形類似於原始虐待模式。而當原始虐待模式再度在診間內被治療師重新啟動時，DID 患者的行為也會跟著沿用先前所學到的生存方式。新角色會因此出現，因應新的虐待環境。有影響力的治療師能夠以「他知道什麼才是最好的」藉口來威脅角色，輕易地操弄角色。當角色感覺到被脅迫時，整個內在系統就會開始變得混亂而不穩定了。

這一派的治療師想要造就治療奇蹟。但實際上這樣的治療型態容易被羈絆住，無法劃清界線，反而讓自己掉入危機—暴力循環的泥沼中；這樣的治療型態也變成像是一種封閉式的家庭系統。另外案主無法自己照顧自己的生活，下正確的判斷，或是計畫未來。這種情況和之前唯一的不同只是案主的年齡和加害者的姓名。Jo（三十六歲）和 Dr. Wood（五十六歲）的案例正好浮現在我腦海中。

　　Jo 是一名修女，在經歷過被共用同一診間的整脊按摩師和物理治療師性虐待後，開始接受 Dr. Wood 的治療。這件事起因於她為治療某一次車禍意外造成的背部傷害開始。這兩名治療師都被告發，並遭到起訴。而 Jo 並非是唯一的受害者。

　　這一名虔誠的宗教信仰者，在她年幼時就曾經遭受過其他家庭成員的性虐待，接著又受到社工人員、牧師和奶媽對她不同程度的性虐待。Jo 相信自己必須為這一切負責，因為她「罪孽深重」，而且早已「遭到污染」，為了「懺悔和洗刷罪行」，她成為一名修女。她告訴 Dr. Wood 關於她的故事後，他「發誓」他會尊重她，而且「絕對不會虐待」她。

　　Jo 有 ·個如孩童般的天真面，她相信也信賴 Dr. Wood 的掌控方式，因為他長得很像她父親和一位她所尊敬景仰的主教。她在接受 Dr. Wood 治療後的三個月，被他性侵害了。Dr. Wood 將她催眠到幼稚園孩童的思想行為，然後在接下來幾次的就診時間內，對她施以性侵害。之後又陸續在其他地方如法泡製。Dr. Wood 在帶她出去散步和吃飯時，被人撞見這件事。這一個案子後來相當曲折，Dr. Wood 的太太將這件事向當地衛生主管機關（the state licensing board）通報。

　　檢察官展開調查行動，而 Jo 的成人角色也提供一些資訊協助調查。Dr. Wood 接受調查，並且因其不當行為遭起訴。他獲判緩刑，沒有被判性侵害罪。但沒人注意到 Jo 的退化情況。Dr. Wood 的罪行歸咎於 Jo 裝病以逃避責任，因此法庭也對 Jo 的 DID 診斷有所爭議。之後，Dr. Wood 違反緩刑規定，試圖跟蹤 Jo，威脅要掐死她，除非她答應他的要求。他又試圖以禮物來引出 Jo 的天真角色。

這件事又被揭發了，並因此被審訊。法官看不到任何危機，反而因為他看到 Jo 不斷地轉換角色，以為那是她說謊的伎倆。法官認為，Dr. Wood 只是無法把持喜愛的感覺，但這情況會轉好的。從他的觀點來看，他們兩人之間的關係是彼此互有默契的。如果 Jo 對他沒有意思，她大可以簡單地說不。當然，Jo 也說了不。但就在那時，Jo 的角色又轉換了，天真無知的小孩現身出來，向 Dr. Wood 索討「禮物」，因為她已經應他的要求和他發生性關係了。接著，Jo 又深感羞愧，但她還是試著在審案的檢察官和精神衡鑑人員面前「保持完美形象」。她在她的原生家庭（幻像）是一個「完美的小女孩」。這個「保持完美」的想法必須徹底被摧毀，因為就是這個假想的角色導致她飽受精神虐待並造成她的種種挫敗。

「*折磨小姐*」這一個角色，用盡各種方式來懲罰 Jo 的身體：飢餓、散漫馬虎的態度、灌腸、不讓她睡覺和限制她的行動自由。Jo 從一名具有碩士學位，在教育界有發展未來的學校老師，演變成一個因車禍行動不便，必須長期坐輪椅的無助女人。

在我所見過因遭受虐待而接受治療的案例中最糟糕的案例──治療後又遭受治療師性侵害的案主。這一類案主在治療上通常更為複雜和困難。一般來說，治療師的焦點需要集中在解決案主的憤怒情緒、被背叛和因受治療師加害出賣而對人性加劇的不信任感。這種狀況是有關權力、絕望、易受傷害，加上角色部分多重變化的操弄擺佈。理論上，當案主內在系統各個角色分離時，應付事情的能力也會跟著被削減。內在系統的運作是靠著統一那些破碎分離的部分，支撐起力量來承受過去的創傷經驗。當治療師只選擇其中某一個或一群角色進行治療，而不理會其他角色時，受忽視的虐待情形就會造成干擾，這個系統也會因此破碎，而無法繼續運作。接下來就會發生一些恐怖、不堪入目的事。這個混亂的內在世界和層出不窮的內在衝突會讓整個系統疲於應付而招架不住。案主會感覺像是沒有一個安全的地方可以遮蔽，治療也變成只是他們眼裡另一種形式的照顧行為──一種可笑之照顧行為的重製罷了。這些案主會傾向於接受虐待，認為這些情形是

無可避免的，並且以為腐敗糜爛的生活和隱瞞實情的作法，就是他們的生活方式。

因為案主所有關係的維繫都是透過虐待性的生活模式，因此他們也無從參考，去衡量一個正常關係應有的互動模式。最終，這些案主對來自於出賣背叛之傷害性關係和容忍的期待是可想而知的。在這段經驗中，案主之所以沒有能力思考這些狀況是否有何不對之處，主要有兩個原因：一是人格已解離，另一是對虐待性傷害之治療已產生彈性疲乏。治療師往往在最後才發現，沉默使案主繼續受困其中，適應不良的解離部分也讓他們受盡屈辱。這種種讓他們既期待又怕受傷害的行為，或許是因為熟悉，也或許是一種無意識的舉動，其實都是對過去歷史經驗的仿效。他們還沒有想到，個人權力之所以被犧牲，是為了要以一切可能的代價來保護這一個幻像。對家庭或治療師的忠誠度促使他們在情感上一廂情願地相信，強化腐敗的生活禮俗是他們責無旁貸的義務。

保護和虐待讓 DID 患者之內在系統得以繼續運作，因為角色們對此種行為模式是相當熟悉及有技巧的，而且也希望威脅事件能夠成真。而驅動他的動力是衝突本身。接受無法改變的虐待經驗歷史和學習新行為模式是一種最保險的解決之道。可解決的部分包括確認「什麼東西是屬於我的」，什麼東西又是屬於別人的。而那些別人就是虐待的加害者。這種認知是為了幫助自己對被傷害的事，完全不需負起責任。因為「我只是一個小孩子，這是大人的事，不關我的事」（Spring, 1993a）。

痛苦和快樂變成是可以互相交換的事，而且在創傷事件過程中被扭曲了。這又形成另一種荒謬的互動。令人厭惡的情形依舊不變，亂倫的加害者（戀童癖者）會繼續尋找可親近的機會（變態的親密感），不是在自己小孩身上施加恐怖的舉動，就是在以後另外尋找其他孩童當下手的對象（Justice & Justice, 1976, 1979）。很不幸地，這種行徑很難根治。

透過危機—暴力循環模式來尋求親密感，是一個比較不一樣的方

式；我們可藉此來了解如何對一再發生的失常關係提供治療，因為針對這種情形的治療是相當地複雜。通常這種行為是在兒童時期學習到的，然後再予以強化。兒童案主在家庭生活中被迫以某種形式加入這個循環，之後他們就會獲得一種安全感。當他們了解到這是什麼樣的一個過程後，他們就會開始去衡量如何展開這場戲，如何讓戲順利進行，然後為結局畫下完美的句點。

DID 患者主體本身會在內在世界裡嘲笑這個模式。它被看成是一種反向的戲碼和為了防衛所使用的非正統方法。這種循環包括有各種不同的虐待型態和方式。而虐待型態和方式之所以能夠永垂不朽，除了是因為發生在封閉式的家庭系統內，案主本身表現出的逃避、批評態度，其被壓抑的熱情，案主孩童將加害長輩的形象理想化，以及父母對受害孩童有獨占權的想法，這些都是催化劑。可以產生多重型態的家庭通常是孤立的、否定的、被動的或是帶有羈絆的。一般來說家庭成員會出現不斷重複的隱藏性情感虐待，並伴隨肢體性的性虐待。家庭活動模式有如：酗酒、言語暴力或虐待、宗教信仰上的虐待、雙重訊息、毀約、不同層次的出賣和背叛，以及從輕微到折磨式的連續暴力。

Walker（1979, 1984）相信，一旦孩童變成受害者時，就會有一種無助感和易受傷害的情形發生，而這情形讓加害者會更想要加以侵害。它剛好符合加害者對主導權和挑釁的慾望。另一端則是受害者對責任感、罪惡感和羞恥感的想法——這構成了受害者與加害者之間解不開的情結。雖然孩童在生理及外表上處於弱勢，容易受到傷害；他的無知天真卻是因退化和假性的成熟行為導致發展上的遲滯（Churchill, 1992, p. 2）。這樣的行為可以在一個成人案主身上看到。缺乏適當的拿捏準則和能力讓 DID 患者更容易掉入危險陷阱。等發現到自己已掉入陷阱時，通常為時已晚（Herman, 1992; Rothschild, 2000; Spring, 1993a）。

虐待故事的背景可能是層層交疊的複雜組合。如果案主在治療過程中又受到虐待時，累積性的傷害會嚴重到讓完全康復變得幾乎不可

能。也許是因為我已經累積有好幾年在法庭上為案主進行辯護的經驗，我對這些例子特別敏感。我認為，有健康醫療專業人員涉入的虐待行為是最糟糕的惡作劇。

親密感的變化：從墮落到清醒

治療上不幸的例子，引起我們對特殊誘惑本質的注意，可以說是在治療DID時一個很重要的面向。這個部分一般不會被特別強調出來，也不在專門指導治療創傷的常規教材中。然而，它絕對是屬於解決性創傷中很重要的一環，否則案主無法完全領悟到完整的生存技巧。這個部分主要是針對亂倫和其所留下的後遺症。DID患者需要了解這一點，以便保護自己不要受到治療師和其他錯誤引導他們的人的傷害。他們也需要知道這些特殊誘惑本質對其他哪些人也有影響、是如何被錯誤解釋和被利用，而不要讓它變成可以攻擊他們的一個弱點。

這個本質究竟是什麼呢？治療這些人的治療師看到了這個特質，卻忽視它、對它錯下判斷，或以為它不足為奇，而沒有真正去了解它。這個特質有一股相當驚人恐怖的力量，會圍繞著DID患者不去。它帶有一種會刺激感官的神秘性和迷人之處，同時又會製造令人不安的感覺。這樣的特質常被誤認為是一種和「性」有關的能量。或許，它是一種從眼神中透露出的空洞和悲傷，正表現出一種受到傷害的虛弱和無助感，或是在短暫的片刻中造成的快感。在聲音或動作上，它或許有些微差異，事實上它有道稍縱即逝的強大穿透力，它是與未知之感官間的一種連結。熟悉這一群人的治療師，可能已經感覺到它誘惑迷人的特質，卻苦無能力為它下定論，只知道它是蠻誘人的。雖然誘惑並不全然一定與「性」有關，卻也是最為人所相提並論之話題。只是在這裡，這個誘惑本質確實與外表或性意念沒有任何關聯。

DID患者對自己的自我形象和外表常有一些混淆的想法。這種想法從完全不在乎他人對自己外表之看法眼光，到希望自己看起來就像芭比娃娃一樣地吸引人都有。外表既不能減少，也不能將誘惑本質給

遮掩住。很多人可以為了要看起來有吸引力或引人注意而節食，但卻又否定它。有些案主會因別人的碰觸而被驚嚇到，並對外聲稱「碰觸會造成傷害」。一些不以「性」的方式來達到滿足情緒上需求的企圖，之所以會對他人造成驚嚇，主要是因為這些舉動容易遭到誤解。他們的主要動機單純地只是要保持個人安全而已。他們的方式可能讓人覺得有性暗示，充滿誘惑，但實際上他們並沒有這樣的意圖。從另一方面而言，可能又會有一個角色就是要表現出性感。這一類的角色通常具有侵略性，其行為也比較容易被下定義。在性感的行為和誘惑的本質上，仍是有一些顯著差異的。這些差異性一旦被確認之後，我們就相當容易去區別這兩者。與性有關的誘惑是相當行為性的，它也可以是被扮演的其中一個角色；而誘惑的本質則是以案主之整體來看待。它連結到案主之天真無知、寂寞、不信任和身體被不當使用之影像，以一種極特別的方式互相結合起來——這是一種暗藏於陰影下的特質。

這個誘惑本質是一種在皮膚表層下的能量，存有在孩童時期，身體曾經被挑逗過的紀錄，變成長大成人後經驗的一部分。性虐待則被身體用來當成是獲得喜愛和關注的主要方法。另一方面，這個受過性虐待的身體又可能已經被污染至麻木不仁，看起來毫無價值。這個誘惑的角色可能是唯一一個可以對性的影射或行為有所反應的一部分。這一點差異讓沒有察覺力的治療師誤以為這個誘惑的本質是一種對他的性邀約。治療師的這個誤判，變成是案主在日後治療上不幸發展的一顆種子。

除非DID患者可以被教導了解到這樣神秘的特質，否則他們永遠無法解釋為什麼「性」問題始終纏繞著他們不放。他們並沒有察覺到他們具挑逗性的誘惑本質是如何讓他人對他們產生性幻想。除非能夠完全了解造成他們角色混亂的來龍去脈，多數人將無法知道他們帶有一個內在系統的性相關角色，而這個角色並非是他們自主發展的。對治療師來說，不論案主是否真有這一個雜亂的角色存在，他們都不應該對案主的性誘惑做出相對回應。案主的性相關角色可能不會向治療師表明身分，但其他角色可能會這麼做。性行為在醫病關係裡是一種

罪行。治療師要負上全部責任，不能諉過於案主的誘惑本質。因為它是案主須承受的二次虐待和背叛。

這個受傷孩童角色代表了在誘惑本質中的無知天真。或許他對合宜的男女相處之道了解不多，但是對性方面的互動又相當熟悉，這些互動與痛苦及快樂互有關聯。性關係正常化對治療有絕對的幫助，但治療師不能因此與案主發生性行為，將它當成是對案主的一種教育方法。治療過程包含有相當大程度的心理教育成分。一個可以自我節制的治療師如果真有心讓案主的性行為正常化，並不會也不需要在治療過程中，占案主身體的任何便宜。受治療師性侵害的案主可能已經被誤導以為，和家庭成員之間的不倫性行為是正常的，或者誤以為對家庭成員提供性服務是一種表達愛和關懷的方式（親密感）。很不幸地，在這個情況下的案主可能就會誤以為和治療師發生性行為也是可以被接受的。

到底誘惑的本質是如何被納入生存系統中的呢？它又是如何與痛苦及快樂連結在一起？被性虐待的孩童長大後，對「性」都會產生一些適應性問題，可能是變得很畏縮，或是相對地對性表現很開放。DID患者通常經歷過亂倫，被性侵害未遂或真正遭受過性侵害。很多治療師發現曾有類似經驗的案主會繼續以類似方式進行這樣的虐待行為。雖然虐待的方式各有不同，但感覺仍是相似的。因為可以運用熟悉的關係模式運作，透過虐待和危機相互產生的親密感較容易讓案主接納。案主以此一模式引起伴侶、朋友，或同事的注意，然後製造一些危機，獲得他們的關注，並讓他們實際參與這種變態的親密關係。他們知道這是唯一的方法。當然，這樣有可能會在最後招致被遺棄的結果，但它是案主用來當成是反制行為（re-enactment behavior）的一部分——一個創傷戲劇。我們不是常聽到有人說：「我要找人打架，或是向人挑釁，這樣我才知道我還活著；同時我才可以引起別人來注意我。」

受過創傷的孩童學習到如何「期待」一些恐怖的驚人之舉。他雖然感到焦躁，但因此才可以感到那種去破壞或製造邪惡行為時所帶來的快樂。然後他又很快地學習到，當危機或暴力結束時，寧靜和解脫

會重新回歸。就是這個安全時期（愛的階段）刺激了這個循環（Spring, 1993a; Walker, 1979, 1984）。案主沉溺於讓腎上腺素狂飆的刺激感，並讓慾望順勢而出，藉著伴隨的嚴重衝突，殘缺的快感一瀉千里。案主的知覺被扭曲了，因為他們害怕要被迫去接受一個他們排斥的舉動。這一點讓他們在事件結束時，感到不曾有過的無比解脫感。這個解脫感不是一種欣喜（enjoyment），而是一種痛苦與快樂（pleasure）的混生組合——為了博取關注而衍生出的一種怪誕的模仿。

墮落

墮落是痛苦和快樂，原生性傾向和後生性模式彼此糾纏的延伸。在後生的性模式中，加害者將羞愧和罪惡感轉嫁和灌輸到受害者身上。變成妓女的女性受害者，讓這種在受害過程中產生的羞愧感、對身體價值的毀損、負面的自我形象持續在內心滋生。從另一方面來看，在性關係上的退縮也是受害者為過去虐待情事，懲罰伴侶的一種方法。當案主能自過去經驗中理出一些頭緒，了解到他們反應之本質，和與自我形象之掙扎時，視覺圖像語言就能反映出以上所述之種種（Greer, 1973; Spring, 1993a）。

受害孩童的第一個誘惑始於一種自相矛盾。加害者擁抱和撫弄這個孩童；對這個孩童發出關愛之聲，然後對他的小身體做出性愛撫的動作。這個孩童在剛開始時，無法分辨出愉悅與其後伴隨來的痛苦感覺；這種愉悅和痛苦是相生相隨的。他會因愉悅而輕快地擺動身體，也會為痛苦而退縮起來。身體以感官記錄下這種矛盾的感覺。當加害者用說故事的方式來迷惑這名孩童時，會製造更多的混亂；或當他引誘這名孩童玩弄自己的生殖器官，或玩一些觸摸身體的遊戲，然後用禮物來誘惑他，也就是孩童被教導一些性遊戲，並從中得到禮物。於是，痛苦和愉悅的混合感覺被強化了。做一些壞事來期待得到一些好事，會產生內心衝突。這樣的衝突又會被以物易物的互惠交易更加強化。

對孩童的誘惑持續；加害者不斷操弄情況，製造特別事件，讓這

名孩童落單，然後享受一段快樂的時光。接著將這個孩童帶到另外一個地方，再對他施以相同的性侵害。孩童被性愛撫並因此留下一些以往都不曾了解到的身體反應。很多案主都記得被傷害的故事情節，並且還在創作中畫下了加害者的手；或是因為加害者喝酒的關係，而顯現出的紅色雙眼；及他們在射精時扭曲的臉。這些影像是畏縮和令人驚悚的。這些繪畫可能是在意識到這些記憶之前畫下的，也有可能因這些繪畫而牽引出一些破碎的記憶。繪畫裡不斷出現一些殘缺的紅眼睛、大而扭曲的手和特別用紅色配黑色畫出的怪獸臉。一開始時，案主不見得對故事內容十分了解，也不能將它們與身體的一些特別反應連結在一起（Rothschild, 2000）。

當心中開始產生其他景象後，身體會被教導而了解到「性」為何物。加害者在獲得了滿足之後，就會遺棄受害孩童。孩童沉默的憤怒因此產生。加害者誘惑孩童的身體，企圖控制他的心，但是卻始終無法達到他的性靈深處，或者抹滅他的生存意志。當誘惑這名孩童的行為得逞後，這名孩童可能也會從這些誘惑策略中學習到如何應付求生，就是「忍一下就過去了」的心態。當加害者準備讓孩童做出終極背叛時，孩童痛苦和快樂的混合感覺更被強化到極點。

「性侵害」這樣一個終極背叛與受害孩童如影隨形，並且影響到孩童對「性」的看法。孩童會被以「它不會有任何傷害的」的說法所說服。即使真有傷害，「隨著不斷地加以練習，情況會變得愈來愈好的」。加害者又於同時灌輸孩童一些教條式的說法，如：這是為愛、婚姻和性所做的一些準備動作。視加害者的不同性別，這類教育會從「有一些壞男孩想要傷害妳」，或是「有一些壞女孩想要從你母親身邊將你帶走」這樣的說詞開始。這名孩童也會被誘導相信，如果和一個愛他（她）的人發生性行為或進行性活動，對將來的異性關係有所助益。即使孩童已經成年到知道一些事情是不對、不應該的，但因為權力上的懸殊，讓這名孩童必須保持沉默和遲疑。此時，愛與恨的衝突就會不斷地擴大。其中糾結著一個被挑逗的身體、失衡的權力、對關懷的需要、對熱情的渴求，和對禮物的期望。這整個過程其實是一

種欺騙，但是孩童被說服而誤以為這是一種「特別的」關係，並且遵從保守秘密的規則。這個安排中有些吊人胃口的成分在裡面，那就是──噁心和假成熟的成分。

如果這種情形持續到青春期，又會出現另一個新的局面。這個發育中的青少年開始學習如何讓加害者願意用金錢或其他特別犒賞回饋來換取彼此的性交易。這個想法和妓女角色存在的道理是相通的。這名受害青少年會繼續去發展出兩種截然不同的生活：真實的個人（影像）和公共形象（幻像）。

孩童時對所有權的想法開始和青少年時的行為出現衝突和干擾，因為加害者開始要求過濾受害青少年交往的對象，但不會有任何對象讓他們同意的；或是加害者會要求受害者描述其對性行為或感覺的細節；並想知道他在「性」方面的種種想法。受害者其實已開始注意到自己有自主權並會有所對應。女生可能會藉著化上濃妝或是穿上惹人注目的衣服，來公然反抗加害者的要求或指示。男生可能會沉迷於訓練肌肉或飆車中。一方面，可能因為加害者教導的緣故，青少年會被教導如何從「性」中獲取快樂。但是在另一方面，正常化的男女關係卻在交往過程中被中斷或停止了。

雖然長時間受到教導和約束，青少年可能會故意將與經驗伴隨而來的痛苦抽離出來，並且集中焦點在一些幻想式的追求或是膚淺的活動上，以表現得很正常。虐待和秘密仍舊繼續，因此正常的關係發展會停滯而變得零碎。青少年此時會懂得如何以帶有性暗示的舉動和說話的方式當成是一種達成目的的方法。其實案主可能早在兒童階段，就已經熟知如何對異性表現出這樣的言行舉止了。受傷的心靈不過是陷在一個成熟的軀體裡，根本不再對任何人有任何的信任，只是期待有一天能背叛出走和擁有在性方面的成熟度。

受傷的青少年藉著開始會說「不」而變得叛逆。加害者則會變得更投入於施害過程或要求更多。也因此會有發生更多肢體暴力的可能性，即使在早期加害者給與的教育過程中，不曾有過這樣的事情發生。這個青少年可能決定要完全與異性保持距離，退縮下來；或者相反地

在性活動上很糜爛。身體的價值變得微不足道，只是引人注目的一張通行證而已。

　　用來對付亂倫事件的角色發展會因此變得相當複雜。任何角色都可能會藉著性，來讓自己覺得還活著。這個角色系統可能包括，從嚴守貞節到下海為妓等，不同角色也有可能同時存在。灌輸之教條，對性的約束、罪惡感、不同事物的矛盾和不同層次的衝突都會打斷不同的發展階段。從在情緒上的痛苦和逃避，到可能表現出包括許多強迫性行為，如：物質濫用、酗酒、暴飲暴食、激烈運動、冒險和拿到獎學金等等。

　　青少年發展的下一個階段就是離開家庭。有些人會藉著一般正常理由來離開，如：上大學唸書、到外地工作，或結婚。另有一些人則可能是因為懷孕的關係。如果懷孕是因為近親亂倫，又會有完全不一樣的發展。外來的機構可能會介入；一些秘密也會因此被揭露出來。這個青少年可能會自行選擇結婚，或是因為宗教信仰不容許而被迫結婚。有些人會選擇留下小孩，也有人可能在產下小孩後，送去收養家庭，還有一些人可能會選擇直接墮胎的方式。罪惡感和焦慮感的嚴重程度也會影響決定。如果選擇結婚的話，這個小孩將來就有可能會被虐待。一些配偶間的虐待，部分原因就是因為做了這樣的選擇。通常，暴力—危機循環在這種婚姻裡是可以被運作的，特別是當「受害者遇到受害者」的時候（Spring, 1991a, 1993a）。不論情況為何，創傷經驗會像一個安靜的同伴一樣，一直跟隨著他們。他們可能記得這個恐怖的故事情節，或者完全將它埋藏在記憶深處，當做從未發生一樣。「不當的解離」（maladaptive dissociation）變成是一個安排處理問題的工具。

　　這些 DID 患者在日後求學或求職上，會發展出一種具防衛性機制的好勝心。他們對工作有種不由自主的成癮性，讓他們得以繼續活下去，直到那些性創傷效應開始對他們產生不良影響為止。工作取代了他們的人際關係，並且讓他們從中感受到那些以前無法享受的獨立感、控制慾和安全感。他們在學校裡表現優秀，將課業當成是一種掌控生

活的方法，讓他們獲得獨立自主，證明自己是「傑出的」。另外又會藉著厭食和暴飲暴食的交替行為來對抗挑戰，證明自己對身體掌有控制權。其他人可能還會玩弄異性，先與他們交往，再將他們一腳踢開（Spring, 1993a）。這些行為是受傷的孩童和青少年錯用當成是對他人的一種控制。如果本質性問題沒有被解決，這些行為可能就會在受害者上大學或初入社會工作的幾年內表現出來了。在成年後的幾年內，受害者可能會出現性侵害他人的事件。他們的生活也會變得更加複雜，出現更多不同層次的創傷經驗，其中包括：亂倫、性侵害、肢體性的虐待、衝動性行為、器官功能失調和不斷增加的人格解離。

清醒

何種「性」模式能夠被發展？又是何種態度和行為可以被正常化呢？本身有「性」方面困擾的治療師可以或適合與案主討論案主的「性」問題嗎？治療師會不會製造案主更多在「性」方面的問題呢？釐清這些問題對治療來說是相當重要的。

唯有在了解衝突後，才會感到茅塞頓開、神智清明，並得以連結到因錯誤解釋，而引發一連串「性」問題的誘惑本質。案主必須知道，性接觸可以是引發保護性行為的板機；一段有愛情的性關係就不是虐待行為。他們完全不了解，所謂的正常化性關係意指伴侶間可以分享和享受彼此間的親密感；絕非是一種強迫性的行為。被扭曲的親密感一定要被重新規範和正常化。這需要一些技巧，因為這是個詭異的情況。DID 患者對適應自己的身體有很大的困難。體驗身體的存在讓他們感到害怕，而且可能很痛苦。他們需要花上一段很長的時間，來學習享受性關係帶來的愉悅，而不會讓身體感到麻木僵硬。他們傾向在有足夠的時間學習新方法之前，先運用一些他們已熟悉的保護性措施。在達到這種不帶虛假的親密關係之前，案主必須先經歷一段痛苦的內心掙扎。如果轉換不成功，「表現出無助感」可能就會變成他們操控外在環境的一種策略了。

曾經遭受過母親性虐待的男性，可能會在日後變得特別沉溺於性，

養成嚴重的推託個性，物質濫用成癮，或者是過分熱衷於追求成就。曾經遭受過父親性虐待的女性，則可能在某些行為上變得無法自主，非常衝動，例如：飲食、花錢，或是周旋於不同男人間，與男性雜交等。兩者都會選擇性地只記住家庭生活中美好的一面；兩者也都可能曾有過自殺的意念，甚或曾經自殺未遂過。

我們無法保證案主可以完全從創傷經驗中走出來，或是治療絕對能完全修復案主的創傷；更不能保證生與死之間的衝突可以獲得圓滿解決。因為案主無法殺害造成他們痛苦的實際加害者，他們只好透過自己內在系統內的殺人事件來想像一個「奇蹟式拯救」。自殺指的就是對自己的蓄意殺害。我們可能可以了解到他們被以殘酷對待的辛酸血淚史；並同時讚嘆他們充滿勇氣的奮鬥歷程。但即使我們用最深刻的方式來對待他們，都不足以探觸到他們內心的悲痛。

Dolour（悲痛）的故事

Dolour 的生活可以說是相當受到眷顧。她身邊總是圍繞著一些活躍於政界、商界和娛樂圈的知名公眾人物。她的父親是一位舉世聞名的化學家；母親則是一個社交名媛，之前曾是一名女演員。Dolour 在私立學校裡受過良好的教育，從小就由家中僕人伺候長大。可惜在她步入成年之初，就因身為行政管理者及代表藥師工會與人交涉談判，而為她帶來了一些臭名。她的工作充滿了壓力，又常常需要到世界各地出差。她熟識許多專業人員，並常和知名人物共同列席參加大型會議活動。然而，她卻也飽受孤獨之苦，因為她缺乏朋友。她有宗教信仰，後來也漸漸融入於一個有東方色彩的宗教團體裡。由於她善於組織，又和一些具有影響力的人常有聯絡，於是她開始舉辦大型聚會。經由她號召而來的參加者，甚至包括了一些來自世界各地名氣響叮噹的宗教界領袖人物。

她的過往歷史相當精采豐富。因為家庭背景的關係，從小就生活在人群中。她的童年是在家裡所擁有的一大片土地上度過的，父母也

總是安排各類多采多姿的社交活動。父親會對她施加肢體上的暴力和性虐待；母親雖然沒有對她有肢體上的暴力，但是卻常與父親一起性虐待她。Dolour 被認為是一個「有腦袋的醜小鴨」，因為她長得又高又胖，不像妹妹長得玲瓏有緻又吸引人。妹妹最後嫁給一位有名的音樂家。Dolour 則在她拿到碩士學位後，與一個有使用暴力習慣的男人結婚，但是婚後沒多久，他就投向其他女人的懷抱，棄她而去。

當 Dolour 的父親去世後，她就回到家中去照顧她那情緒上依賴親人，可是對人要求又很嚴苛的母親。在這段時間裡，她培養了她個人的音樂技巧，並與唱詩班一起演唱過。雖然她開始有了些朋友，但這些友誼維繫的時間相當短暫，因為朋友們無法接受她角色不一的行為和模糊不清的想法。她變得相當沮喪，也在這時丟了工作。她感到非常失落，沒有辦法了解自己究竟發生了什麼事。她花了很多時間來接受治療並大量服藥。她母親決定將家裡的房子賣掉，然後搬到距離她妹妹較近的地方住，因為她妹妹答應會照顧母親。Dolour 則決定要買一間房子讓自己住，而且要與母親和妹妹住的地方有一段距離。

她找到一個剛好離我公司不遠的地方工作，繼續她的職業生涯。她認識一名護士，而這名護士因為知道我的專長領域，就為 Dolour 安排了一次與我諮詢的會面。她告訴我她的故事：一名成功女性如何與她解離的內在狀態掙扎。她還說她有一幢很大的房子，和一個壓力沉重的行政工作。她的工作包含要到各地學校去招募新生。

Dolour 有無數的危機。好幾次，她從各地打電話給我。在其中一段，我見到了她的另一個角色。這個角色的主要任務是要讓「隊員」歸隊。然後這個角色決定要去找一些種在東印度的藥草，於是她就啟程前往。一但這個藥草被找到的時候，這個任務就完成了，這個角色也會消失不見，重新躲起來。Dolour 本人並不知道這件事。她安全地回到家，並在星期一時，準時回到工作場所上班。

在下一個療程裡，我見到了更多的角色：很多不同的行政人員、一個就像她母親一樣的社交名媛、一個想自殺的角色、一個想向人挑釁的人、助理和幫手、教徒、化學家、管家、護士、男檢察官、女同

性戀，和一個說故事的人。她告訴我說，有一群年輕人住在洗手台下方（這個地方其實是她小時候的藏匿區），一到晚上就會出來吃東西和練習彈奏鋼琴，但是沒有其他朋友和老師。我開始對這一個系統組織進行調查。

　　我看出 Dolour 漸漸有一些進步。她必須花來回四個小時的時間來這裡接受治療，但她從不缺席；只有在她生病時，她才沒到。即使她到外地出差旅行，她也會每天定時打電話來接受電話治療，一直到她回來。她的方式是：每次外出旅遊，就會帶回一個和當地有關的紀念物，並在下一個療程裡帶給我看。它可能是一個海邊撿到的貝殼、一份從餐廳拿的菜單，或是一些吸引她目光，有趣的小東西。經過一年的治療後，她變得相當正常；她熱愛她的工作，並和一名女性針灸師維持一個互動良好的親密關係。Dolour 打算將自己的那幢大房子賣掉，然後和她的伴侶另外一起買一間房子。在還未實現這個夢想之前，她們之間的關係卻開始出現了裂痕。Alice 陪同 Dolour 一起過來接受治療。當 Alice 決定要和 Dolour 分道揚鑣，因為她不能再繼續忍受 Dolour 人格異常的情形時，Dolour 的進步變得非常緩慢，幾乎停滯。此時情況充滿了危機，她們也嘗試再度復合。

　　在這段多事之秋的同時，Dolour 的母親病了，被安排到一家醫療安養機構。這件事似乎對 Dolour 有不同層面的影響，她開始為罪惡感和沮喪所困擾。這一次，她帶來了一張照片。上面有一個被很多布包著的人，旁邊則有一張桌子，桌上擺了一些實驗室用的器材和儀器。Dolour 聲稱這些東西是她在車上找到的。這張照片讓人看了覺得很恐怖，無法安定。這時想自殺的角色現身告訴我：「Dolour 理應處死，因為她是一個壞胚子。」我們花了很多時間來處理這張照片的問題。然後 Dolour 向一名精神科醫師求助，請他開立藥物處方。藥物治療讓她變得較穩定，而我也繼續對她的心理做治療工作。當我們處理了她和母親之間的問題後，她有了一些進步。這位精神科醫師也在和我有一些定期的討論後，減少對 Dolour 的用藥。Dolour 維持著不錯的精神狀態，也努力配合治療過程，並且從中交到更多的朋友。

接著Dolour安排了一個相當大的宗教性聚會。在這個聚會裡，她遇到了一位叫做 Michael 的神父。他們兩個人變成了好朋友，一起郊遊爬山，及一起修了一些放鬆課程，他們一起到墨西哥去旅行。他們回來後，Dolour 決定讓 Michael 搬到她住的地方和她一起住。因為 Michael 的經濟狀況有一些問題，所以 Dolour 做了這樣的安排。而 Michael 也陷入選擇 Dolour 以及是否要繼續他的神職工作之間，而有所掙扎。Dolour 聲稱她和 Michael「墜入情網」，但是 Michael 說他是一個獨身主義者，並且會遵守從事神職的誓約。她感到相當地失望，但還是接受了他的態度。這樣的不明確關係大概維持了一年左右。

Dolour 的母親後來過世，而她也順勢繼承了一大筆遺產。她想要將這筆錢投資在她的夢想上，開一家自己的書店，賣一些以「天使」為主題的東西。她和 Michael 花了一段時間尋找合適開店的地方，也順利在一個小鎮上找到一個地方，然後他們就搬了過去。Dolour 將她的那幢大房子賣了，並且辭掉自己原有的工作。他們終於開成了夢想中的那間書局，開幕後也經營得很成功。他們決定要有自己的居住空間，所以Dolour租了一間她非常喜歡的木屋。她的治療漸入佳境，並進入了所謂整合期裡的融合階段（the Blending Stage of integration）。她過著充實的社交生活，並想擴大她的書店。她認為她已達到她生命中的顛峰。她享受與 Michael 為伴的生活，輪流照顧那家書店，以便各自有各自的閒暇時間，可追求自己的興趣。

我以為事情結束了。當Dolour在九月再來接受治療的時候，她變得比過去三年前我所看到的她還憔悴、還憤怒，原來是 Michael 出賣了她。他違背他在教堂裡發的誓約，另外和一個女人同居在一起，並且有與她結婚的打算。這是Dolour在書店中為一位顧客結帳的時候，不經意地從這名顧客的口中聽到的事，因為這名顧客是 Michael 的鄰居。Dolour 質問 Michael 這件事，Michael 並沒有否認。她發現她無法忍受這樣的背叛。我們在氣憤的氣氛中進行治療，那時她的內在系統一團混亂，精神科醫師給她增加藥量，我們也安排密集的諮商治療。一切都進行得相當順利，她將自己專心投入在工作上，她決定讓出這

家店，自己在另外一個城鎮重新開一家新的書店。她和 Michael 委託一名律師商量拆夥的事。Michael 也開始著手找另外一個地方開店。

Dolour取消了下一次的治療約診，因為她患了重感冒。隔天清晨，我接到 Michael 打來的一通關心電話。Dolour 沒去上班，她的留言機是開著的。後來，Michael打電話來說，他已經到過她住的木屋去，房子的前門是敞開的，她則開走了她的箱型車。房子裡，留有一封署名給他的信。信中寫著，她已經離開，他可以擁有她所有的東西，包括那家書店。所有的證明文件都附在裡面，並都簽上了名字。Michael打電話通知警察局，並報了 Dolour 的車牌號碼。

隔天，我接到一個處理兇殺案警察打來的電話。他們發現 Dolour 的屍體，屍體旁邊的遺書上註明要打電話通知我這個消息。遺書中留有給我的遺言：「我對破壞了妳對我的信任深感到抱歉。」我感到難過無比。在她死後的第二天，我收到她在死亡當天寄出來給我的一封信。信中寫道：「我知道妳已經盡力了。我故意隱瞞事實真相；沒有人能干涉我選擇和平的信念。我感謝妳對我所做的一切。」在事情發生後接到這樣的信，著實讓人心裡發毛，內心漣漪不斷。我拿不定主意下一步該如何做。我決定打電話給檢察官，因為驗屍的時間已經排定。當檢察官來拿這封信時，他告訴我過程中發生的一些事。Dolour 在死前，先在房子的四周放了許多蠟燭，並且點上火。然後她將自己用全白的布包起來，在身體周圍擺上許多填充玩偶，再吞下毒藥和喝了一些酒，最後沉沉入睡。這些藥是她兩年前去旅行時帶回來的。治療雖然延長了她的生命，但最終還是無法讓她超越她所承受的悽慘絕境和沮喪。

兩年前她來治療時所帶的一張照片，可以說就已經透露出她要如何結束自己生命的一個訊息。治療一開始時，她表示想要先做一些可以和心靈結合的事，然後她畫下一張素描。她在素描中寫到：「身體就像一間汽車旅館，妳可以待在裡面一段時間。」她的自殺發生在她正值成功之時，但她不能承受另一半出賣背叛她；她內心的憤怒吞噬了肉體上的折磨。她在服下毒藥和酒的同時，做了那些象徵性的儀式。

她最後的話語道盡她內心的孤獨。她是在一間汽車旅館內自殺身亡的。

外面

告訴我我究竟哪裡錯了

我到底屬於哪一個世界

告訴我因為我不夠堅強

在這個孤寂的世界裡我需要一個安身的地方

我張開雙眼遙望天際

尋找有聲音的地方

但卻無法接近這個地方

你沒發現我根本不在這裡

我和你住在兩個不同的世界

他們無法了解我所相信的這一切

因為他們在遙遠的那一邊

你沒看到嗎

他們所害怕的就是「我」

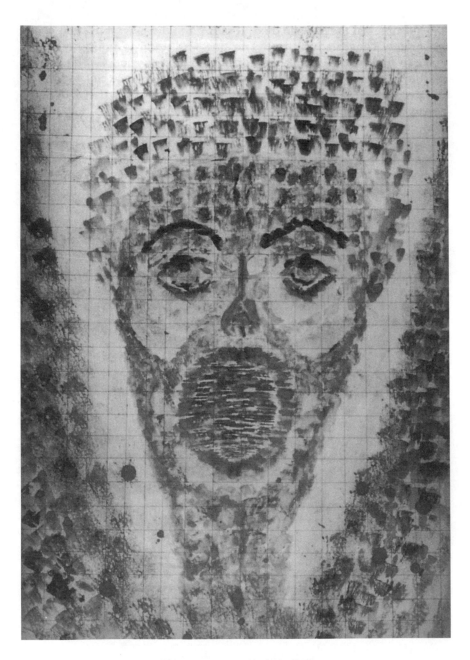

圖13 Dolour 的内心呐喊

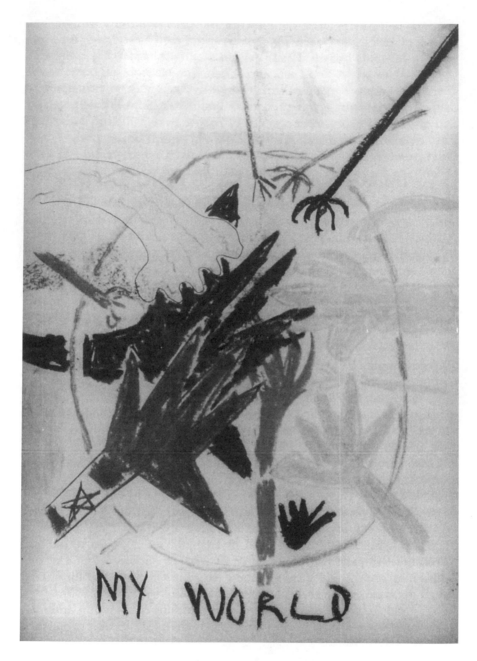

MY WORLD

圖 14　Dolour 的內心世界

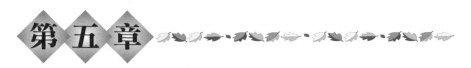

第五章

影像與創傷的糾葛

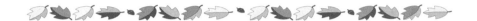

被掩蓋住的內心變成一個驚濤駭浪事件的受害者，靈魂也跟著受折磨。
（Hillman, 1977, p. 123）

創造力

　　創造力是通往靈魂的一扇窗，也是展現人類能力的一部分，藉此追尋人生的真諦；而影像則可反映出過往之生命歷程。對創造力的渴求，舉世皆然。直覺是一種原始的人類本能，當創造力和直覺被壓抑的時候，情緒就會有所起伏。個人的創造力根植於影像下不斷地形成，追尋人生真諦的慾望強烈且不曾歇止。

　　看來似乎有一種相當神秘的電流迴路，竄流著永不枯竭的電流，它啟動了創造力的能量。這些能量流經一條隱形道路，通向最深層的生存意志。這樣的過程可以說是──「……人類精神中，經過特別奮戰而獲得最後勝利的一種不屈不撓（tenacity）」（Figley, 1986, p. xxix）。這樣的能量或精神曾被許多不同的作家謳歌過：Assagioli 的「較高的自我」（higher self）（1965）；Frankl 的「自我的超越」

（self-transcendence）（1963）；Fromm 的「靈魂的力量」（power of the soul）（1973）；Maslow 的「普世的精神」（universal spirit）（Goble, 1974）。這個能量會與身心靈相互結合，賦予個人能夠透過自由選擇和技巧性的對抗來獲得治癒力（May, 1969）。

創造能力通常不會因為認知麻木了或被在個人悲劇發生後產生的幻想而破壞；相反地，創造力是一個投射工具，讓我們得以將一些過往經驗做一番整理，以理出頭緒來。和其他形式的治療方法有所不同，藝術表現可以跨越言語溝通的障礙（Spring, 1991b, 1993c）。它是靠將創傷經驗轉換成視覺圖騰，代替語言與外界溝通。在最基本的層次上，創造力是透過視覺藝術來提供一個圖像式的紀錄，而這些紀錄會和記憶互相溝通。通常影像以倒敘的方式折磨 DID 患者。此時，藝術創作就如同是一個容器般，將這些影像外顯，案主得以減緩那些因創傷經驗而引起的恐懼和焦慮。

感知能力通常會被層層的本能反應，和一個因創傷事件引起的情緒憂傷給蒙蔽起來。因為創造力早已具備，藝術創作則是一個方法，讓我們去容忍一些情勢無法扭轉的悲劇，進而讓我們能察覺並思考在這個環境中所發生的事情，使情緒負擔得以減輕。這樣的環境就是培養處理感情的環境，並將解離的人格再次與身體合而為一。藝術創作可以讓緊繃的情緒獲得鬆弛。這些緊繃的情緒可能會加劇內在的混亂；它的釋放是達到最終解決之道的敲門磚。

藝術作品可以傳達一些內在掙扎，所以藝術治療就是一個視覺化的溝通方式。完成一項藝術作品的過程，同時也影響了如何再造內在和外在的實體。作者可以從中表現其想法和理念，描述角色及讓角色整合成一個整體。藝術創作是一種自然的表現過程：從想法的發生、對感覺的探索、表白、深度觀察、感情釋放或昇華、療傷到轉換。藝術本體是一種視覺對話。它代表一個有趣的人生旅程，在旅途上向追求個人真理、統一的身分系統，和對未來的盼望邁進，即使他們早已知道這段旅程將充滿險境。

藝術治療訓練

藝術治療綜合了兩種專業領域：心理學和視覺藝術。這樣一個綜合體讓每個人的創造力和藝術表現都能套用到心理學理論上。它是一個以古典純藝術理論來看待個人心象的治療過程。藝術治療的獨特性在於它可以將非口語式的語言轉換成口語式的互動。

藝術治療不全是自成一系統的治療，它包含結合了一些治療師可運用的心理學向度，如：完形心理學派（Gestalt）、容格學派（Jungian）、精神分析學派（psychoanalytic）、精神動力學派（psychodynamic），或認知學派（cognitive）等。治療師的個人風格決定藝術治療的進行方式是指導式的、循序漸進的、有結構的，或是毫無準備即席上場的。案主的繪畫作品則具有相當的可信度，在法庭上是最佳的科學佐證（Cohen-Liebman, 1994）。

藝術治療系統採用了完整的心理學理論、藝術教育和心理治療技巧，以獲得存在前意識內的素材；而這些素材則是關於在自然狀態下產生的人格解離情況。這種治療形式是一種可從中看出影像和印象一個接一個依序建立的過程。藝術作品必須可以被討論，或在儲存一段時間後再重新檢視。因為視覺影像不會因時間和空間的轉移而有所改變。這樣的視覺表現所反映出的是案主心裡所看到的內容，讓藝術治療師對其混亂的內在有一個從外面一窺究竟的機會。這時治療師和案主間的溝通就是以這種影像語言來維繫，透過具解讀性的符號和象徵內容來了解案主對其視覺描述的意義，將內在的現象給外在化。視覺性的陳述在個人及普遍性層次上，融合了案主熟知之經驗，帶情緒或不帶情緒的投射，個人建構之信念，及其對文化人類學和神話之觀感。

案主的想法除非是可以由意識形態來解釋，否則外界是無法猜得透的（Kreitler & Kreitler, 1972）。藉由其他任何方法企圖來猜測案主的想法，只能看到投射和解釋。影像語言、能量投射、性格特徵，或是夾雜在和諧及不和諧的關係，這些都可以被解讀出來，因為視覺對

141

話是由同一個人所完成的作品。特定一再重複出現的形式有其獨特的意義，同時其所表現出的形式類似於背負創傷歷史的案主。一再重複出現的形式只是藝術作品中基本元素的一部分，透過此形式的多重訊息可被投射在畫材上（Spring, 1988）。口語及視覺語言都可用來指引說明動作進行的狀況，因為語言本身就是一種包含參與、計畫，和解決問題的綜合體（Spaniol & Cattaneo, 1994）。

　　想像力和影像化及象徵化的能力，是一種全世界共通的溝通方法，並可藉此來組織創造一個內在結構以處理外在之環境。藝術治療的程序就是先建立在這個能力上，再產生另一個新的結構。藝術創作是訊息發送者（sender）；影像則是訊息本身（message）；而藝術創作者則是訊息接收者（receiver）（Langs, 1983）。完成一件藝術作品後，案主和藝術治療師又同時變成了觀察者（observers），兩者共同解讀這件作品。

　　在創作藝術時，案主通常只察覺到某些有意識的企圖，因為創作表現是經由大腦再傳送到手指上。如果沒有特別留意其他訊息的話，一些顯而易見的隱藏性訊息就容易被錯失掉。「隱藏性訊息只可以用解訊息碼的鑰匙來開啟」（Langs, 1983, p. 43）。解碼的鑰匙所指的就是畫中的形狀、顏色和構圖。解碼的方式可能包括一些與經驗連結在一起的開關，這些開關會以不同之程度呈現在作品中。當藝術表現出現一些令人困惑的結果或是引起生理反應時，DID 患者會將這些內容解釋成是危禁品，因太過危險而不宜接近。焦慮感是一種生理反應，它會轉換成一種具保護性的操控手法。影像是一種隱藏式的訊息，它可能會產生脫序的狀況，直到案主可以解讀它、處理它，然後將它與影像、訊息、情緒和經驗一起連結起來為止。這樣的訊息可能會在一開始出現時被混淆或掩飾住，反而誤導他人；因此為了解它真正的意義，必須同時加以闡釋其藝術表現及其伴隨之行為。行為可能會透過畫中的線條、位置，或是相關之形式反射出來。工具或材料的應用也關係到這幅作品之主結構。藝術作品最後變成了一個傾吐或發洩情緒的「代罪羔羊」（scapegoat），如同我們在第二章所提到的「家庭互

動模式」（family dynamics）。

Schaverien（1992）曾說過，作品會投射出一種雙邊觀點，存在於案主與治療師之間、案主與藝術作品之間，以及治療師與藝術作品之間。藝術作品因此可能被當成是案主和治療師之間的溝通橋樑，以處理不同問題。這是一個間接的安全方法，使治療師得以去探觸那些原先屬於禁地的資訊，否則它們永遠無法有被探討的一天。藝術治療師利用一些心理治療的技巧和藝術創作的方式，將製造問題的內在混亂現象給外顯化，以利治療過程之進行。去管理及適度表現藝術，就是有意識地整合影像及其相關參考資料和案主的感覺想法。在藝術創作過程中，經過整合的觀點、畫材之選擇運用、創作之安排處理（從無到有的過程），都可以被投射到案主的外在世界。案主將他們在藝術創作過程中所學到的全部應用在日常生活中。這種移情作用讓案主覺得很安定，症狀會減輕，行為可以獲得改善，經驗也可以順利地被統整。

持平之論點

藝術創作結合了知覺（perceptual）和概念（conceptual），在理論上，必須有一個持平的論點；在治療上，則配合藝術之運用（Spring, 1983b, 1984a）。不論事先已花多少時間進行多周延之計畫，藝術創作作品是當下的一個立即性呈現；如果犯下錯誤，當場都將無所遁形。藝術創作的深層意義，是案主沒有意識到的一種動機，企圖能掌控住自身過往之創傷經驗；換句話說，就是將一些藏在前意識中的素材（preconscious material）轉換成有意識的知覺（conscious awareness）（Abraham, 1966; Freud, 1962; Kardiner, 1941; Rothschild, 2000）。

案主的藝術作品可反映出其內心情緒對「自我形象」之掙扎和對知識成長之渴求。內心情緒可以透過作品的顏色來反映，對知識成長之渴求則會經由形狀表現出來。如果我們想了解案主之隱藏性反應，先對這些元素組合進行分析是相當重要的。比起使用文字之表達方式，

大部分案主更願意以選擇藝術創作來解釋說明令人無法想像的複雜情形，因為它可以讓案主在解釋說明創傷經驗的過程中，更盡情地去發揮。透過藝術來釋放情緒，案主會較有安全感，較能從容地去安排當下要處理的先後次序。日後也依然可以坦然面對此事，或讓他們在隨時準備好的時候可以離開，將焦點轉而去處理那些已經揭露出來的事。對治療創傷而言，這是一個相當重要的認知。視覺對話是一個靜止的參考點，可以對相同或不同的題材做進一步探索，或者將它當成是對案主進行定期檢視的一種方式，以讓案主可以對過去歷史的故事情節和自我形象有更深一層的認識。

許多作者都曾強調過在治療過程中運用「自我形象」的重要性和可信度。這個概念對患有人格解離之案主更具有特別的意義。Horney（1945）即曾提過「理想化的形象」（idealized image）這樣一個概念；Shorr（1972）也曾討論過「被輕視的形象」（despised image）對自我價值的負面影響，不同自我形象間的衝突也會影響到治療的進展。Langs（1983）則對「別人是如何看待我們」這樣一種衝擊有過深入的研究。這個「理想化的形象」說明了個人是如何地掙扎奮鬥以求生存，並藉此達到一個無法超越的標準，或是讓其他人與這個形象共同奮鬥。我本人稱這是完美主義者對自我挫敗的一番說詞。而干擾其他人的「被輕視的形象」則會讓案主無意識地去嘗試將錯誤的自我形象拋開，而以真實的自我面貌生存。「理想化的形象」和「被輕視的形象」兩者與治療 DID 患者都特別有關係，而且通常是以視覺對話出現在眾人面前。

如果能有一個持平的論點，藝術影像就可以具有一個重要的心理學功能。它給與 DID 患者一個機會來安排多重的感官刺激，使其成為有意義的模式，而讓本能反應可以用一個比較合理的方式來獲得釋放。影像讓案主可以對從現在的感覺到過去的經驗去分類、抽象化，和互相連結。它為案主增加學習力、調整力和忍受力，去接受為了得到美滿的將來，而現在所必須承受的一些挫折。在創作藝術時，案主的想像力和使影像象徵化的能力就是解決創傷的原料。經過這種創造性的

洗練後，案主可以毫不造作地流露出其自然本能，讓內在世界變得真實而有用，且讓個人的真實感覺也可毫不保留地流露出來。而「語言」在表現案主內在世界上的限制，則可以確保其隱私不被侵犯。但若欲撕毀蓋上「秘密」兩字之封條，找到個人之真實性，則需要藉助影像來傳遞。

視覺對話

　　在一九七五年時，我因為當時尚缺乏一個較好的描述方式，而開始引用一個案主所創作的藝術作品，將它們當成是一種「視覺對話」（visual dialogues）（Spring, 1980）；後來我在我的博士研究中將它定義得更清楚。一段視覺對話（最少需要五張繪畫作品）被定義為一種溝通系統，與人格異常者間之種種相關事物、顯現效果和心理狀態等經驗互相連結在一起（Spring, 1988, p. 17）。它可以被描述成是一種「靜止狀態下之永久性運動」（perpetual movement in stillness）（Arnheim, 1974）。治療師能夠在治療時將所有案主的創傷經驗連結起來是相當重要的（Rothschild, 2000）。一個創傷事件之造成並不絕對與事件本身之殘忍程度成正比之關係，但與發生當時之周遭環境及情形則絕對有關；也和它是否能表現出後續反應效果有關；或是和它是否能讓安全感以一個較深刻和舒適的方式重新建立有關。溝通是相當重要，因為語言讓案主得以表達一些內在現象，靠著將它們轉譯成有意義之符號及象徵，來與別人溝通其內在想法（Spaniol & Cattaneo, 1994）。人類需要一定程度的愉快溝通，才能學習、成長和生活。所有特別容易導致減少溝通的事情會讓原先看不到的嚴重問題逐漸浮上檯面。

　　視覺對話中的一個重要成分是有無能力透過溝通，將被掩蓋住的痛苦情緒給找出來，而不需要去考慮這些情緒是身心靈的哪個部分。因為它反映出了一個整體遭污染的情況──一種立即性的衝擊，一個無與倫比的創傷經驗。藝術表現可以捕捉到因受語言限制而無法立即

呈現的素材。就此而言，人格解離會使得案主身心分離；身體因為麻木而反抗，而心靈則因為脫逃而四處魂遊。視覺對話透過那些一再重複出現的特定象徵符號來捕捉和顯示這些被隱藏的反應，比方如「氣球」、「飄浮物體」和「雙重視點」（Spring, 1984b, 1988, 1993a）。一再重複出現的影像可隨著時間，有效和有系統地讓案主達到減敏作用（desensitization）。Palazzoli（1970）針對「隱藏式反應」特別做過一番解釋：基於案主早期的感覺和觀念被扭曲，以致在發展上會自然產生有預警作用的組織性防衛行為，此種行為即是被創造出來的隱藏式反應。案主的藝術作品便反映出這種因為感覺的不確定性和想法的破碎而產生的扭曲。這可以從「破碎的構圖」中看出（Spring, 1984b, 1988, 1993a）。

　　創傷經驗可以造成在辨認情緒狀態時的一種缺陷。如果同時伴隨有失語症（alexithymia）的情形，則辨識過程會變得更加複雜。此時「藝術創作」就成了一種「無意識狀態的認知功能」（Palazzoli, 1970），提供案主可以與混亂的情緒狀態再連結，和成為一種整合破碎想法的管道。圖案式的指示符號也變成了一種可供預測或猜測用的線索（Spring, 1988），並將它當成是一種整合的工具，藉以追溯過往歷史。「在藝術經驗的架構裡，內心被壓抑的東西藉由投射的偽裝方式回到現實面；同時透過運用不同的藝術機制，讓案主不致在道德上感到不舒服……」（Fliess, 1973, p. 115）。

　　視覺對話是一種有力的文史紀錄，可以將它們當成是一種透過藝術象徵式語彙來對性虐待進行的偵測系統。因為那些被隱藏在構圖下的象徵性內容必須在觀賞者接受相當訓練後，才能找到適當的方式解讀出其特定的意涵。在創傷經驗發生之後，即會立刻出現一個初始階段，其中包括危機介入（穩定化），以「楔形物」圖樣來象徵和投射出案主感到的威脅（Spring, 1988）。治療（正常化）便以先解決創傷的方式開始（過去歷史和現在事件之合成）。當這些視覺語言被創造出來後，心中分離的部分會結合在一起，填補原先存在的縫隙，並形成一個有時間順序的參考資料。這樣的紀錄不但可以顯示出衝突和傷

害，而且可以將多重圖案內容當成是多層式溝通，直接與經驗產生連結（Spring, 1993c）。

　　藝術創作在這時變成是一個平台，來連接相反的東西，以便建立一個共同的基礎。透過平靜的思考來建立一個整合性的架構。藝術表現調解人格的腐敗部分，這個部分是一種從虐待家庭想像出之關係的複製再生。這樣的複製再生就如同真正的虐待家庭一樣，會呈現一貫的特徵——一種破壞性行為。由於沒有外界的批評，虐待家庭可能對這種破壞性行為毫不掩飾，甚至會大吹大擂。這種相同的特徵可以在一個系統中表現得非常強勢，而且顯示出其他不同的破壞性行為。破壞性行為將虐待家庭的態度表露無遺，且讓傷害加諸在他們的後代之上。我們應該譴責這種行徑（Fliess, 1973）。當「視覺語言」投射出創傷面時，「文字」則是一道啟動的開關，讓案主自動回應。此種模式之所以能成為一種搜尋潛藏事實的線索，是因為「藝術表現」透過表達出厭惡感和吸引力來複製了這個類似的反應。

　　藝術創作主要是關心一些當下比較棘手的問題，這些表現可能會以一些不易被認出的象徵性造形出現在作品中；只有案主本人知道事情的來龍去脈。這些一再重複出現的形狀有一種可以指引出相關事物的特質。內藏在前意識中的相關資料則形成一種靜態的連結，這些資料內容因為太過驚人，以致無法使用文字來說明清楚——「恐怖的經驗留下恐怖的記憶」（Figley, 1986, p. xvii）。

　　不同影像技術的運用和完成後的藝術作品可能會改變案主對創傷事件的觀感。案主可以藉著找出一些具正面價值的想法和綜合其過去之經驗，以及所產生的掌控權和解脫感，來「揭露罪惡的現實真相」（Rothschild, 2000, p. 160）。雖然在藝術創作過程中可能會出現一些干擾案主的驚懼反應，只要能適當利用以藝術作品來呈現影像的方式，就可以不必亦步亦趨地指導案主，並且可以在重新建立案主自我形象的同時，重新調整案主對事物的看法或觀點。如果案主的藝術作品中有描寫出過往的虐待情節時，就可以利用「雙重影像技巧」：以「系統內反射出的成人角色」來減少「系統內的孩童角色」所帶有的罪惡

感和悲傷感（其不會隨時間和空間而有所改變）。這些罪惡感和悲傷感在先前的虐待情形中不但孤苦無援，並且會讓孩童相信原來的威脅以後就會變成事實了。

視覺對話只說明個人在智能和情緒處理上的表現經驗。這些對話包含了寫實、狂想、隱喻、歷史、目前事件、希望、想法、感覺、慾望和對生活周遭的各種面向。任何人都可能建立出其個人的視覺對話；所有都包含了某一類的主題；所有都顯現出個人的色彩及風格。遭受過性虐待的案主在視覺對話上的差別，在於將某一特定經驗外顯化，使案主可產生屬於其個人的特別語彙。

視覺對話可被當成是解說員的角色，由語彙中來看出案主在治療過程中有無進展。這些對話暗示著當案主想說出他們所知事物時的內心掙扎。在進行治療創傷時，案主個人的內心想法就會浮現，並協助癒合那些「隱形傷口」。「性靈」則成為在傷口癒合最後階段中的最大焦點，藉此賦予案主生命之意義和為其開創光明之未來。

創傷之影像

創傷的影像令人驚奇而生畏，它具有：鮮明的語彙、曖昧的意涵和獨特的造形。訊息之生成自然有其特別的理由，它所串聯出的脈絡說明了案主及造形間的關係。這個脈絡不會超出治療範疇。「訊息的脈絡足以形成一個觀點，不僅確認出簡單的訊息，或多或少也說明了些複雜的訊息」。非口語式的訊息可以表達出案主隱藏起來的想法和感覺，比口語表達的訊息要來得模糊不清（Langs, 1983, p. 21）。

非口語式的訊息形成角色與角色間的內在對話。有些對話會增加彼此的親近感；有些則可能愈形冷漠。在DID患者內在系統中的溝通，如果角色之意圖遭致誤解時，可能會造成一些不確定性。這個不確定的情況因而導致資訊錯誤、臆測、扭曲、假設錯誤、謬誤神奇的觀念和不理性的想法。可能有很多DID患者的內在系統還無法建立發展出一套真實的標準解決方法。這個解決方法是要引導不同角色去發

現和分享各自的真實面,然後整合這些真實面。一旦原先互不相連的真實面需要被用來保護案主主體不被傷害時,連結彼此間之資訊便顯得相當地重要。如果這點無法做到,就談不上痊癒了。在這個系統中,對真實面不同的印象和影像間會互相比較,以取得可用之資料,然後得到一個在價值觀、信仰面和真實性都相同的真正共識。DID 患者可能因為不停轉換角色之故,會將不同年齡層角色的觀感都說出來。這時和證據有關的爭論就會在不同的角色間出現,同時也會上演一場和各個角色之歷史及統合策略之運用有關的對抗劇碼。

　　回溯記憶在本質上是相當具有歷史參考價值的。視覺對話的回溯是一種工具,它可以將創傷經驗投射在藝術作品上,「以藝術形式來追溯考證案主的真實面,可以避免掉焦慮感和罪惡感;事實上,它是一段令人感到相當愉悅的歷程」(Kreitler & Kreitler, 1972, p. 341)。對歷史的聯想、反省和評估是現在進行的事,無法在過去完成,所以它是以現在的認知來評斷過去。藝術作品的功能就是在釐清和回復那些不論是隱性或是顯性的記憶,因為大腦中的想法隨時都會改變。

　　藝術創作可以藉著驅動一些與經驗相關的歷史影像來刺激回溯記憶。藝術不可能在沒有與經驗和歷史連結下被創造出來。因為這些經驗和歷史與每一個人的生活面都是密不可分的。Freud 曾經說過,象徵性符號是一種長大成人後就會遺忘的原始知識。因此,案主的象徵式藝術就可以說是一種無意識狀態的再現:將以前所發生過但已經遺忘的事件,在日後透過象徵符號表現出來,而這些符號並不是案主經過刻意思考而創造出來的。

　　創傷的影像通常為人所質疑。這些影像是一種隱喻、幻像還是遺失的東西呢?它是否已經被儲存轉換成感官的接收器,而非那些顯性的記憶體,可以運用文字或話語表達出來?藝術和書寫文字兩者都是由符號所構成的,它們也都是被保存在顯性的記憶體中。隨不同時間所發生的創傷影像可以用來說明一些類似的經驗和感覺。夢境、視覺影像和隱喻就是利用創造力來重建心中的創傷圖像,並且將與過去歷史相關的資訊連結到目前的認知層面上。

隱喻可以被當成是一種比較、辨識或解釋的依據，來探索一些重要和具爭議性的話題。隱喻式影像可能會產生一些身體方面的感覺、情緒或透過反省所思考出的想法。為了讓創傷反應視覺化，一個完全不同的語彙是有必要的。這和言語上的固定字彙有所差別。雖然在治療上，藝術性語言主要是用來強調症狀的相同之處，但表現手法則是絕對個人化的。當與案主達成解決創傷的共識時，藝術表現就可以反映出這樣的不同及改變。作品內容會變得較正常化，顏色的強度轉為柔和，而破碎的部分也被一一組合起來了。案主不會對性虐待的象徵語彙造假，也不曾想要特意去改變什麼。為什麼呢？因為他們也不知道它們是什麼！

象徵化就像人類一樣古老，是家族互動和傳統治療的一種面向。它在心理學領域的運用，曾經多次引領風騷或又隨時間褪去流行。藝術治療師幾乎每天都需要運用這種記憶回溯方法（mnemonic process），因為案主在藝術創作中用了大量的象徵符號。記憶的象徵符號是一種工具，也是一種對投射物的符碼。這些符碼需要經過挖掘而再發現。藝術治療師和案主需要常一起解讀這些非口語性的描述，以捕捉住案主的內在企圖、目的和其意涵。

Rapoport（1973）提到：「……符號的創造和運用在人類溝通的過程中有其絕對的限制面。」他避免去混淆符號的運用與溝通的目的。他解釋說，除了為立即滿足生理方面的需求，人是活在一個符號的世界裡，而不是一個感官的世界裡。從他的觀點來看，人與人之間的溝通終究是為了要互相了解的。他的理論是，溝通是讓內在系統與外在環境彼此交換資訊；同時也在這個系統內，根據外在環境（多重性）來控制（回饋）這個系統的功能。

Kubie（1953）另提出，心理病理學（psychopathological process）的發生是因為在發展初期，個人受高度強化扭曲的經驗而產生衝擊，同時也讓象徵符號的功能產生扭曲。他當象徵性的表達是發展初期的一個面向，而它的特性是無意識的。

Freud 又提出一個觀點，他認為透過壓抑，想法會變得無意識，但

這些被壓抑過的無意識想法和那些從來沒有被壓抑過的無意識想法，是無從區分的。換句話說，從無意識的想法變成有意識的想法只有一種。Freud 選擇以自由聯想當成是得到案主無意識想法的方法，因為他相信，這一個方法在主要發展過程中，比起其他的溝通形式，可以有比較大的切入角度。「然而，案主的自由聯想只是保護無意識想法的第一步。但很明顯地，有時候我們會忽視到其實一個經過解讀的象徵符號只代表無意識想法中的一個元素，而不是整個無意識的想法」（Fliess, 1973, p. 49）。

「大量重複出現的資料可迫使組織再造，即使資料是正確的，也無法完全移除失憶症的症狀」（Fliess, p. 57）。無法移除失憶症的原因可能是因為案主所使用的是保護型的記憶（screen memories）。象徵化可以幫助案主來辨識保護型的記憶，然後再建構一個新的記憶，將它保護起來。然而，不論有多少類似的虐待行為被保護起來，它都會造成嚴重的心理傷害，而這形成的全面性衝擊可能會持續一輩子。為了解這個保護性的屏障，我們必須去連結創傷經驗的各個層面和探索其保護性記憶的本質。但是我們也不需要帶著放大鏡去檢視每一件事的來龍去脈。因為這樣的介入方式通常會對案主造成二次傷害，而且還可能會引發一些嚴重的後果。

危機和自殺的企圖可能在事情發生之前會有所徵兆，可從繪畫作品中顯現出這樣的跡象。這一系列的行為可以說是因對症狀錯誤處理安排的結果，或是如因退縮、自我否定主義、自我破壞和冷漠造成的內在毀滅而引起的。因此使用正確的解決方法，如評鑑式的比較（comparison of assessment）和再評鑑式的繪畫（reassessment drawings），在觀察治療的進展上是相當有價值的。我以五張有特別標題的評鑑式繪畫，當成是我治療圖表裡的一部分。在治療過程的中期和後期，重複執行相同標題、有專人指導的畫作。每一次重複同一個主題的畫作，然後將它拿來與第一張畫作進行比較，從這些被評鑑的畫作中可看出有無進展。這種比較方式讓治療師可以決定是否需改變治療方向，進行一些特別治療工作，而讓治療的腳步可以向前進，或者也可用來確

認有無必要停止治療。

藝術性語言會擺脫心理的監視系統和超越恐懼感。藝術治療中的藝術就是去解決這種象徵所對應的意義。在治療中，藝術的運用可以說是利用原始方法來接受令人生畏的現實和去調整相對的生活方式。過去歷史的現實和影像可能會一直保持不被探觸，但是在創傷事件發生當時和之後，案主對這些不能忍受的狀況，會藉由解離狀態來逃脫。當日後創傷事件內容在視覺層面上浮現時，為創作藝術作品而被轉換的狀態就可讓案主了解到那些影像其實並不屬於他們的。他們可能會說：「我不知道那代表什麼，但是我感到噁心和害怕，我覺得這應該是屬於別人的東西。」他們用來否認的保護圈接著就會開始被短暫強烈的回憶、擾人的夢和帶有模糊之象徵式訊息的藝術表現所轟炸。這種三角關係揭示了一個相同的主題，讓圖像式指示符號就像是一種用來整合的元素一樣作用（如第一章所提到的「架高的房子」）。

影像金三角在視覺對話孕育時，會不斷地被呈現出來。但是在隨後的治療中，還會有一項新增的內容——為解決創傷的一種反思。視覺對話的構築會伴隨著症狀減少而和創傷有所連結。視覺性歷史生成，然後與現在事件相結合，並且不論藝術創作是以群組或個別來表現，都有其一貫性。當藝術治療能保持一貫的順序，同時治療師能夠對案主採用有理論背景的治療技巧，來處理案主的創傷後效應時，就可以看到不同層面的進展。治療要有所進展，就需要一貫不中斷的治療和案主想解決問題的意志。

當案主看到自己的進展時，他們就會保有想持續的動力。視覺動力和視覺語言間的互動，需要同時結合精神層面和對創造的堅持。比較個人本身不同的藝術表現，可以讓案主記得治療的初期階段，評估治療的中期階段，和將治療的後期階段視覺化；將它們當成是自然的進展，而不是一種遺棄。

知識之搜尋

多重人格者之歷史

好奇心和直覺讓人對不平凡的事有想一探究竟的動機。一九七三年我第一次發現「一再重複出現的造形」持續出現在一名遭受過性創傷之女案主的繪畫作品中。我對這些一再重複出現的造形、顏色,和類似的構圖,感到相當地驚奇。當我記錄下這些觀察時,它看起來不僅只是一件單純的藝術作品,同時還包括有一些經驗性的語彙。我的這些觀察是在一個公家設置的性侵害危機處理中心裡,我第一次使用藝術治療的方法來處理這些危機,並且將它當成是主要的治療方式。身為這個中心的執行長,我每天都需要面對和治療一些遭受性虐待的女性受虐者。其中一些受害者是由警察直接在完成法律程序的醫學採證後轉到這個中心來的。

在一九七五年之前,我歸納出:這些一再重複出現的造形會形成一種藝術性的元素。而這些元素則會產生一種視覺語彙,案主不自覺地沉溺於將這些模式表現出來。這些語彙可以被運用在一些幼年曾遭受過性虐待的成人案主身上,或者是近期剛遭過性侵害的受害者身上。我開始稱它為「藝術象徵語彙」(artistic symbolic language)。這些被記錄下來,一再重複出現的造形或構圖風格包括以下所列出的有:

- 支離且具高度個人風格化之眼狀物(disembodied, highly stylized eyes)
- 楔形物(三角形,或可穿透之形狀)(wedges – triangular, penetrating forms)
- 障礙物(barriers)
- 帶有箭頭(射進或射出)之圓形(circles with arrows – moving in or out)
- 氣球和漂浮物體(balloons and floating objects)

- 狀似牢獄之網狀物結構（jail — like structures or containers）
- 閃電棒、目標圓靶（lightening bolts or targets）
- 一顆心，或被鋸齒狀線條所分割之心形（whole hearts or divided by jagged lines）
- 不同造形之漩渦或螺旋體（varying forms of vortex or spirals）
- 碎裂物（身體和器官組織）（fragmentation — bodies & compositions）
- 堆聚之臉孔群（clusters of faces）
- 出現在人體中之黑洞（black holes in middle of human figures）
- 特定用色：紅、黑、藍、黃（specific color — red, black, blue, yellow）
- 陰影、重疊、模糊不清之造形（shadowing, duplication, vague forms）
- 淌淚之眼睛（stylized eyes with tears）
- 滾動之土石堆（圓角三角形）（running mounds — soft triangles）
- 疊層畫法（layering）
- 圓形（單個或數個同心圓）（circles — simple or concentric）
- 雙重視點畫法（dual perspectives）
- 鍊條和刀子（chains and knives）
- 一朵紅花（single red flowers）
- 蝴蝶（出現在治療後期階段）（butterflies — end of therapy）
- 加粗之線條或抽象畫法（intense lines, abstraction）
- 分隔畫法（compartmentalization）
- 其他自我部分之自畫像（portraits of other self parts）
- 張大尖叫的嘴（open mouths in a scream）
- 有尖角光芒的太陽（suns with wedge rays）
- 多重發展之藝術風格（various developmental art styles）

　　我開始將我發現到的這些觀察向那些與性侵害危機處理中心有關的機構人員做說明，這些機構包括有：市、郡和州政府辦公室；各醫

療機構之醫療人員；精神療養機構之醫療人員和職員；各大學、執法
單位、法院；和一些有關立法的專業人員。我到州議會去為一些與性
侵害有關的法案做說明，為性侵害處理中心募款，以及遊說法務部
（Criminal Justice Council）提供基金（law enforcement funds），以為那
些遭性侵害的受害者加速通過相關法案。我發表一些研究報告，撰寫
請求函，同時到各部會進行演說。一九七八年時，因為我的這些發現、
臨床治療的經驗和一些研究工作的關係，美國藝術治療協會（Art Ther-
apy Association, ATA）在一次洛杉磯的會議上頒發給我「國家研究獎」
（the National Research Award）。

　　之後，觀察紀錄的工作仍舊繼續進行，這個工作後來也成了我的
博士研究主題：「性虐待和藝術象徵語彙所反映出之創傷後壓力」
（Sexual Abuse and Post-Traumatic Stress Reflected in Artistic Symbolic
Language）（1988）。其研究結果，則在一九八七年於 Miami 舉行的
美國藝術治療協會會議中發表（Spring & Cohen, 1987）。我的書：《破
碎的影像：性創傷之現象學語彙》（*Shattered Images: Phenomenological
Language of Sexual Trauma*）一書，則在這個科學性發現的二十年
後——一九九三年出版。

　　一開始那些一再重複出現的語彙，其所出現的數量可以說是相當
驚人的；沒有任何方法可以知道這些發現有多縱橫交錯，也不知道這
些討論現象的語彙又是如何與創傷經驗相互結合。我只能猜測轉換過
的意識狀態（包括在藝術創作過程中的意識狀態），與在創傷反應中
的解離狀態是相似的。造成象徵語彙的原因無非是要和情緒及身體的
狀態互相有連結。我認為這些一再重複出現的語彙，是案主企圖要透
過圖像來將創傷經驗正常化，或者是透過對某些技法和素材的控制獲
得心理上的掌控權。縱然我想要回答這些問題，有關性虐待和攻擊反
應的文獻在當時卻是付之闕如，寥寥無幾，僅如：Brownmiller（1975）、
Burgess 和 Holstrom（1974）、Greer（1974）、Medea 和 Thompson（1974），
及 Ware（1974）。而與藝術治療、創傷或性犯罪相關的文獻則都不曾
出現過。我發覺我迷失在一片汪洋大海中，不曾有人報導過相關發現

的紀錄，我手邊沒有任何可供參考的資料。

　　沒有任何科學上的先例可以解釋這些發生在為數不少的特定族群身上的「藝術象徵語彙」（artistic symbolic language）。在當時被發表過的研究，主要是以退伍軍人和戰爭受害者作為研究對象，評量他們心理上的創傷。因為這是當時我唯一可以獲得的主要知識，於是我便開始著手調查每一件我所能找到的資訊，以便我接下來的學習和了解。

　　我問其他藝術治療師是否他們曾經察覺到這樣的現象。他們勸告我，藝術治療並不是被用來處理這類危機，如果我對這一群人用這種治療方式，那是相當危險的，我應該立刻停止這麼做。另一些人批評說，我應該留在傳統的藝術治療領域就好了，因為我相信一再重複出現的語彙可能對某些特別族群的人有特別意義，而他們認為這種說法需要再三考量。這些外界的批評建議對我一點意義或價值都沒有！當我觀察到一些成人受害者在治療上有顯著的進步時，我也同時找到了關於解開這些謎團的知識線索。在諮詢了一些非藝術治療領域的醫師專家後，我做了一個最後的嘗試——就是去找到一個可能已看過類似情形的藝術治療師。

　　我找到一位名為 Clara Jo Stember 的藝術治療師。她也看到了那些一再重複出現的語彙曾經出現在之前遭受過性虐待之孩童的繪畫作品裡。在我與她討論之後，我知道我所發現的訊息不單只是一種簡單的推論而已。它確實是一種透過圖像式的指標來獲取某一類資訊的方法。Clara Jo Stember 同意我這樣的觀點。於是我們就計畫合寫一篇文章，來探討這個有關一再重複出現之語彙的現象，和它們可能對案主造成的影響，進而能夠在一般廣大的群眾中辨識出哪些是曾遭受過性創傷的受害者。但是好景不常，Clara Jo Stember 在與我正開始要著手合寫這篇文章前卻突然過世了。

　　後來，我又和一位名為 Donald Schafer 的醫師一起進行這項工作。她在 Topeka 的米林爾精神治療學校（Menninger School of Psychiatry）擔任住院醫師，且已經開始從事藝術治療的工作。她的好奇心驅使她對這些發現產生了和我相同的驚奇，也想了解如何將它們與催眠狀態

和意識狀態的調整連結在一起（Schafer, 1981, 1986, 1996）。

　　隨著這些研究繼續進行，創傷性反應與解離的視覺化模型開始逐步形成。這個模型解釋了案主的內在現象為何如此混亂，也讓案主藉此現象回憶那些迷惑的創傷經驗。這在本質上可以說是相當地形而上，是一塊戰爭區（Spring, 1985c, 1986b, 1993a）。這些描述是用來說明性侵害受害者和越戰退伍軍人在反應上的相似點。這些相似點在於：象徵性的內心戰代表一種衝突，而非是一場實際的戰爭。這些反應可從案主的用色選擇上看出一些端倪。當案主正常化後，調色盤內的顏色也跟著改變。從案主所完成的「內戰調色盤」（*Civil War Palette*）（Spring, 1985c, 1986, 1993a）這幅畫即可說明這類形式的受害化過程、行為和角色協調在藝術表現中是多麼的相似啊！調色盤是表達案主情緒和心智能力之破碎程度的工具（Spring, 1985c, 1993c）。副標題就是案主在復原過程中，角色從「受害者到勝利者」的演化變遷。這個程序被當成是一支解碼的鑰匙，用來了解每一個色彩符號如何在繪畫中詮釋不同角色所代表的意義。它讓案主了解到心靈的力量如何戰勝記憶，而在生理上搭起一座溝通橋樑，去辨識那些由隱形傷害所造成的生理反應，並以視覺對話證明其與口述證詞是相吻合的。

　　我的這些發現讓我有機會在公共電視台露臉，參加一個訪談性節目。在節目當中，我們播出一些有關象徵語彙的幻燈片（Virshup, 1984）。我在經過十年對這些發現的研究之後，為其下定義、再修飾，並植入一些新觀念，然後將在臨床治療上的觀察與一些理論基礎連結起來，最後我體認到這些發現已經演化成為一個解決心理創傷的視覺體系。除了一再重複出現的造形，也就是展現視覺對話中的一個藝術性基本元素，可以表達案主內心的特定意義外，還有一種視覺化形式，可以教育受害者，讓他們知道從其表現出的創傷反應來解釋持續不斷的衝突、家庭活動模式、受害者角色和行為模式。而這個視覺化的模式指的就是用色的方式。除此以外，還有兩張圖：一張是受害者的恢復期；另一張是DID患者的整合期（Spring, 1985c, 1993b）。將這兩張索驥的圖並列一起就可以說明治療的複雜性了。

調查研究可以讓治療系統化，可以成套來說明並凸顯最初的議題。這個系統運用了連續性的藝術創作評鑑方法來說明後效應現象。這個模式可以套用在不同情形、個人和團體之上。男女皆適用，也不介入文化人類學觀點及個人論點。

一九七六年我在Donald Schafer醫師的指導和訓練下，診斷出第一個多重人格異常的個案。這個新發現讓我有機會能夠擴展我們在「藝術象徵語彙」上的共同合作計畫主題。第一個案例被發現後不久，第二個遭持槍輪暴的案例就緊接著送進了危機中心。如果我在第一個案例就招架不住，那麼第二個案例更是會讓我看得頭皮發麻，腿發軟了。這個案例相當複雜，因為案主不僅有施打海洛因的毒癮，還長期使用禁藥、有暴力傾向、會自殘、更可調閱到她洋洋灑灑的各式精神疾病就診紀錄，以及一個正在纏身的犯罪訴訟案；她本身則具有相當卓越的音樂才能。這個案例變成是對我的耐力和能力的一種考驗；它讓我將來在面對各種案例時都能夠處變不驚，在暴風雨中依然屹立不搖。危機中心的每個人都聽過這個案子。我的名氣也因為它而聲名遠播，從法官、檢察官、公共辯護律師、州警長到各級立法單位都知道有我這號人物的存在。就是這個案子的關係，激勵了我更深入地去研究調查這個案例，它也奠定了我在日後為「雙重象徵語彙」下定義的內涵基礎（Spring, 1985b）。

我的研究工作能夠更具體化，是在我與位於 Irvine 的加州大學醫療中心（the University of California Medical Center）的合作期間。它是美國第一個研究多重人格異常的團體；於一九七八年在由Donald Schafer醫師所領導的醫院裡成立。大概在五年之後，又成立了研究多重人格和解離症的國際協會（the International Society for the Study of Multiple Personality and Dissociation），並且在一九八三年於芝加哥舉辦第一次大會。一九八六年加州協會（California Society）成立，屬於這個國際性團體的支會，我是其中一名創辦者。一九八八年加州協會於丹納角（Dana Point）舉辦第一次的西岸地區會議（Western Regional Conference）。在這場會議中，Jack Watkins 博士擔任主要的演說者。我自一

九九三年到一九九五年內，擔任這個協會的主席。從一九七八年起，協會開始對運用藝術治療在創傷與解離症患者身上給與極高度的評價；也創造很多機會能夠呈現研究結果給一般非此領域的廣大民眾，說明藝術治療在治療複雜的創傷上的貢獻。

　　一九八五年於New Orleans舉行的美國藝術治療學會會議中，「多重人格異常」（multiple personality disorder）成為主要的討論主題。身為該會議的會議主持人，我邀請了Christine Sizemore擔任主講人，主講與藝術象徵語彙有關的視覺對話（Sizemore & Pittillo, 1977）。Don Jones、Christine Sizemore、Ellen David和我共同主講「藝術治療與多重人格異常」。我的部分是「鮑伯的個案分析」（Case Study of Bob），討論案主身分系統中之衝突的指標──「障礙物」（barriers）。「多重人格者的視覺語彙」（Visual Language of Multiplicity）（Spring, 1985c）也在這次會議中被提出，接續藝術語彙系統運用的研究紀錄。這個紀錄開啟了廣泛運用藝術治療的未來，治療工作人員大量使用藝術治療在解離症患者身上。接著我又為這個協會籌劃舉辦一場區域性座談會，指導訓練一個治療團隊如何運用藝術治療技巧於創傷後壓力、性虐待創傷和多重人格異常患者身上（1988-1993）。

　　最近我在進行藝術治療的個案研究分析時，發現早在一九五〇年代，就已有人進行過性虐待之象徵語彙的研究了。Naumburg出版了一份討論遭受過性虐待的精神分裂症女患者的個案研究報告（Hammer, 1978）。只是她並沒有特別就這些藝術語彙系統再進一步深入探討。其實在這份研究報告裡，患者在作品中不斷出現特殊的藝術象徵語彙。這個研究的焦點主要是放在患者的精神分裂症狀和生理層面上，而不是在患者的性虐待經驗上。文中對這點的描述相當模糊，以現今已有的專業水準來看，其實這些患者所表現出的視覺語彙是相當顯而易見的，很難不去注意而忽略它。

　　我不斷地對這些藝術象徵語彙所表現出的一致性感到讚嘆。這些語彙能夠歸納出某一類的經驗，特別是那些楔形物和支離獨立之眼狀物。個案可能被告知要畫出楔形物和支離獨立之眼狀物，但作品不見

得每次都相同。其特徵、色彩、造形、和結構性的內在特質也不會與一些有特定相關經驗的藝術象徵語彙互相連結。與症狀的消減一樣，當創傷經驗被處理和解決了之後，伴隨作品出現的藝術象徵語彙系統也會逐漸消失；而且治療會有漸入佳境的情形。視覺對話繼續透過圖像所透露的意義和反映出的創傷根源，來偵測出性虐待情事內容。經過這些階段，案主可以順利度過他們的恢復旅程（Spring & Williams, 1990）。

具體發現

在我發表了我研究的相關資訊後，許多藝術治療師開始進行他們對那些一再重複出現於案主畫作中之圖像指示符號的觀察。大家將焦點集中在眼狀物、楔形物、圓形、曼陀羅形、粗線和特別顏色的出現上。這些治療師包括有：Abbenante（1982）、Cohen, F.（1984）、Cohen, B.和 Cox（1989）、Garret 和 Ireland（1979）、Hess（1982）、Jacobson（1985）、Lusebrink 和 Dickstein（1982）、Nederland（1977）、Ogdon（1981）、Sidun 和 Rosenthal（1987a）、Sidun 和 Chase（1987b）、Silvercloud（1982）、Stember（1978, 1980）、Urban（1983）。這段期間裡，可能還有其他人也出版了一些討論藝術象徵語彙的報告，以及對一再重複出現之造形的研究成果。如果在此有所遺漏，我向那些研究者致上歉意。

Lusebrink 和 Dickstein（1982）將三個有關多重人格的案例互為比較，並將他們引申為具有「多重意義」。他們將繪畫定義為「即時的視覺效果表現」，同時這些視覺效果帶有特別的顏色：紅、黑、藍和黃色。兩位研究者特別描述了曼陀羅形、眼狀物和穿刺物體的意義。他們定義構圖裡的垂直、水平或對角線是一種「分裂」的意思（pp. 146-151）。

Cohen 和 Cox（1989）兩人不僅確立了這些一再重複出現的藝術符號系統確實存在，也有實際應用和後續發展，而且還證實藝術象徵語彙的確經得起考驗。他們的研究特別關注於一些最早期就已發現到的

圖形，如：支離獨立之眼狀物、楔形物、圓狀物、障礙物和構圖風格。他們增加一個主題為「樹」的指引性繪畫，作為他們的診斷評量工具。這個評量工具是「房子─樹─人測驗」（House-Tree-Person Test）中的一般投射性元素，已被廣泛運用在不同的人身上。Cohen 和 Cox 縮小了研究範圍，他們研究的這些藝術符號系統只運用在治療多重人格異常（Multiple Personality Disorder, MPD）患者身上。因此這些藝術符號系統只適用於對一般人是否遭受過性虐待或性侵害的辨識上。如果以伴隨有創傷後反應的性虐待或性侵害者來說，必須再加上其他不同的診斷，不是只有 MPD 的診斷而已。藝術象徵語彙是針對特定經驗進行分析，而不是在討論疾病的症狀。

　　Cohen 和 Cox 兩人用藝術符號系統及其所構成之象徵語彙建立了一個「十個類別模式」（Ten Category Model）來診斷，並將此模式當成是「診斷式繪畫系列」（Diagnostic Drawing Series, DDS）的其中一部分；也因此藝術符號系統及其語彙更讓人相信其具有可靠的穩定性。他們提出運用診斷式繪畫系列來診斷多重人格異常的概念，與 DSM III-R 的方式有異曲同工之妙；並且在一九八九年將此一模式出版發行，主題是：「圖像的分類」（Picture Categories），類別有：

(1)系統圖像（System Pictures）。

(2)破碎圖像（Fragmentation Pictures）。

(3)障礙圖像（Barrier Pictures）。

(4)轉換圖像（Switching Pictures）。

(5)威脅圖像（Threat Pictures）。

(6)警告圖像（Alert Pictures）。

(7)欺騙圖像（Deception Pictures）。

(8)治療圖像（Therapy Pictures）。

(9)恍惚圖像（Trance Pictures）。

(10)發洩圖像（Abreaction Pictures）。（pp. 133-135）

　　在一九九五年時，這些類別的次序被重新處理過。其中兩類──「欺騙圖像」和「治療圖像」被刪除；然後再加上「混亂圖像」（Chaos

Pictures）和「誘導圖像」（Induction Pictures）（p. 17）。

　　Cohen 和 Cox 向精神科醫師和心理醫師蒐集了一群患者的畫作，然後以這些可表現出特定診斷類別的繪畫來為他們的研究下結論。精神科醫師和心理醫師對這些繪畫的評斷都是按照 DSM III-R 的標準來進行。Cohen 和 Cox 則從這些蒐集來的繪畫中，分辨畫作裡的哪些特徵是屬於哪些特定的診斷類別。他們的診斷報告不包括那些曾經遭受過性虐待但沒有發展成 DID 的控制組，所以不需要和實驗組做對照，也不需要進行創傷後研究。他們的描述也沒有提到那些在他們的「十個類別模式」形成前，早期發展出以經驗為主的藝術治療研究結果。其實早期發展的這些經驗性研究即已確認，那些遭受過性虐待的多重人格異常患者，就如同其他一般的性虐待受害者一樣，都會在繪畫中投射出所謂的藝術象徵語彙。但不論是經驗性研究或是其他實證研究，沒有任何一種研究可以只靠 DID 患者就可證明出特定藝術符號系統之投射作用。

　　這種「診斷式繪畫系列」早在一九八〇年代就開始被運用在對精神分裂症患者的研究上。接著在一九八三年時，DDS 又發展到對飛行員的研究上，而這對藝術治療領域來說，是一個極大的貢獻。三種繪畫模式──「自由繪畫」（a free drawing）、「主題為『樹』的指引式繪畫」（a directed tree drawing），以及「感覺繪畫」（a feeling drawing），在主要以藝術表現作為診斷評量的標準中，成了一種值得信賴的藝術治療評鑑工具。研究者 Cohen 和 Cox 定義這個評鑑工具為一種具支撐性的重要結構，而不是工具內容本身。如果將 DDS 延伸擴展（1989）到其他多重診斷，就會導致對單一診斷失去標準。然而並非所有遭受過性虐待的案主都會發展成 DID，因此藝術象徵語彙不能只局限在單一診斷類別中。以性虐待情況而言，案主的藝術象徵語彙也可能出現在其他不同的診斷類別中（Naumburg in Hammer, 1978）。因此有必要以經驗性實證來證明 Cohen 和 Cox 的假設──一個單一類別經驗中的藝術象徵語彙就可以單獨決定 DID 的診斷。

　　Burt（1996）認為，因為 Cohen 和 Cox 的研究中沒有運用控制組

和實驗組進行對照，如果將以精神分析學派為理論基礎的DDS和DSM III-R一起運用而成為測量工具的話，將會導致診斷上的問題。一篇由 Burt 和 Cohen 等人共同修訂後發表於一九九四年的文章上寫道：「事實上，如果沒有藝術治療師正確蒐集這些畫作資料，並將它整理成有用的資訊供人討論，就不會有其他任何後續的研究貢獻」（p. 109）。 Cohen 等人對MPD的前備研究是一種特定案例的概括化，而不是實驗和後分析式的（經驗性）。雖然如此，這個研究確實具有它的貢獻存在——它確定了「藝術象徵語彙」的信效度及常效度（Spring, 1988）。

藝術語彙之意涵

　　藝術象徵語彙包括了繪畫的形狀、造形、顏色、線條和圖案的結合，而成為一種可以解讀的藝術符號系統。系統裡的基本語彙則包括有結構性的元素和內容，這些元素和內容可以記錄經驗、揭發歷史，以及提供證據。視覺對話可以捕捉到一些遺失在案主自身記憶裡的片段，而藝術語彙則投射出顯而易見的經驗特徵。影像會明確地表現出創傷的原本面貌，並與隱形傷痕引起的生理反應結合在一起。這當中有一些不確定的地方，就是：藝術象徵語彙表現在現象上的層面為何？它是如何與記憶連結在一起？如何幫助案主重建記憶？還有，這些使用藝術語彙的特定族群又是如何來選擇他們所欲表達的藝術語彙呢？其中一個考量點是將圖像式記憶與支離之眼狀物和三角形體兩者的一般象徵性連結在一起，因為這個象徵性放諸四海皆準。那麼答案究竟是在案主本身的神經系統上呢？或是在案主表現於治療中的臨床觀察上呢？

　　當我仔細去探究案主對治療中的不同反應時，我將他們分類成下列情況：

　　(1)有意識地保有一些對性虐待的記憶。

　　(2)絲毫無法回想起虐待事件之發生經過。

　　(3)懷疑性虐待事件發生的真實性，因為本身尚持續產生一些問題。

⑷最近才遭人性侵害，而且有通報。

⑸最近遭人性侵害，但是並沒有通報。

⑹已經經歷過近親亂倫的情形有好幾年之久的時間。

⑺有近親亂倫的情形，但為時不長。

⑻有兄弟姊妹間的性虐待情形。

⑼以前曾接受過性創傷治療，但至今未見任何改善。

⑽明顯看出是因受治療師治療態度之影響而產生的症狀。

⑾案主自己裝病。

⑿案主全盤在撒謊。

在那些造假的案例中，沒有人投射出任何有特徵的藝術性元素，因為它沒有任何形成的基礎。因此若案主在畫作中缺乏這些特殊的藝術性元素時，我們不免要懷疑案主是否有所造假。案主在以口語表達的病情描述上可能幾可亂真，治療師因而被愚弄，但在其他非口語性的自我表達上就會露出馬腳，讓人一眼看穿有待查之處。

畫作中一直都有運用支離獨立之眼狀物和楔形物的案主，背後都承受著一些創傷後壓力、人際關係有問題的歷史，以及伴隨著危機—暴力的生活形態。很多人有各式毒癮的問題；另有些人則有嚴重的性問題，可能從完全的無性生活到雜交的生活形式。所有人都有不同程度的焦慮、沮喪、憤怒、罪惡感、完美主義者般吹毛求疵的行為、低落受損的自尊心，以及認為自己是「萬惡不赦」的。大部分的人對自己都有種天真不切實際的想法，而這些只能藉著治療師去調查案主已失去或被中斷之發展階段的說法來解釋。

那些在畫作中沒有出現藝術符號系統的人，並不會表現出任何具說服力及一致性的病徵。唯一的例外情形是那些在酗酒家庭中長大的孩童，雖然他們並沒有遭受過任何在身體上或性方面的虐待。這些案主會表現出創傷後壓力的一些特徵，還有在危機—暴力生活形態中所產生之人際關係問題等面向。這些模式比較傾向於受熟悉物所誘惑的這種類別中（第二章）。另外畫作裡也會看到一些楔形物，被威脅的感覺，只是形體不會顯得很統一。

治療複雜的創傷是件既讓人驚嘆又具有意義的工作。「性虐待受害者表現出一種創傷經驗，和一些相關效應。這些表現是透過一種共通的……語言，一種被編了碼的重複造形，來傳達出訊息，……可以說是一種私人的代碼」（Spring, 1988, p. 154）。並非一個支離獨立之眼狀物或一個黑色的楔形物就能代表案主曾經有過一段性虐待的歷史。它是不同特性及形式的組合，有一貫性和可以解釋經驗的重複性模式。藝術性元素一起同時運作來說明特別的訊息。Sweig（2000）於書中便提及這些觀察到的看法。當象徵式的造形是以書寫字母的方式來構成文字的時候，這些造形會交錯重疊在一起。任何藝術性元素都不可以被單獨拆開來看，因為各種變數和結構性質都會互相影響。視覺語彙所傳遞的訊息內容會因為被隔離成單一造形而遭誤解、扭曲，甚至破壞（Arnheim, 1969）。

如果要就所有的單一藝術性元素進行討論，因為資料太過龐大無法完全涵蓋，並非是一件可行的事。因此下面所討論的部分，只選擇最為明顯突出的元素。包含有我個人的觀察、解釋方式、觀點、形成概念，和多年來對視覺對話所累積的經驗看法。

用色傾向

顏色是一種刺激。Matisse 說：「繪畫具有精神性，是表達感官的色彩。」他提過，繪畫首先要能「累積精神性，以及要能夠將色彩引導到精神的路徑上」。情緒的強度會透過色彩和線條而釋放出來；心情和感覺會透過一些模式結合起來表達。根據 Saunders（2000）所言，形狀可以藉著顏色的差異來分辨。紅、黑、藍和黃四色在這些特別族群的視覺對話中，以相當多的出現頻率和特有的節奏韻律一再重複出現，因此相當容易與其他顏色有所區別。Naumburg 說過「……無意識者會象徵性地以旋律、色彩和造形來為他們自己說話」（Hammer, 1978, p. 513）。旋律會因紅色和黑色的伴隨出現而被注意到，接著再消失。當憤怒和沮喪消退時，紅色和黑色的比例也會跟著減少。

明顯的顏色似乎是有意地特別被挑出，但是裡面的內容則是一種

無意識的選擇，透過顏色和線條來解放情緒。舉個例子：用快速流暢的動作畫出強而有力的楔形線條。這些楔形線條是威脅的危機，若用紅色覆蓋上去，就好像是用憤怒來覆蓋威脅一樣，試圖消除這些威脅。這些動作就是在表達案主內心的想法，也就是說，憤怒跟著威脅而產生──一種要去消滅威脅源頭的願望。紅色是原始的；它和興奮、熱情、生存、能量、革命及危險相連在一起。黑色也是原始的；它和神秘、惡魔、害怕、負面、沮喪及死亡連結在一起。根據 Saunders（2000）所言，紅色、黑色和黃色可以在基本色彩類別裡一眼被辨識出來。他特別針對基本色彩類別裡的「緊急生理機制」（emergent physiological mechanisms）這個概念有一番討論。

　　Stern（1987, pp. 19-21）引述 Naumburg 的話，發現亂倫案主所使用的紅色與黑色可象徵性地代表對父親的憤恨。Naumburg 支持 Stern 的這些觀察與發現，而她自己也不斷地發現到，這些被他們所使用的結合方式同時也表達出對母親的怨懟。她認為恨意會讓人變得更狂怒。紅色和黑色在藝術象徵語彙中不只是一種稍縱即逝的臨床治療觀察而已。

　　用在我研究中之畫作的色彩包括了二百二十五張的繪畫，是在合格的三種類別之中。而混合使用紅色與黑色的比例可以歸納為：性侵害組占 42.6%；多重虐待組占 60%；控制組占 26.6%。這些在使用紅色與黑色上的比較是：只有使用紅色者、只有使用黑色者，以及並用紅色與黑色者。雖然這些研究並沒有特別專注在顏色上，但是在用色傾向上的分析對日後研究而言卻是相當重要的。案主在顏色上的選用被發現與其過往經驗具有相當的一致性（Spring, 1988）。

　　紅色被兩個受害者的實驗組當成是表現狂怒的顏色；控制組則用紅色來代表一些快樂的事情。黑色被實驗組用來表現沮喪；但是控制組則用黑色來畫一些物體和輪廓線。實驗組在一張畫作的用色上比控制組用更多的紅黑色組合。實驗組會抽象性地使用顏色；控制組則是相當寫實地選用顏色。

　　Kaplan（1994）從四十六位大學生的繪畫作品裡，研究憤怒與憤

怒之影像間的關係。她的研究中顯示出有 52%的畫作是使用紅色與黑色的組合。Kaplan 的研究並沒有事先剔除掉遭受過性虐待的受害者。同時在這些繪畫裡有一些人有畫出楔形物（威脅）。她堅稱，這些研究「……暗示了某種程度的共通性，至少在我們的文化裡，對我們所知道的圖像符號以及對憤怒的象徵」（p. 142）。

　　在這些圍繞著憤怒的劇烈感覺或沮喪的麻痺感覺中，另尚有以黃色來象徵希望光芒的手法，通常呈現的形狀是太陽或楔形的光芒（Spring, 1988, p. 187）。這是一種遠古的宗教符號。受害者通常會將太陽與精神性、宗教信仰和希望相連結。楔形物通常是傳達一些與未來有關的威脅，它是建立在對過去負面的態度，似乎是世界末日來臨般的感覺。因此黃色可以被當成是用來衡量案主情緒強度的方法。藍色則通常被用來代表眼睛和眼淚，代表悲傷或保護的表現方式。

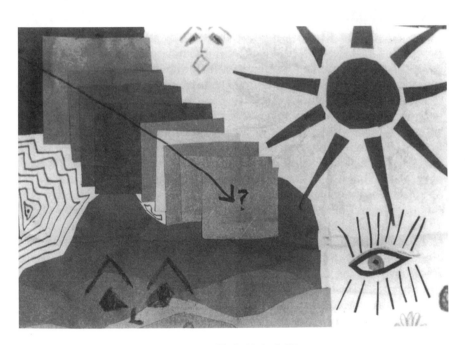

圖 15　帶光芒之太陽

形狀與線條

　　沮喪的案主對形狀的反應會較多。他們描述層層深藏於內心的不安全感、壓抑感和麻木感。Fliess（1973）稱說：「形狀的運用是一種無意識的狀態」（p. 56）。它需要一種活躍的反應，一個具組織力和企圖要在智能上獲得掌控的心。對熟悉事物的記憶回溯和相關經驗可能會影響現在所觀察到的形狀，而這個形狀在當時可能會顯得相當地不一樣（Arnheim, 1974）。形式和形狀的安排指出內在的衝突和對智能方面的追求。舉個例子：一個遭受近親亂倫性侵害的受害者，其所畫出的心形在深層意義方面是代表對親屬加害者的愛或是對家人廣博的愛。這個心形可能會在以後重複出現，但會被一些鋸齒狀的線條所分割（障礙）而形成楔形的心。相對於完整的心，衝突裡破碎的心代表著衝擊、出賣背叛和個人信用的破產。形狀與線條的結合暗示了一個智能上的反應，以傳達出一個和情緒有關的訊息。

　　Sidun 等人在對青少年的研究（1987a）中提到，線條的力道代表了焦慮的程度。觀察中發現，曾經受過性虐待的青少年「會傾向於畫出一些較重或較不一樣的線條，然而不曾受過性虐待的青少年則會以比較中度的力量畫線」（p. 30）。我和其他人的研究支持 Sidun 的這個觀察（Buck, 1981; Hammer, 1981; Jolles, 1983; Machover, 1980; Ogdon, 1981; Urban, 1983）。

多重訊息

　　藝術是與記憶進行溝通的方法。當信任變成是一種可怕的陰影時，記憶就會停滯不前，並且極度渴望有曝光的機會。記憶是層疊在 DID 患者內在系統的一部分。Kluft（1984a）強調，創傷的解決之道有其層疊情形和複雜性；這些複雜性包括了必須全程偵測創傷後的所有病徵到監視創傷的中心點。這些動作並不像衝擊一樣重要；最具衝擊性的記憶不見得是因最恐怖的作為而來。這些重要的觀點卻可能常常被治療師所遺漏。表面上，口述證詞似乎是檢查創傷的中心點，因為影像

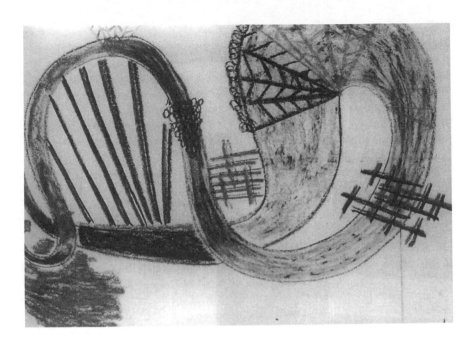

圖16　形狀與線條

可能會影響治療師，而引發其個人主觀的反應。因此，治療內容以及
對過去的描述不應只是在「你覺得如何？」而已，而是「你認為它如
何對你產生影響？」。對創傷發生當時的社會脈絡也需要予以了解。
另一個層面則是要去看案主的創傷經驗如何影響到自我形象的形塑；
案主又是如何去處理外在世界，以及案主使用哪一類的支持系統。受
害者應被鼓勵去對創傷經驗如何影響他們日常生活的議題進行探索。
創傷經驗有可能會探觸和毀壞所有的生活區域，就如同在層疊的繪畫
中所見的一樣。

　　Putnam 在一九九一年說過：「層疊（layering）……可以說是解離
症在自我防衛過程中的一部分，它和痛苦及驚恐綁在一起，然後把它
分割成一小塊一小塊地儲藏起來，而使它無法重新組織起來或被喚回
記憶」（p. 125）。破碎和層疊的繪畫反映了這樣的過程；藝術創作中
性虐待主題的呈現是記憶回溯的結果。心靈融合了創傷經驗和藝術；

繪畫則是盛裝這些分裂之內容物的容器。

　　DID患者可以了解這樣的概念；我稱層疊式繪畫為「心的攪拌器」（mind blenders）。角色堅稱「心」和他們彼此分享和相競防衛，這是一種象徵性的企圖，用來控制內在系統的一些狀況。這種假象的穿透和憤怒互相吻合。象徵性的守門員或是入口警衛會保守秘密和尋求解救。這時我會用經過轉換形式的意象，但不移除中間必要的防衛機制，來當成一種操作手法。

　　我挑選在適當的時候和案主討論多重訊息（嘰嘰喳喳叫和混亂的心），走道上那道光線照射的門和被當成是安全之藏匿處的閣樓房間。我們又討論了些被遺失和被找到的東西，還有那些剛好在桌下或丟到底層的東西。我們再談論到一些和害怕有關的恐怖鬼屋。孩童一開始很怕聽到這類的故事，但一會兒後那些恐懼感卻又消散得無影無蹤，因為他們不再相信這些故事的真實性。為了要讓孩童的害怕正常化，我們必須和孩童的一般恐懼感有所連結。我們接著又討論了吉普賽小孩的故事，以及那些消失在雲端的臉孔。這是一個利用形式轉換過的故事和與中斷或遺失的發展階段有關的符號來重新建構的過程。這個想法主要是為了要降低由童年時的恐懼轉變成長大後的焦慮。治療師成了藝術剪接師，從藝術當中找到看不見的眼淚，探索過去的足跡以解開神秘之謎，並解決不滿意的事。

　　我們談論了一些內在的情景和舉世皆知的神話，比如說是人煙罕至的城堡（秘密和解救的故事），圓滿的感覺（可以了解的自我），和一些象徵性的世界（另一個次元）。我們也談論到開拓本能的事（身體），和肉體之身在神話中可能是以動物的形象來表現。我另外規定了家庭作業，是有關雙重影像的問題：兩隻動物，無法如同一般情況的互相照應，卻又能邊走邊互相對話（Shorr, 1972, 1974）。雙重影像可以揭露衝突，也不必先去發掘虐待的細節就能將事情給解決妥當。心能夠抓到這一點，並且能夠運用象徵物將障礙給移除掉（1993c）。這種意象在治療過程中是很有幫助的，尤其是在已建立了一段良好的治療關係後，當案主試圖從經驗中找出所代表的意義時。以這種態度

來進行治療，並不代表創傷的颱風眼已不再具威脅性，然而它也不會再產生危險。

層疊

藝術表現建立在聯想與相似性上；相似性是必要的，用以區別差異性。Aristotle 認為相似性是一種具有創造心理性聯想的特質，一種連結過去與現在之記憶的狀況。雖然相似性是用來分辨差異性的一個先決條件，但必須注意它的陷阱。如果治療師在案主發展出更新、更令人驚奇的經驗模式之前掉入這個陷阱的話，治療師就有可能會喪失判斷的敏感度。

和層層相疊的創傷性記憶有異曲同工之妙的是：藝術性元素會搭配「層疊繪畫」——一種記憶的呈現和一種象徵性生活的層疊，來保護這個被以敵意對待的內在世界。解開層疊繪畫讓我們了解到案主內心不同的角色部分，進而與其過去之歷史互相比較（Spring, 1993c）。藝術表現在這裡提供了一個線索，不論是直接的或是間接的，都可用來討論案主之生活和其相關之參考事物。這些經驗讓角色得以交換、修正，或是增加訊息到繪畫裡，呈現一個不一樣的解釋方式；也可藉此得到一些「系統內其他角色」所保有的記憶。須注意的是：藝術雖可以解釋過往的古老事實，只是在真實面和影像間仍存有一些基本差異（Arnheim, 1969）。

罪惡：支離之眼狀物

隱形傷痕會生成一個象徵性的眼睛，帶著淚去追尋過去的足跡。這個支離獨立之眼狀物是大家都認得的，但是它卻帶有不同的象徵意義，深植在含宗教意味的罪孽懲戒，以及被監視以評判善惡的暗示意涵中。這個眼睛背負罪孽和懲戒的觀念，然後透露出罪惡的訊息（Dax, 1953）。研究顯示本身具有宗教信仰的案主會在畫中呈現更多支離獨立之眼狀物出來。

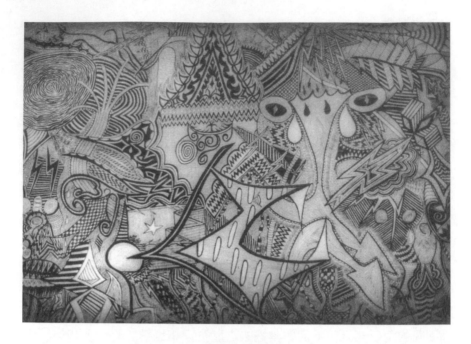

圖17　層疊

　　這種支離、具高度個人風格化的眼狀物可以讓人聯想到埃及藝術和拜占庭藝術，同時也會聯想到有關神祇、惡魔、偏執狂的眼睛，或者是所謂的「第三隻眼」。它也可能代表著「撒旦的眼睛」，或者是「巨無霸的眼睛」。透過它，撒旦可以監視他的囚奴，然後將他們吸向自己。這一群案主會使用眼睛來象徵他們被脅迫去犯罪行惡的受害情事。然而罪惡感的產生到底是因為他們表現出樂意參與的態度，還是因為他們無力控制這些不道德的行為呢？他們自己也都混淆了。受害者知道他們自己早該要更加堅強去防止這些罪惡之事的發生，不論那時他們的年齡有多大或多小。

　　當性侵害或亂倫發生的時候，受害者的罪惡感跟著油然而生。他們相信他們必須做一些事情來激起這樣的罪惡感。因此這時內心出現了羞恥感。在社會化的學習過程中，社會規範約束女性在性方面的想法「應該」要由男性來掌握這個主導權，不論在何種情況下都須如此。

影像與幻像：解離性身分疾患之藝術治療手記

172

如果其中有人不是按照這樣的規範來發展的話，她自己就有「責任」去承擔後果，當然也因此是「罪有應得」。性虐待一方的快感是高位權柄與操控主宰，而另一方則是羞辱愧疚和變態扭曲；總而言之，「性」是一種武器。羞恥感和罪惡感的混淆更加深受害者的否定態度，也讓他們忘了要去掩蓋這個罪惡的企圖。受害者以為「連陌生人都知道了這件恐怖的事情」。這一類的受害化過程常有這樣疑神疑鬼、偏執的恐懼感。不切實際的想法與神話互為結合，造成案主的主要痛苦情緒。因此也就是說神話與罪惡感共同創造了畫中的眼狀物。

早在一八六〇年的時候，Tardieu 就已經將畫中的眼睛造形與性虐待兩者連結在一起。只是這種連結在一九七三年之前都沒有成為臨床治療的證據紀錄。一直到一九八八年前後，才出版發表了一些量化的研究報告。研究顯示，遭受過性虐待的受害者，不論其診斷結果為何，都和帶個人風格化的支離眼狀物有密切關係。這些造形反映了情緒上的強度，通常是被著以藍色，再畫上深黑色的輪廓線。有時候眼睛上會掛者眼淚、或刷上長長的睫毛，甚或打個大 X（Spring, 1988, p. 188-191）。Tardieu 注意到這個嚇人的特色常讓賞畫者的眼光停駐於上。有時是以單隻眼的方式呈現於畫上；有時則和楔形物同時出現；有時也會和其他不同的造形組合在一起；有時甚至是直接以眼睛填滿一整張的畫紙。當這類支離獨立的眼狀物出現在一張臉上時，它們不僅巨大，充滿風格化，很明顯是整張臉的主體，而且這張臉通常和身體是分開的。

以下是對那些支解後，具高度個人風格化之眼睛的定義。伴隨楔形物一再出現的象徵式造形是量化研究的重點（Spring, 1988）。

> 這些眼睛不是具高度風格化，就是被支離，而且隨機性地出現在構圖中。他們幾乎好像是事後諸葛一般在抒發事後的感想，但實際上它們對這些藝術家型的受害者有極深刻的意義。這些眼睛可能是隱藏在其他的造形裡。這一類眼睛的呈現如同是正在注視著這件作品的觀賞者；其他一類造形即使顯得

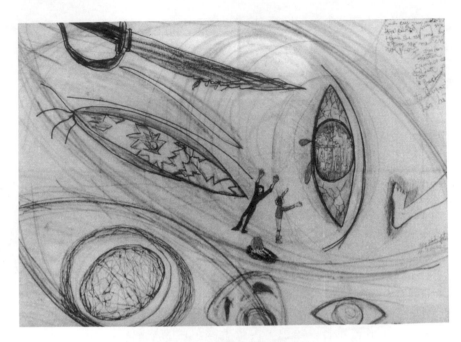

圖 18　支離獨立之眼狀物

較為寫實，但不是在眼睛上掛有淚珠，就是可能被楔形的眉
毛所遮蓋；而且眼睛的大小在畫面中常占據相當大的主要比
例位置。眼睛可能單獨出現在畫面上，或是結合其他的造形
一起出現，不過位置通常放得特別疏離，看起來很突出突兀。
如果眼睛隱藏在其他造形裡，它的形狀常以圓形出現。當我
們以近距離觀察它的時候，就會發現它們都是高度風格化的
眼睛。只是藝術家型受害者試圖以某種特殊的構圖方式將它
們隱藏起來。有時是一個眼睛，有時是一對，或是結合大量
數目的眼睛來構圖；只是不論哪種方式，都和畫中的其他部
分顯得格格不入，很不協調。它們也會被畫在臉上，只是臉
上的眼睛依舊保有它一貫的高度風格化，而且非常地大，也
可能可以看到眼淚。受害者的畫作上絕不會看到一般人畫在
臉上的那種眼型，典型寫實的眼睛不是他們所謂的象徵性眼

影像與幻像：解離性身分疾患之藝術治療手記

174

睛；他們也不會像一般人用點或撇線來代表畫中人臉上的眼
睛。只有高度風格化或支離獨立的眼狀物，隨機性無章法地
出現在畫中（包括畫中的人臉上）的構圖方式才可以被視為
是一個預測或診斷治療的線索。（p. 16）

威脅：楔形物

　　象徵性的楔形物反映出案主已感受到的威脅和害怕，而這感覺正
被一層神秘的薄紗所籠罩——這層薄紗正是一個已感覺到為了要保護
自己而需要去反抗的防衛。我們只能臆測，因為受害者所關心的是自
己是否為了可以掌控個人的權力而需要去找尋一個影像，這個影像的
存在必須是可以讓世人都知道它代表著權力的意義。三角形體正是象
徵權力、穩定、強度的感覺。因此經研究發現，楔形物多出現於遭受
威脅之案主的作品裡，藉以象徵受威脅的心靈（Rhyne, 1979）。受害
者藉由將影像轉換到一個看得見的表面上來獲得掌控的感覺，並以此
傳遞出其中含有權力的訊息。這樣的形式是一種大家都能接受的情況，
不如受害者想像中的會被拒絕。

　　埃及金字塔代表權力、強壯、神話、死亡和再生。這可說是最初
始運用楔形的象徵性。它的形狀可以被擴大解釋為權力的逝去（死
亡），又帶有期盼能再次重拾權力的渴望（再生）。如果這個楔形又
帶有穿透性，就代表案主正在釋放出那些精神上的恐懼和威脅感，他
們會有解脫的感覺。若用紅色和黑色來畫出這些造形時，則表示案主
在表達強烈的情緒；因為這情緒太難用文字言語來表現，所以需要運
用強烈的色彩來象徵。威脅可以說是一種隱藏性的波動力量，它會污
染了案主的日常生活，以及影響到他們的視覺對話。案主希望藉驅動
這股力量來得到自由。

　　楔形不會出現得恰如其分，而且沒有任何參考資料可尋。它可能
是單一一個楔形搭配其他部分來形成構圖，也可能是直接構成整張圖
的方式（Spring, 1988, p. 188）。有時候，案主會在背景或前景加上角

狀線。不曾有過受害經驗的人則會有邏輯性合理地使用空間，並有適當的參考物。Sidun 等人（1987a）曾提出：「……一個受虐族群會在畫作中加入比一般人更多的楔形物，也就是三角形狀，尖銳，有角度，就好像某種東西插進了這個空間而顯現在畫紙上一樣」（p. 29）。

我第一次發表有關楔形物的研究是在一九七八年。我出版了一本由聯邦政府專案補助的訓練手冊，名為《性侵害受害者的治療程序》（*A Treatment Modality for Rape Victims*）。這些資料也和其他後續的出版品一起在一個專業會議中被發表過（Spring, 1980, p. 383）。這份資料的重點是黑色的楔形與沮喪的關聯性。以下是對楔形的定義（Spring, 1988, p. 186）：

> 楔形就是一種三角形。這些三角形有一邊是直的，另一邊角度則是呈一定比例向同一個方向縮減，最後形成一個錐狀或尖點，看起來像是可以分割空間的樣子，有一種向下穿刺的特質。楔形也可能會彎曲或扭曲而沒有尖點，但是會呈現出擴張和內縮的特性，或是向外鼓起和集中收斂。這個造形表現運動與動作。造形的形狀和之間的間隔可能會產生一些互為嵌合的情形。而它們又是重疊又是分開的交叉出現更顯現出從原始三頂點三角形延伸出的多角複雜面貌。角狀圖形的重疊透露出一種不完整性和一個有缺口的形狀。不完整性和缺口代表由一個已陷入危險的壓力造成要向前奔向自由的象徵。就三角形的定義而言，這個楔形並非是一個合格的三角形，而是一個偏圓形、類似滾動的小土堆。圓角和尖角三角形一個接一個地疊高或以不同方向排列在一起的構圖則又創造了另一種不同的象徵形式。

以上部分關於楔形的定義是借自 Rudolph Arnheim（1974）的說法。

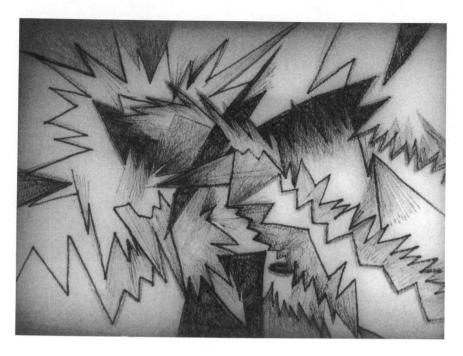

圖19　楔形物

威脅和罪惡感之組合

　　創傷經驗主要圍繞兩個基本情感元素：威脅和罪惡感。性虐待帶有一些威脅的成分，不論是透過言語或是肢體上的一種侵犯，罪惡感都會尾隨其後而來。楔形和支離獨立之眼狀物透過紅色、黑色和藍色來反映一些虐待經驗，接著再和存留下來的創傷性反應元素相結合。威脅和罪惡感都可以說是藝術象徵語彙的形成基礎，與創傷後反應之病癥在許多面向上都有相關。在這種情況下，受害者便是透過圖案的指示來表達出那些痛苦經驗。

　　支離且風格化的眼睛以及三角形在全世界處處可見。它們被廣泛運用在文學、藝術、歷史、戲劇和廣告上；大家對這些造形的認識並非一無所知。為什麼這個族群的人會特別使用這些圖像呢？除了可能

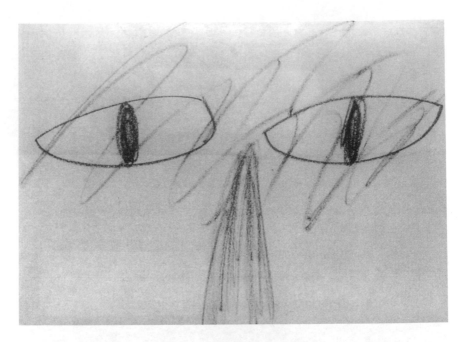

圖20　眼睛與楔形線條

因為是這些圖像隨處可見的關係以外，也和它們所代表的象徵意義有關。只是有個問題依然存在：為什麼是這些造形，而不是其他的造形呢？答案可能和以下的原因有關：

1. 它是不能說的秘密，如果說出去就會有一些恐怖的事情發生。

2. 為被強迫或威脅做出不道德行為而產生之羞恥感。

3. 為了要對某些事件表示負責態度而引發之罪惡感。

4. 經驗和關係之間的衝突。

5. 害怕威脅成真。

6. 對不公平待遇和個人攻擊之憤怒。

7. 加害者正在監視著。

8. 遭受迫害以及對它的恐懼。

9. 失去控制主導權，或是渴望再度擁有它。

10. 哀悼喪失身體的完整性。

如果圖像造形的產生是以圖像記憶來進行的話，那麼這些圖像就具有全世界都共通的意義；而且案主也可以用這些圖像來清楚表達其經驗。不論案主是如何看待藝術的定位，藝術都可以跨越威脅的障礙。接下來對創傷的反應就可以透過期許大家都知道的方式而被揭露出來。因此秘密可以不必透過言語說明就可自明了，它帶給案主一種安全感。

衝突：障礙物

案主在藝術創作中以障礙物（barrier）的形式來表現衝突（Spring, 1985, 1986b, 1993c）。分割的線條正是指出衝突的根源。從一九七九年起，我開始從案主在藝術創作的構圖中觀察與記錄他們對障礙物的布局。我認為他們所畫出的這些障礙物是一種「阻礙」（obstacle）（Spring, 1980）。Lusebrink 等人（1982）則提出這些被分割的障礙物是一種「分裂」（splits）的概念。案主對影像的描述也同樣是朝這個方向；因此我了解到障礙物對案主來說是一種形成衝突的阻礙。從障

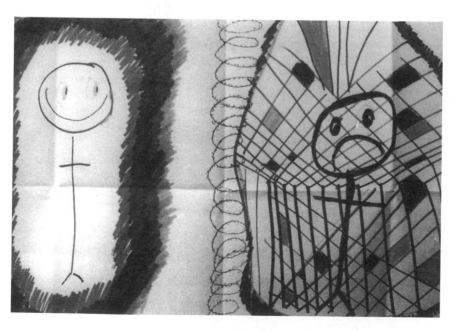

圖 21　障礙物

礙物可看出 DID 患者在其內在系統中對統整不同角色的需要（Spring, 1981, 1983a, 1985c, 1986b, 1993c）。

案主對衝突的看法是將衝突視為他們在人際關係、自身個性和他們在內心掙扎之問題上的一種分裂。這些衝突根源於孩童時期對相對事物的看法：善相對於惡、愛相對於恨、生相對於死、對相對於錯、誠實相對於欺騙、完整相對於破碎、神蹟相對於現實，以及統一相對於隔離。衝突不僅會隨之不斷演化，同時也在繪畫中將家庭成員間的傷害給表現出來。結論是當表現被否定時，就會有衝突產生。

畫出衝突讓案主可以從另一個角度來審視自己的過往歷史，如同他們已經解決了主要的衝突，如：生與死（性侵害）和愛與恨（亂倫）。表達衝突是為了提供一套解決方法。我運用一組十六張的指導畫來促成一個可以反映自我的空間。這些特別的設計就是為了要讓案主能夠將其所經歷的衝突透過繪畫表達出來（Spring, 1993a）。為了能夠達到一個中介的表達空間（middle ground），衝突必須被中性化，否則創傷經驗所遺留下來的東西會造成內心的糾結。

這個治療程序反映出了對障礙的定義、相關的過程和案主所描述的解決方法。這種視覺化的概念可以讓案主比較容易去了解解決方法的複雜性。當案主看到治療程序經由視覺效果清楚地說明出過往歷史後，將有下列五種情況可能產生：

(1)內在運作得以被了解。

(2)其他案主會經歷到相同過程。

(3)疏離感消失。

(4)焦慮感減少。

(5)解決衝突的方式不致過於難以招架。

藝術治療對解決衝突是有效的，並提供給案主一個機會，讓他們得以運用新的減敏技巧來對付其他生活上的壓力。繪畫讓案主可以集中注意力在家庭的衝突上，並進而了解其作用機制和反應。「……了解創傷事件及其立即與長期之後效應是一件重要的事。治療包含了認知過程、生理反應、社會支持和家庭系統，還有加害者的狀況和人與

環境間的互動模式」（Figley, 1986, p. xxvii）。

　　繪畫中的障礙物（Spring, 1988, p. 187）是一條有助了解案主與其衝突根源掙扎奮鬥的線索；此衝突根源是潛藏在案主內心底層不易挖掘之處的。若是兩個或更多彼此間互相對立的想法同時發生或是相似的狀況都會引發衝突，接著熟悉的防衛性行為就會自然產生。當舊有的行為模式看起來不再管用時，衝突危機就旋踵而來。如果這個衝突懸而未解，案主就會將它以一個障礙物的繪畫型態呈現出來。

　　沒有獲得解決的衝突在藝術創作裡透過可以感覺得到與看得到的分割線條或形狀表露出來，形成一種藝術化的障礙物；相反性質的繪畫元素則被擺放在障礙物的另一邊。治療師如能對這一族群的內在衝突有所概念，便可以提供資訊然後找出引發衝突之機制，以幫助案主追尋其衝突之根源。「在這過程中，案主會以其對輕重緩急的順序，由最輕微到最棘手的方式來面對處理他們在創傷記憶中所認知到的衝突。當所有的刺激都原封不動地呈現在案主面前，而案主卻不會有任何明顯的焦慮感時，這個治療就可以說是大功告成了」（Figley, 1986, p. xxiv）。

　　在治療過程中，因為案主必須同時面對根源性的衝突和當下的衝突，危機很容易降臨到案主的身上。這就是為什麼要透過特定的藝術治療程序來整理案主在衝突上之共通性或共同點的原因。因為當日後有類似事情發生時，治療師就能及時當機立斷做出如何處理的判斷。比較多張具衝突特質的繪畫就是要達到這樣的目的；而這時對表明何時有衝突發生的拿捏則相當重要。正因危機可能變得相當複雜，眼前的衝突如能在當下獲得處理，衝突根源也可以因此被解決。當衝突被解決後，繪畫中的障礙物就會隨之消失，不再出現於畫中。

重複：圓狀物

　　圓狀物在傳統藝術中代表一個完整的部分。這些造形可以是開放的、封閉的、同心的、齊聚一群的，或者是單獨存在的。這些圓狀物也可以是塗滿顏色的、與其他形體重疊的、圓內再包含其他一些物體

的，或是依附在其他形狀物上。它可能和其他很多不同的形體一起組合形成整張畫。Sidun 和 Rosenthal 在一九八七年發表其對圖像式特徵的分析研究中表示：「在遭受過虐待的實驗組中，其所畫的人物會出現比較多的圓狀物。這些圓狀物有可能直接就在畫中人物所穿的衣著上，如扣子或衣服上的一些設計圖案；也有可能是人物旁邊的物體。這些物體包括了像球或太陽等圓形的東西」（p. 29）。根據 Sidun 和 Rosenthal 的研究，案主繪畫中的圓狀物數目可以說是最具暗示性的視覺化象徵符號。然而我本人對成年案主的研究（Spring, 1988）則顯示楔形物是最具暗示性的視覺化象徵符號。

視覺對話裡的圓狀物暗示著無助、重複的行為、旋轉不停的想法、希望（太陽）、無處可去、沒有未來的感覺，或者是不斷被危機轟炸的感覺。重複出現的圓狀物對這個族群而言，則又更表現出特別的意義。其中一種風格是讓楔形物或箭頭穿刺過圓狀物。我將這個圖案定義為「朝向中間的物體」（something towards the middle）（Spring, 1988, pp. 188, 190, 192）。案主則將它描述為「感覺像性虐待的東西」，尤

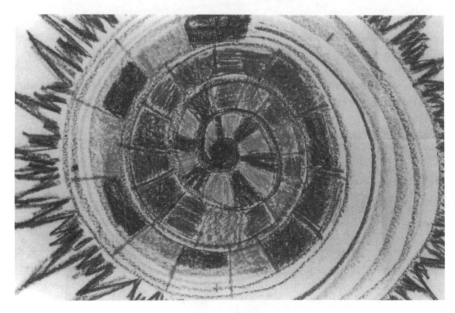

圖 22　圓形物

其是當它與身體的完整性和私密空間被侵入有相關性時。其他的圓狀物組合還包括有出現在圓圈接合處的楔形物或反方向遠離圓狀物圓心的箭頭。這種構圖被我解釋為「驚恐地離開」，或是希望將痛苦回傳給加害者。另外，這種向外型的運動模式較不如前者（圓狀物讓象徵遭到威脅的形體給穿刺過）的情形來得那麼頻繁。

圓狀物也暗示著缺乏控制，但是這個部分必須結合其他形體之作用共同解釋才有意義，如：特定行為模式、危機—暴力循環和熟悉事物的攪局。當有解離病癥出現時，汽球也會如同圓狀物或螺旋狀物一樣地經常出現。一般來說，案主將圓狀物比擬成重複性的行為模式，這些會與不同的關係和一再反覆出現的狀況連結在一起。

無助感：牢獄般之結構

感覺如同牢獄般的方格網狀物通常會和其他一些形狀互相混在一起形成一幅構圖，或者是布滿一整張畫（Spring, 1988, pp. 188-189）。案主引述這些繪畫為一種限制感的呈現；透過加害者侵略性的行為而身陷其中，無法逃脫。其他在這些網狀物旁邊或裡面的形狀可能包括如鎖鍊、眼睛、楔形、心型、十字架、與基督教有關的象徵圖案，或者是手的形狀，還有一些紅的或黑的顏色。案主通常會將手與操作擺弄的想法、肢體暴力和一些衝突劃上等號。遭受過性侵害的受害者在繪畫裡出現手的比例，比只遭受一般肢體虐待的受害者來得多。手的造形不似其他形狀有其出現的特定形式，但是當它真的出現在畫中時，就代表這個案主已經很清楚它出現的原因，並且會直接與一個特別的狀況連結在一起。因此手的形狀在畫中的位置很明顯，同時是案主有目的刻意地擺放上去，而不只是包含多重訊息的暗示性象徵意義。通常包含有牢獄結構（方格網狀）的構圖會釋放出擁擠、混亂和令人迷惑的能量。有些繪畫會出現一個單獨的人站在牢獄的鐵條後方；其他有些繪畫則可能是讓一些形狀物出現在鐵條後方，或者是散置在方格網狀物的旁邊。有時候當受害者認為自己被視為是加害者時，方格網狀物會傳遞出有關公平正義和想控訴加害者的想法或暗示含意。

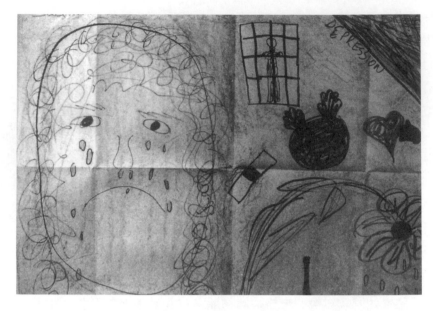

図23　牢獄般之結構

　　鎖鍊代表著被銬綁、桎梏或者是受人在肢體或情緒上控制的感覺。
這些形狀出現在性侵害案例比出現在亂倫事件、社會制約或宗教信仰
上更為普遍。案主常會為其應如何抉擇的想法而掙扎，並且認為性虐
待的鎖鍊是無法藉著行動、知識或是通報的方式來解開。案主常感覺
到被創傷經驗給「銬鎖住」。

碎裂物

受害者因為遭受性虐待和被脅迫的性行為而產生出與身體有
關的顧慮，其所創作出來的一系列藝術作品會透露出對身體
負面的隱藏意涵──因此他們以一種碎裂的形式（fragmenta-
tion）來表達身體的意象。這個訊息與身體好像因為創傷經驗
而分裂成好幾塊的感覺有關。這些碎裂的東西包括支離破碎
的部分，以及暗示著對身體不同部分的控制慾，或者是支解

那些用來攻擊他們的武器，並表明這些武器已經沒有用了。
這些都是意味著要獲得掌控和主導權來超越受害犧牲的象徵
式訊息。（Spring, 1988, p. 154）

　　這是一種透過影像來表現的溝通方式；這些影像表現出身分角色
的破碎感和身體的意象。「受害者不切實際的想法會與人格破碎的相
關治療經驗以及受害犧牲的解離性觀點並列共存，而這些都是形成創
傷後壓力的要素」（Spring, 1988, p. 128）。這一類繪畫所顯露出來的
破碎感是 DID 患者相當明顯的精神特徵。

　　破碎的身體會以頭與身不相連的方式出現，或者是讓各個不同的
身體部分四處漂浮，而彼此之間並不相連在一起。這種表達方式影射
出案主內心的麻木和解離。影像裡的訊息代表這是一種在生理層面上
的創傷——內心雖然嘗試要去忘記，然而身體卻依然記得這個不好的
經驗（Rothschild, 2000; Spring, 1993a）。受害者想要否認這個已受污染
的身體就是自己所擁有的身體。

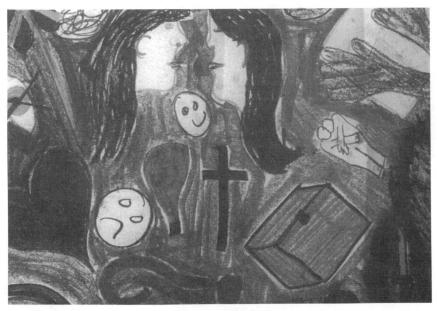

圖 24　碎裂物

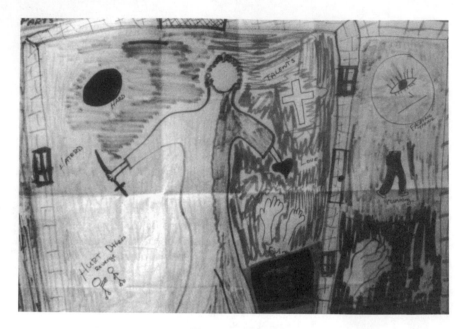

圖 25 碎裂物

　　反映在這個構圖裡的創傷經驗有兩個參與者：受害者與加害者。由於這些構圖的抽象特質，無法直接從圖上分辨出哪一個是受害者，而哪一個又是加害者，兩者都以相同的表達方式呈現在圖上。比方說，如果受害者有出現在這個影像之中，加害者就會偽裝成罪惡感、沮喪、哀傷、恐懼、衝突、安全之處，或陷阱的符號。如果加害者被象徵化或者是單獨出現在影像中的話，案主可能就會使用強烈的紅色與黑色，或是畫上武器、陽具般的形體、象徵威脅的符號（楔形物），並在這些形體符號周圍留白。受害者會伺機消滅造成其痛苦的根源。如果兩個人物都同時出現的話，加害者可能就會隱身在陰影中，以一個變形怪物的姿態出現，畫面上明顯蓋過受害者的影像，表現出強勢的態度。有時，知道受害者已現身於畫中的唯一線索是：兩個支離獨立之眼狀物盤旋在畫紙的一個角落（象徵安全而且是看不見的）。這些都可以是多種的構圖安排和象徵符號的集合；在藝術表現裡的變形扭曲就是一種防衛機制的投射作用。

非對應性內容反映出記憶、想法和一些分散、斷裂之感覺的片段。多重訊息透露出人格破碎、解離、憤怒、沮喪、高度警戒、威脅、罪惡感、無助、困陷和負面感覺之生理現象化。Palazzoli（1970）認為，「破碎的溝通乃是破碎的經驗和想法的表現」（p. 207）。正如先前所言，反應內心之戰的特定顏色與象徵符號共同組成一種強調與降低案主在情緒與認知上之破碎感的方法。

構圖的各個部分都有一個要表達的共同中心點。視覺化造形的組成樣式會決定藝術作品的特色。案主藉著一些有組織性的圖形樣式來解釋說明過往經驗。畫家 Ben Shahn 認為：「形式乃是看得見形狀的內容（form is the visible shape of content）。」形狀會互相影響，並帶有對其他相關形狀的表達意涵；每一種不同形狀的組合都有其不同的意義。如果將它們孤立分開，它們就如同錄音帶在播放中間斷帶一樣，無法再有任何解釋的意義了。

解離：漂浮物

解離在創傷反應中是相當普遍的。解離現象在繪畫裡是以漂浮物體、氣球和雙重視點來象徵化。氣球同時帶有多重層次的訊息，以及透露出要躲避遠離傷害、加害者，或是其他曾經出賣過自己之人的願望。這是一個有關保護自我的訊息。這種加進漂浮物或氣球在構圖中的方式是一種解離過程的象徵性圖案。

如果構圖中的氣球有露出線並由一個人握住這條線時，它是一個有關「抓緊繩索不放」的訊息。如果這條線是和氣球一起漂浮的話，那它是有關感覺迷失或漂走的意思。這可能意謂著案主已察覺到自己的解離狀態，知道有「系統內其他角色」的存在；或是案主正漂離現實面。在這個意識變得明顯之前，漂浮物這個象徵符號可以被當成是一個代償性功能減退（decompensation）的線索。

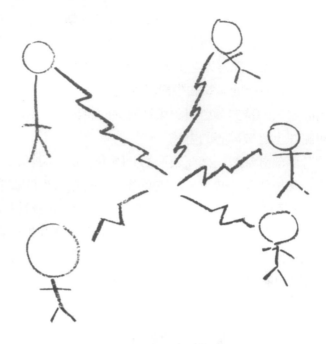

圖 26　漂浮物

雙重視點

　　就意識狀態已轉換過的案主來說，身體以外的經驗對其在身體上的認知是一種干擾。DID 患者的構圖透視法有由上往下、從天花板或從房間的另一端；也有從地平面無身體感覺的視角或無聲的慢動作下來表現。

　　從我開始記錄藝術象徵語彙起，我就發現具雙重視點的繪畫形式不斷地出現在案主的視覺對話系統中。我花了好幾年的時間才釐清這個意義的特別之處。首先，我以為雙重視點的出現是因為案主缺乏繪畫技巧的關係，因為比起其他藝術元素，這種構圖出現的次數並不頻繁。在詢問過一些案主之後，我得到了解答。雙重視點與創傷事件後所發生的人格解離狀態有極密切的相關性。這種雙重視點的畫風與繪畫技巧沒有任何關係，它是一種為傳遞訊息而刻意操作的手法。

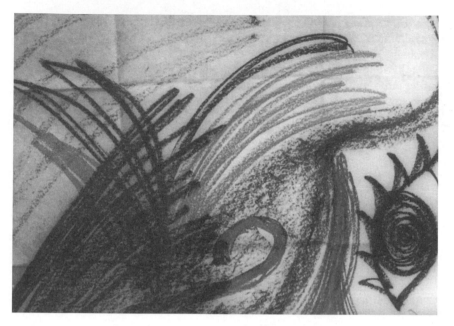

圖27　雙重視點

　　就對案主的研究報告來看，雙重視點與案主在孩童時期的虐待經驗和性侵害事件有直接的連結。在治療的中期階段，通常是追溯案主主要記憶的時候，而此時雙重視點便會出現在案主畫作中，成為其視覺傳達系統之象徵符號。雙重視點比情緒反應更能提供對發生事件細節的線索；縱然情緒反應本身就可看出案主在創傷事件過程中受影響之程度及嚴重性。

　　不論在創作雙重視點繪畫的過程中或在討論它時，案主都不會產生任何生理上的反應，身體本身似乎就在畫中。只要畫作在經過處理後，案主了解到雙重視點在繪畫中的形成意義，下次就不會再出現相同型態的作品了。我歸納對雙重視點的結論是：它是對知識和欲了解事情真相的一種追求，在案主的視覺對話系統中只會出現一次。似乎是說好奇心在獲得滿足後，這種現象就可以被接受；也就等於創傷被解決了一樣。

　　解離之藝術表現還包括「系統內其他角色」的肖像特寫。藝術象

徵語彙也會被擺放在畫作邊界成為裝飾性圖案，顯示出其一系列的藝術符號系統。這些藝術符號系統的組合與其出現狀況之一致性，可以揭露出案主隱藏於內的反應，並從而溝通創傷經驗。

Will（意志）的故事

　　治療師一定會得到他們自己所歸納出對於DID患者所述說之性虐待事件的相關結論。就我的觀察，給與那些曾受過邪魔宗教儀式性虐待者的治療，遠比「雙重角色系統」的治療來得更為複雜。對我們這些治療師而言，最想知道的是案主的記憶究竟是一種模仿、重組、現實，還是只是一種銀幕般的記憶而已。評鑑案主的記憶是件相當困難的工作，因為自我描述的資料並非是一個有力的證據。然而接受案主個人的信仰系統，了解其個人的情緒感覺、觀察其言行舉止，以及評量其過去的歷史情節，這些都可以是一件令人嘆為觀止的艱鉅任務。長期治療包含了結合案主之藝術表現與其複雜之過往歷史。此外還需對案主的藝術作品進行評鑑工作，了解其共通性、一致性，還有象徵和隱喻的內容。對治療目的來說，要從案主的說詞中找出與可信事實相對應，且要有所關聯的成分是相當困難的。而說明邪魔宗教儀式性虐待是否存在的這件事會是誰的責任呢？是治療師還是案主自己？如果案主相信這一類型的虐待確實已發生，後續的衝突也獲得解決了，分離狀態能漸漸導向一個完整體，而且案主也重新開始了一個成功健康的生活時，誰來說明又有什麼關係呢？或者去證明這樣的虐待是不存在的，是案主的一種幻覺、一個錯誤的記憶，或者純粹只是要博取他人注意的方式，這在道理上說得通嗎？

　　大家都說，意志與決心絕對可以戰勝困難。這個想法似乎與 Will 的哲學很像。為了能讓讀者一同來探索與評斷這個說法，接下來 Will 的故事以及他戲劇化的藝術作品，將給這些問題一個說明的機會。在某些層面上，男性 DID 患者的藝術表現與女性案主是不盡相同的。這種差異可以從 Will 的藝術作品中看出來。

Will 的視覺對話系統充滿了追求生存的強烈意志。他使用強烈的藍色來象徵他的「意志」。他為解脫酗酒、毒癮、性氾濫，還有亂倫以及邪魔宗教儀式性虐待的記憶而不斷地奮鬥掙扎。他為自己唯一的親生妹妹因吸食過多毒品而死去的事感到悲痛不已。他曾經希望成為一名雕塑家。Will 雕塑作品的特色是體積龐大且沉重；有些素材使用黏土，有些則用鐵。

Will 的外表相當英俊，看起來有些凶狠、慧黠又令人著迷。他全身穿著黑色的衣服，然後以頗具挑逗的方式走路。他易怒、易受鼓動；想逃避又被動。他總以相當負面的態度來看待一切，並且行為表現得像個幼稚的年輕人一般。他不相信任何人，個性又優柔寡斷，有時還表現出一些反社會性行為。他天真得近乎愚蠢，然而卻又能夠體貼地了解大家的需求。他帶挑逗的迷人特質和卓越的智慧才能常製造出許多危機，尤其是當遇到和他拋棄女人有關之問題的時候。他持續不斷尋找一些可供性虐待的受害對象，和她們交朋友，或與她們談感情。他夢想能找到一個長得像他妹妹的親密伴侶；一個可以「了解我、接受我和尊敬我」的女人。當他到了三十五歲時，這樣的一個女人都還未曾真正出現過。

他父母親兩邊的家庭都有酗酒歷史，同時還有其他近親對他在情緒上、肉體上和性方面的虐待。他卻為母親和外祖父母施加在他身上的邪魔宗教儀式性虐待提出辯解。他堅稱他母親還有外祖父母都是這個教派的成員。他的外祖父原本是一名攝影家，曾經寫了好幾本有關這個教派的書。他的外祖父也擁有一個私人圖書館，裡面收藏許多關於死亡、神話以及靈異現象的書籍。

在他三十二歲的時候，他開始在我這接受精神治療。他在一個偏遠的小城鎮工作，睡在他的汽車裡面。他反抗中產階級美國人，因為他相信是這些人把他從他的家人手中搶走。他在科學和工程領域上有些天分，因此家人很期待他能得到這個領域的學位。但是他在大學唸了兩年的工程學系後就被退學了。其實他希望自己能夠專攻藝術學位，只是他的家人不支持他，並在他退學後終止了對他在經濟上的支助。

Will 已經看過很多的女治療師。他後來被轉診到我這裡來，因為他那時的治療師以為他可能正承受著DID的痛苦。他內心的青少年角色主宰了整個療程。我在第一次的治療中就已觀察發現到他轉換角色的情形。只要他一開始作畫時，他「系統內其他角色」就會很明顯地意識到彼此。他畫了他的操作圖，然後形容他的內在系統是一條漫長的旅程。他說：「我的主要角色群體停留在主要的幹道上，但是有一個角色則單獨飛過這條路在旁邊監視。幹道外有很多其他支線延伸到路旁的樹叢處，但有一些又消失在樹叢邊。在路的盡頭還有一座城堡，那邊其實並不安全，因為它讓我想到死亡。」城堡這個隱喻在他的內心是一個解決他對生死間之衝突的工具。一開始時，他因為太過驚嚇以致於無法進入這座城堡；後來他進入了城堡，並且稱它是自己的家。很快地，他找到了一個安身的地方，並且不再把車子當成是家。

在達到這個目標的幾個月後，他畫了第二張的操作圖。這一張繪畫顯示出他對機械零件的興趣，並可從中看出他是如何看待自己的雕塑藝術作品。在兩張操作圖中，他描述他的角色們有他們「自己內在的小孩」。有一個角色被創造出來是為了承受因為外祖父對他的雞姦而帶來的痛苦。其他的角色則會沉溺於一些不良習慣中。還有一個歷史學家和一個說起話來像是個有智慧的老者。最突出的一個角色是「*唐納*」，他是一群年輕人的頭頭。Will 的內在系統裡有從嬰兒的角色到一個六十歲老男人的角色。

他的故事情節中還有一部分是關於他的生殖器被教派成員擠壓玩弄的影像。他創造出一群五個小孩的角色，來承受在這個事件中所遺留下的痛苦和焦慮。Will 非常忌諱被別人碰觸。他歸納這樣的忌諱是從他被擠壓時所產生出來的感覺。他學會淺淺地呼吸，好讓自己變得「隱形」，然後就可以感覺不到痛苦。他的系統裡另有兩個女性的角色，一個叫做「*性感的女人*」，另一個則是「*媽媽*」。他說自己有一個雙重角色系統（Spring, 1994a），系統裡有計畫暗殺行動的殺手。Will 並沒有使用暴力的歷史，他是個相當敏感和熱情的人。

當他四歲大時，有一天他的外祖父強迫他脫下衣服，並且將他留

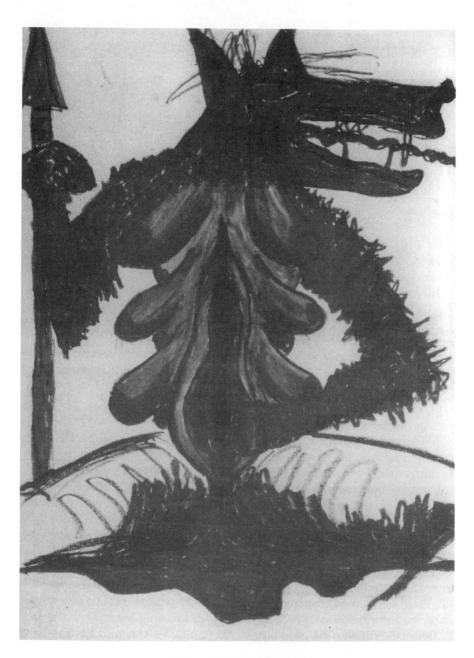

圖 28　Will 眼中之母親

在沙漠地帶過夜。他記得在那個夜晚，他看見了三個明亮的光點。他想那時他可能已經昏倒了。他當時以為他在一個金屬管子裡，並且被某種東西拴住脖子。他說：「我覺得我的頭好像被切斷，並且和身體分開了。」他同時也記起他妹妹在一個原始祭典裡被以刮鬍刀行割禮。她當時三歲大，而他四歲。他無法將妹妹淒厲的慘叫聲從自己的腦海中除去。

當他五歲大時，他聲稱自己在一個聚會裡遭到一群男人性騷擾。他的母親當時也在場，但是她卻袖手旁觀。在他七歲時，這個宗教團體的成員，特別是他的外祖父，因為他還不能像成人般地從事性行為而訕笑和作弄他。因為羞愧和屈辱感作祟，他必須不斷和自己掙扎與奮鬥。外祖父取笑說他的生殖器太小而且不會再長大。從那時候他開始相信自己是不正常的，必須努力與這個團體中的其他男人在性能力表現上不斷地競爭。基於這些負面經驗，他經歷了必須為自己在性方面的角色認同而憂慮的不同階段時期。漸漸地，發生性關係變成是他

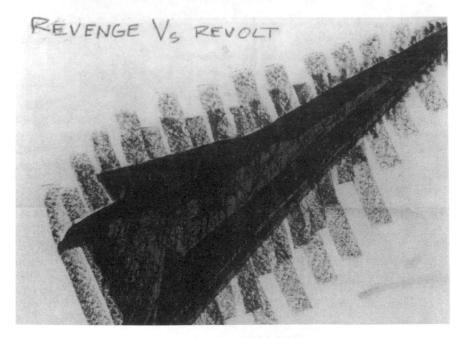

圖29 Will 之復仇與反抗

感到被人接受的唯一之途，因此與異性交媾成為他生活中最主要的活動。

　　他說過他曾經被灌以毒品，還有在深夜裡被帶到墳場的故事。在墳場時，他身上被塗滿鮮血和糞便，然後被帶到一個點有蠟燭的地窖裡，接著便被丟在那裡。當他被移出地窖後，他說他被一個身穿黑色長袍的男人雞姦，並且灌他更多的毒品。他還記得他和蜘蛛在地窖裡玩耍的經過。他當時以為，只要他對這些蜘蛛友善的話，他就可以毫髮無傷。於是他在九歲時創造了「*蜘蛛人*」的角色。

　　Will 聲稱，他的母親在他還是一個小嬰兒的時候就對他施加性虐待。每隔一段時間，他的母親就會將他和妹妹帶給外祖父母。他記得自己曾經與外祖母關係非常親密，但是他也相信自己都遭受過母親和外祖母這兩個女人的性侵害。他的父親因長年遊居在外，不曾參加過這個教派的活動。他記得在外祖父家有過一個奇怪的聚會。他說外祖父曾經逼迫他去做一些「與性有關的恐怖事情」，接著拍下一些他的照片，然後在暗房裡將照片沖洗出來。他說他曾經陪同外祖父到一個墳場去挖取一具屍體，然後再將這具屍體呈現在團體成員面前。他知道他的妹妹也曾被牽扯進這個相同的怪異事件中，但是他並不知道發生在妹妹身上的真實詳情。在進入青少年時期前，他妹妹為了賺取買毒品的錢而淪為妓女。

　　因為 Will 是家中唯一的男孩，大家都告訴他要準備接收外祖父的地位而成為這個宗教團體的領導人。他描述，在這個教派的團體中，團員會用仙人掌標誌來當做是識別記號。教派有些活動也會結合非洲與印度人對動物的象徵圖騰。很多活動常舉行在遙遠的沙漠地帶，他描述其中包括一座似乎穿透了邊界的大山洞。它像一棟房子一樣，裡面有很多房間，儀式就在這些房間內舉行。他的繪畫反映出這樣的動物性特質，形成一種相當怪異的風格。

　　Will 記得這種性虐待直到他十三歲時因為外祖母死去的關係才結束。他歸納認為，這個團體在性方面的儀式導致他和妹妹在青少年時期有近親亂倫的性關係。當 Will 二十二歲時，他的妹妹在一次被毒販

毆打和性侵害後，因服用過量毒品而死亡。在她生前，Will 曾經嘗試說服他的父母，要他們正面面對這個團體來為妹妹聲援。他公開指責母親對他性虐待以及脅迫他參與教派活動的事情。他母親全盤否認知悉任何已發生過的事件；而他父親的說法則交代的不清不楚。他的雙親無法相信女兒曾為妓女的事實，也無法接受她有藥物濫用的習慣。這件事情過後一段時間，Will 的父親聯絡上他，然後責罵 Will 和他的治療師，認為他們都在說謊。他的母親則堅持要 Will 不要再談論這些故事，並要求他和「錯誤記憶基金會」（The False Memory Foundation）聯絡，因為他母親和父親兩人都是會員。Will 拒絕後離家出走，中間有好幾年的時間都不曾與家人有過任何聯繫。

　　Will 從那之後就一直接受我的治療，歷經有三年之久。以上的故事內容都是我們千真萬確的治療經過。Will 最後在州立復健部門（the State Rehabilitation Department）的協助下，完成了他的藝術學位。當他畢業後，他搬到美國北部的一個小地方，加入一個雕塑家與畫家的藝術團體，在那裡定居下來。

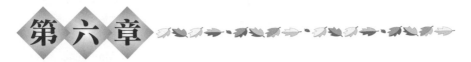

第六章

整合階段

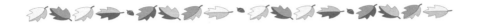

再不多久，變身蝴蝶就可以找到破繭而出之路了。

表皮系統：一軀多靈

　　治療剛開始時，案主所表現出的是一個表皮系統（integumentary system）：同一個軀體包含了多個心靈。治療師的目的是要終結案主人格角色解離的情形，然後將他們帶往統整之路。整合階段就是藉提供視覺化的方法來了解這些人的人格統整結合過程。當不同階段彼此在進行融合時，可能會有互相循環和混雜的相反情形發生（Spring, 1985）。此時，操作圖將有助於認知重建，讓相異的人格角色有回復成真正自我的機會。操作圖的概念是要改變案主對創傷經驗的感覺，以便去處理解決創傷後反應。另外操作圖也可為治療師提供一個確定的方向，協助治療師辨識發生在關鍵時間的各種危機；既可將它當成是處理衝突的最高指導原則；也可利用它將轉換期的發生時間地點條列出來；最後讓治療目標可以順利達成。當案主在進入不同的整合階段時，治療師如能詳實記錄發生日期，對治療是相當有用的，可幫助

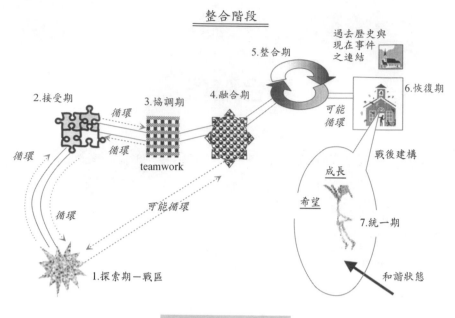

圖 30　整合階段

治療師了解案主的進展狀況，以利安排後續療程。在整個治療過程中，每個不同的角色都應該要有參與的機會，並且能被賦予任務，以共同追求治療目標。

　　在這些整合階段裡，外來突發事件會阻擾系統運作，並且造成一些危機。藏匿區和傷害、生氣、罪惡感及沮喪的不良情緒循環也會持續產生（Spring, 1993a, p. 138）。當這些階段一一完成後，治療師就可從案主的行為、心情、態度、信仰和生理現象觀察到他們的改變。不同的角色部分會表現出不同的徵狀，這些徵狀與治療師的診斷是相互呼應的。但是這些徵狀必須在特定角色已經確認獲得身體掌控權後才會表現出來。研究人員在利用正分子斷層攝影（Positron Emission Tom-ography, PET）觀察案主腦中變化時發現，當案主出現角色轉換的時

候，大腦也會出現改變現象（Briere, 1994）。這是一個相當引人好奇的地方，但是診斷工作還是需要繼續建立在對案主的調查及觀察後的發現基礎上。

在整合過程中，案主的無助感、否定和逃避心態會一一出現。治療狀況時好時壞；各種醫學檢驗或眼睛檢查都可能會顯示出不一樣的結果，需視是哪一個角色正在掌控權力。光是一個醫學檢驗中，就會出現多種令人無法解釋的數據結果；這種情況之發生是因為檢驗當時正由不同的角色部分在掌控，只是在理論上對檢驗人員來說，這個檢驗確實是由同一個人在進行的。實際上，某一個角色可能在治療過程中與治療師互動良好；而其他角色則可能相對地對治療師感到不滿。或者是某一種藥物可以讓某些角色安眠，有鎮靜的功效；然而對其他角色來說，卻會令他們變得更興奮。有些角色可能患有氣喘過敏，其他的則沒有；有些角色可能生病了，其他的則安然無恙；有些角色可能耳聾眼瞎，其他的聽覺和視覺則都正常。

角色在轉換時，某個角色可能會出現皮膚變色或起紅疹的情形；而當由其他角色掌控身體時，這種情形就不會出現。解離或者是起紅疹的生理反應可能會依附在某種創傷經驗上，這暗示創傷記憶可以留存在皮膚表層上（Ware, 1995）。我第一次看到這個現象時，以為它只是我個人的一種幻想，還在考慮是否應該要告訴案主這件事。我們治療師甚至在醫學中心裡熱烈討論這個現象，最後才因解開疑惑而鬆了一口氣。其實我們一直都很害怕去討論這樣的一件事！以下是兩個案例的說明。

案例一：Mary（四十四歲）接受治療已經有兩個月之久的時間。首先是一個充滿驚恐的年輕角色出現，告訴我有關她曾經被她繼母嚴厲體罰的故事。她描述她繼母以威脅的口氣斷定她是一個壞胚子。她繼母一邊威脅她，一邊將一片平坦的鐵板放在火爐上加熱。當鐵板變熱的時候，她繼母就會將這塊熱透的鐵板放在 Mary 的左手前臂。當 Mary 說完這件事時，她立刻掀開這塊在左手前臂上的紅色區域，一個鐵板形狀的區域。接著 Mary 轉換了角色。角色轉換解離後，Mary 就

會說她感到左手有被燒灼的炙熱感，並且想要知道我到底對她做了什麼事。我和她一起度過這個階段。她看著這個年代久遠的熱鐵烙印不斷地哭泣，她說她長年飽受不斷夢到自己被燒灼的惡夢之苦，常常驚醒後坐在床上哭泣。接著 Mary 又安排另一個年輕的角色來接敘這個故事。Mary 藉著這樣的安排來讓自己能夠將記憶中的故事搬到意識狀態中，好對它進行處理。之後，她為自己沒有因此發瘋而鬆了一口氣。經過這次的治療後，她只再做過一次有關這件事的惡夢，從此就徹底擺脫這個夢魘了。

案例二：Shellie（三十五歲）的丈夫在一個深夜裡打電話給我，因為 Shellie 的雙腿在突然間起了非常嚴重的疹子，讓她痛苦難耐。她變得相當歇斯底里，近乎瘋狂。我和 Shellie 談過這件事，她說她感覺這些疹子像是被蟲叮過的。但是實際上她的丈夫和小孩都沒有這樣的問題。她用蚊香將家裡都薰過了一遍；除蟲人員也沒有在屋裡發現有任何害蟲或螞蟻的痕跡，以證明是這些蟲蟻造成紅疹子的過敏現象。但是除蟲人員還是在屋裡噴上了殺蟲劑。之後紅疹子就消失不見了，而我們也一致認為問題獲得了解決。

在接下來的幾個星期裡，她做了好幾個有關性侵害的惡夢。她記得她自己在少女時期曾經發生過一次性侵害事件。我們認為，這些夢是創傷經驗的一部分。三個星期後，她打了一通緊急電話要掛診，因為又有其他記號開始出現在她的腿上。這些記號是用繩子綑綁在她的手腕和腳踝的綁痕，還有一些被蟲咬過的叮痕。這些被繩子綑綁過的瘀傷在她來到我的診間時，已經變得不太明顯了，但是那些被蟲咬過的痕跡則相當明顯。當治療在進行時，其中一個角色突然出來述說，她曾在一個偏遠的地方，被一名警察綁在兩棵樹之間，然後遭受性侵害，在被性侵害之後，她被丟棄在一個荒野中。經過好幾個小時之後，這個警察又回來性侵害她一次，然後警察掏出槍恐嚇她並且威脅她不得張揚這件事，否則要殺害她，接著他鬆綁了她，自己開車揚長而去。她的大腿遭到狠毒的野生螞蟻嚴重咬傷。在走了好幾英哩後她才找到自己的車，然後開車回家。她在追溯這段被性侵害的記憶時，這些被

綑綁過的瘀傷就會出現在腿上，而她就會開始去抓她的大腿，直到這些疹子變得紅腫為止。

事發後Shellie內心深感羞愧和害怕，完全不敢將這件事告訴別人。相反地，她告訴她的家人說她那晚下班後，因為在路上遇到朋友，她們通宵聊了整晚以致耽擱回家的時間。那是她所記得的部分。那時她在一家二十四小時營業的咖啡廳裡當女服務生，工作時間是從下午三點到晚上十一點。她常常在工作之餘參加朋友間的聚會。那晚當她下班開車回家的時候，她被這名後來性侵害了她的警察攔下來，接著就發生了這件事。後來她在內在系統內創造出一個叫「*特麗‧安娜*」的角色，記下所有這些發生過的事；Shellie 自己則相信自己將會被殺害。因此在被性侵害之後，她決定要離開家鄉，到另一個城市和其他女性朋友一起住。

在Shellie度過她的整合階段，也就是這件事情過後的十五年，她想要重新驗證她的記憶和找到那個發生性侵害的地點。結果她發現這一名警察早已因為性侵害數名婦女而被起訴定讞，並被處以監禁八年的有期徒刑。她在看了法院的判決後，才知道原來相同的故事也曾發生在不同的女性同胞身上。實際上這名警察是一個性侵害累犯。後來她參加一個全國性的電視特別節目，在節目中探討有關性侵害及其衍生的後發問題。

上述這些例子說明了一個現象：案主的故事情節可能會在治療的整合階段中才浮現出來。Shellie 的經驗則又另外告訴我們，成人是如何在其內在系統內創造出一個角色，來處理安排發生在成人時期的創傷經驗。Mary 是在她的探索階段（Discovery Stage）時期創造這個角色，也是她的解離記憶開始出現的時候；而 Shellie 則是在她的協調階段（Coordination Stage）中出現這個角色。

在從一個階段移到另一個階段的過程中，不論治療師已花多少時間，或已找到多少資源，案主都可能會表現出一種態度，認為治療師並沒有下足工夫在他的特別需求上。那都是因為治療師被不同角色出現時間的不連續性給混淆了。案主之所以會表現出這樣的態度，全是

案主被自己的掌控感和對奇蹟式拯救的期待心理所驅使。治療師一定要在這之間設下一道清楚的界限，並嚴守這個分際。這些角色可以說個個都是玩弄人於股掌之中的好手。然而他們所運用的策略也都是從加害者身上學來的；他們再將這些策略變成是一個為求生存而必須使用的生存技巧。治療師應教導案主，讓他們知道這種負面行為在現在已經過時了而且沒有作用。這些角色可以學習其他正面的方法來滿足情緒上的需求。有些角色對這個學習一時可能還是有反抗性，而且就是比較偏愛從負面經驗來嘗試錯誤。角色轉換的複雜性常會帶出不同的行為、態度、信仰和現象，這些對治療師來說都是一種超乎常人的挑戰。這也代表治療師有絕對必要充分掌握案主的狀況，以幫助案主的內在角色順利度過各個不同階段：從融合，經過循環、混淆，到痊癒。一旦幫助過案主經歷這些不同的複雜階段後，治療師就更能去了解 DID 系統內的共通性了。

第一階段：探索期（Discovery）──前進戰區

探索階段（Discovery Stage）對案主來說可能是一種解脫，也可能反而會對案主的內在系統造成衝擊；它同時也和接受階段（Acceptance Stage）有循環的關係。隨後當破碎的記憶出現，案主發現自己有不同的人格角色時，這兩個階段又可能會與融合階段（Blending Stage）和整合階段（Integration Stage）交錯進行。通常案主在探索階段裡花的時間最久。它會蜿蜒通過其他階段，然後向解離後不同角色部分的功能、歷史和經驗進行探索。在這一個階段開始的時候，角色間幾乎沒有任何共識，也只有少量的溝通。探索階段的存在與否端賴於 DID 系統的角色多樣性、過去治療的狀況，及「系統內其他角色」的相關學習經驗。探索階段可以被定義為所謂的「戰區」（The War Zone）。戰區裡包括了嚴重的衝突、無可計數的危機、混亂的倒敘、為了得到控制所做的掙扎，和為反抗而上演的劇碼（Spring, 1985c）。

破碎、孤立、隔離和歧視在一開始時就主宰了內在系統的運作。

治療師將在內在系統下的任何組織，如家庭、委員會，甚或幫派，都當成是一個複雜的自我（comprehensive self）。這樣一個整體的概念會被永久保存下來，以彌補多層次系統中的斷層；並等於是鼓勵案主多做溝通，將原本已被解離的記憶帶入案主可以認知到的意識狀態中。治療便是透過對象徵符號系統的努力和利用隱喻式的策略來讓案主的異常心理幻想正常化。

與可以接近的角色建立起溝通管道（角色無法在一開始便能自發性地與其他角色交換資訊），對了解案主的過往歷史相當有幫助。溝通的過程也包括蒐集一些有用的資訊，如創傷的根源、各個角色的名字、功能、年齡分佈、問題、內在與外在的關係，同時也藉以了解創傷經驗是如何地與不同角色產生關聯。這些資訊是培養信賴的基礎，因為危機或衝突會在任何時間無預警地侵蝕治療關係。

既使很多衝突可以在治療過程中一一被解決，但是失敗與成功間的衝突還是有其不容被忽視的一面。有些角色對外在資源的需求有不切實際的想法，因為實際上治療師不可能一直毫無限制地提供支援給案主。當案主認為支援無法再被供給時，他們就會對自己產生一個不正確的負面想法，將這種結果當成是一個失敗，因為他們是「壞胚子」。這種想法會活生生地將原本已順利進行的治療給破壞得幾乎殆盡。很多角色始終沒有辦法相信他們自己，直到那些隱形傷害或是那些可以看得見的角色已被接受和獲得痊癒為止。有一些原本是穩定的時期也會被這些危機─暴力循環形成的自哀自憐、不切實際的恐懼，和內在的恐嚇給破壞，直到成功與失敗間的問題獲得解決為止。

為了讓治療可以產生真正的效果，DID 的診斷必須實事求是，並且有與案主同舟共濟的共識。這個前提是必須要有足夠的數據資料和觀察來擔保診斷的正確性，並運用豐富的專業知識來解釋它的因果關係。當治療師向案主表示發現到案主有某種角色存在時，案主可能會有矢口否認、歇斯底里的反應和不信任的感覺。在診斷過後，這些角色就會開始極力想恢復他們的狀況。他們的魔力在於他們透過想像出來的角色向外人展現出那些千變萬化的症狀。他們在時間的軌跡上遊

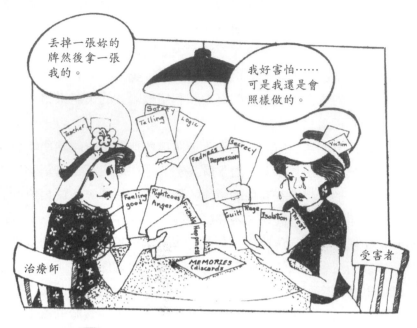

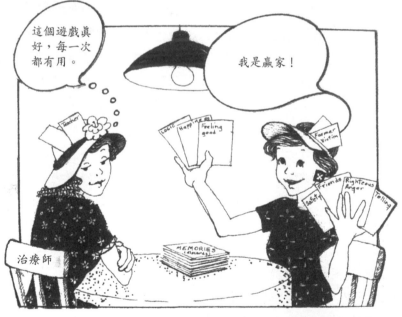

圖 31　紙牌遊戲

走，思索著他們曾經到過哪些地方，現在在哪裡，未來又要到哪裡去。既使案主與一群角色生活在一起，聽著他們此起彼落的聲音在耳邊叫囂，他們依然感到異常的孤獨。這導致他們對治療師產生一種過度依賴的移情作用。

治療師應被提醒要注意此種陶醉的心態是多麼容易讓案主對治療師產生依賴的現象。我建議治療師不要過於相信自己的記憶可以記得所有不同角色的功能或故事。在不同角色間或許只有細微差異，但因為有些角色不見得已經完全發展成熟，治療師很容易對一些相似的部分產生混淆。當治療師忘記或混淆一些事情時，案主可能就會感到氣憤，因為他們認為那種忘記是一種不被接受或缺乏尊重的態度。

手寫字跡顯示出不同角色的不同風格，也包括他們對創傷經驗所抱持的不同觀點。對手寫字跡還有藝術表現的觀察，絕對有助於辨識和了解不同角色的人格部分。確認角色身分和角色如何在內在系統裡運作、發揮功能，則是藉著口述方式來達成。

由案主將不同角色列出一張清單，並附上一個組織功能圖和操作圖，對追蹤這個象徵性戲劇裡的卡司陣容相當有幫助。採用一個系統形成圖表（內容為每一個角色形成的歷史淵源）也是一個相當有用的工具。追溯象徵性的藏匿區（Symbolic Habitats）則有助於治療師去辨識案主想像出來的安全地帶與危險地帶的分別，並從而了解內在戲劇。象徵性的安全地帶所反映出的是案主真實的自我（真實的影像）和在公眾面前的形象（假想的幻像）。

第二階段：
接受期（Acceptance）──我是千面人

這個階段為時是最短的。它與探索階段和協調階段互相循環和混合在一起。接受自己內在已解離成多種角色的診斷結果會發生在這一個階段裡，只是在進入此階段前可能需要花上一段時間。接受有情感和認知兩個層面。這和角色在情緒上或生理上所使用的生存防衛策略

有關。能夠接受這樣的診斷結果是一個過程的變遷：從一個沒有希望的想法，經過對一個奇蹟式拯救的期待，到選擇治療，用幾年的努力來達到整合階段。接受階段最後的演化是：「我不再害怕知道那些我所知道的事，也不再害怕去感覺那些我所感覺到的東西，還有我不再需要去保守任何秘密了。」當這些說法可以被所有角色接受的時候，案主才會開始對治療師產生信賴感和尊敬之意。在治療任務圓滿達成前，治療師能從案主處獲得信賴的機會可說是少之又少。這對案主和治療師兩者而言，都是相當不容易達成和艱辛的過程，因為在面對困難的治療和處理危機時，對雙方彼此都必須要有足夠的信任程度。案主害怕被治療師出賣背叛的想法會一直存在。因此在治療過程中，案主會不斷想著治療師會出賣他的這件事。這種對治療師的判斷有不信任的想法可能讓治療變得更困難。治療師必須先接受案主的自我設限、挫敗感，和忍受其不同的觀點、判斷、氣憤、辱罵、情感轉移，和其角色異常的複雜性。治療師要和所有的角色都和平共存，不對誰顯現出特別喜歡或特別不喜歡的態度。在這樣的作法下，治療可以進行得比較順利，也可以防止自己對案主出現反移情的現象。

很多衝突會在接受階段一一顯露出來。衝突和逆流都和導致危機的控制問題有關。如果角色認為治療師將要放棄他們的時候，他們就會開始設計一些危機來破壞整合的進行。這一類的想法可以被運用在生存與死亡之間的衝突上。為了減輕案主的恐懼，治療師必須先向案主清楚完整地解釋如何進行整合過程。在治療過程中，也必須一再地重複解釋以提醒案主。重複是這個治療領域中的一部分。

第三階段：
協調期（Coordination）──和平協定

這個階段被定義為和平協定，意味一個全新的團隊合作開始，合作包括協調和權力中心化（Spring, 1985c）。這個階段會與接受階段循環，再與融合階段交錯在一起。聯絡網開始形成，而 DID 系統也等著

重新建構。角色間會互相合作；每一個角色的工作都是正面性的；一起共事而非互相破壞；彼此互相支持而非互相為敵。負面的角色會被中性化成為協助者；而其他正面的角色則進入負面的部分來強調他們健康的特質和優點。他們透過結盟或是組隊的方式來縮小系的結構。這是為一個全新的象徵性住所（認知重建）所創造出來的全新建築設計。它是整合期的基礎工程。這個階段會有一個負責指揮整合的主要領導角色與「系統內其他角色」溝通，並且傳達訊息給治療師，與其互相搭配協調。不同的角色通常可以彼此合作來處理在整合過程中遭遇到的各種狀況。這個擔任領導的角色必須了解系統的過往歷史，同時能夠充分掌握系統內具象徵性的運作方式，本身也有足夠的意志力來擔當責任。領導角色在系統內的多個角色中，必須是個能夠負責任和給與希望的一方。歷史一旦在系統內傳播開來時，角色間的內在溝通就可迅速獲得強化。這個時候，對案主投以象徵性的團體治療方式是相當有用的。有很多的決定和轉換現象也會在這時發生進行。這些事件對解離的各個角色都有不同層面的影響；也會在日後對解釋經驗和重建事件年表有關係。

　　藉解釋經驗來重組內在或外在的混亂現象是協調階段中最複雜的部分。解釋經驗的主要目的在於期望衝突可以減少，並透過案主自己系統內的中央集權權威來安排分配團隊工作，而不需透過治療師的支配。主要協助者的角色會承接這個安排來進行系統的重新建構工作。不久後，系統主體就會承認有協助者角色的存在；權威和責任也將逐漸產生移轉〔再連結（reassociation）〕。系統主體學到他必須承擔這樣一個領導角色，並且去完成將過去經驗連結到現在所發生的事件上。除此之外，他也會了解到藉處理情緒之技巧來面對後續生活的重要性。

　　從經驗中獲取資訊和知識可讓我們真正地了解到衝突的根源和衝突與經驗密不可分的關係。治療師應在此時引導案主使用新的處理技巧。讓這個系統成功就是避免危機。當系統開始自己解決衝突時，心態上可能會遭遇到一些為適應改變和保持合作的掙扎。治療師需要密切監控這些掙扎，並且植入一些經過特別設計的保全措施，以消除角

色對此一象徵世界的疑慮幻想。在這個過程中，治療師應竭盡所能地盡量聽取接受不同角色的意見，如協助者、保護者，甚或是那些不斷出言恐嚇的虐待者。因為當內在系統內的虐待者角色感到自己有被孤立在這個改變之外時，他們就會提出反擊。DID 是一種壓力失調後的效應，因此案主需接受引導進行調整整合工作的步伐，以避免代償機能減退（decompensation）的情形發生。

在這個階段裡，建立團隊與聽從協助者角色的意見是最主要的工作。另外為了了解系統改變之過程，操作圖或一張新的繪畫也是一個相當重要的參考資料。治療師在這個階段中最重要的工作就是要去說服各個不同的角色凝聚在一起；為他們規畫整合方案；指派他們正面性的工作；改變他們的人生觀；引導他們朝向一個有朝氣的生活態度；以及時時刻刻注意他們的動向，以提防系統能量超過負荷。治療師也

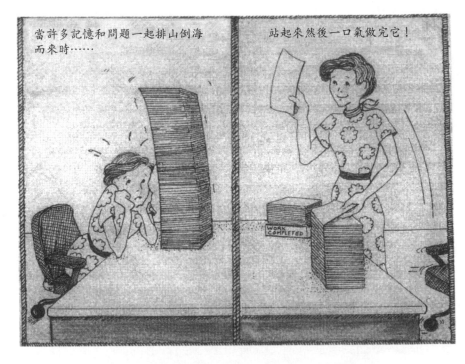

圖 32　當許多記憶和問題排山倒海一起來時……

可以在治療過程中為自己安排一個假期，讓自己可以從令人心煩的情緒性工作裡獲得機會休息，好讓治療能夠繼續順利發揮效果，並且從中指導案主管理壓力的技巧。

　　最初始的協助者角色可能會因為在整合過程中不斷出現的衝突及如何處理這些衝突等問題而感到疲乏並且開始抱怨。這時治療師應尋找其他的後補角色來幫助他；同時讓不同角色組成一個顧問團一起聽取這些抱怨、解決紛爭。當有危機發生時，角色們都能隨侍在旁。這樣循序漸進的方式能讓系統適應承擔危機管理的責任，不會將治療師也牽連進去而受拖累。治療師應該傾全力支持新的管理策略，以及為這個系統設立衝突解決程序。

　　試圖控制案主的行為是最不被鼓勵的。治療師要對案主循循善誘，不只是傾聽而已。其中最有影響力的方法是去鼓勵團隊合作的精神、讚賞有貢獻的角色、關心較孤立的角色，以及教育那些表現天真無邪的角色。太過權威的操作手法可能會導致某些內在虐待行為或危機的出現。當治療師想要控制不同的角色時，系統主體就會回想起過去的虐待事件或被操控的經驗。這代表治療師可能會被當成是另一個「加害者」。這種情形一旦發生了，案主的防衛策略就會蓄勢待發，團隊的合作氣氛也會因此而遭受到損害或破壞。結果是這個系統開始退縮或變得一團混亂；案主不僅想要額外的治療，甚至會要求結束治療。

　　協調階段彰顯了在破碎的人格裡，不同角色所展現出的特殊才華與功能。這個階段是相當有趣的，因為大量的複雜程序讓治療師覺得很有挑戰性；它也讓人覺得很有刺激感，因為個人和團體的動機都在追求一個共同的目標；而它最讓人陶醉其中的原因是系統內不同角色的能量可以互相交換和讓彼此尊重的態度發展成熟。這個系統從一無所有到十全十美、從痛苦到快樂，並從完全沮喪到活力四射。這些改變都是因為案主受熱情鼓舞而彌補了過去所錯失的一段時光。這些鼓舞來自於案主觀察到的一些改變，如：已被順利解決的破碎創傷經驗、處理技巧的提昇、行為修正，以及在朝向整合時各個解離角色間的彼此合作精神。當這個過程向融合期挪動時，彼此間的合作將會為系統

帶來劇烈的變化。

第四階段：融合期（Blending）——變身蝴蝶

　　這個階段會與協調階段交錯在一起，也會與探索階段互為循環。融合階段所強調的概念是「將症狀轉換成技巧」（Beahrs, 1982）。有些角色依舊會隱藏起來，但是只有他們才掌握到深層的記憶部分或是一些有用的資訊。這些角色揭露他們過去的歷史，然後在主體的人格中再次被具體化。各個破碎角色所保持的資訊將會和其他相關資訊融合在一起。當更多已解離的資料開始被追溯和處理時，不同角色的融合工作就會不斷地持續進行。系統裡角色間的界限不再那麼明顯，甚至會消失。在協調過程中，獨立和分屬不同團體的角色會有間歇性的混合現象產生。一個新的特別任務在協調過程完成後旋即展開。

　　融合階段的特別任務就是去解開這些角色的方程式。換句話說，就是去挑選出共同的變數將它們結合在一起，再去統合等號左邊的運算程式。當衝突一一被解決後，一個經統整後擁有共同哲學的單一系統就正式誕生，而錯誤的印象也可獲得矯正。共同的目標與共同的哲學同步進行。這種讓權力中心化的改變會讓權力最後回到系統主體的手上，促成雙邊統一。這可讓案主不再需要為了維持生活而將人格角色解離。

　　角色的數目之所以能夠被減少，是因為透過角色群集、將症狀轉換成技巧、藉著與角色交涉溝通讓他們放棄象徵性的權力再融合這些角色的功能，最後他們因為學會自我尊敬，以及學會欣賞每個角色的付出與貢獻，其成果就是他們同意將角色交由系統主體進行吸收。讓案主對整合過程有所了解是非常有用的；他們不會因此失去任何角色部分，而這些角色也不會就此逝去。這個被再吸收的概念（意謂認知）和再具體化（意即身體）會從原先的分離狀況變成為一個整體，這對治療工作是很有意義的。這個過程是要將身心靈合而為一。角色如果已經努力表現並且完成工作就可以光榮退出。現在則由系統主體來對

未來擔負責任。當系統主體承擔起那些各個角色以前所需要承擔的責任時，他們會被邀請去監督和提供支援。每一次在融合的時候，這樣的角色轉換都會帶來一小段的悲傷期。這些悲傷期持續的時間長短不一。這時案主通常會抱怨失去了好夥伴、保護神，或者是一群守候在身邊的好朋友。有時案主也會為將來可能不再有其他支柱（指系統內其他角色）能依靠，必須自己獨立生活而感到無所適從。

這些角色相信童年已逝去，青春年華又被污染；因此他們極渴望加入到能感同身受的其他角色中。比如說，年紀較大且相仿的團體可能會先融合在一起，以減少孩童角色的數目；或是先選擇七歲大的孩童，而不是五歲大的。所有年輕人的角色則同意融合而成為一個代表他們是大學生年紀的角色。如果有四個年輕人的角色，他們可能會象徵性地同意提出一個在大學修課的角色，因為所有的角色都想要上大學唸書（基本共識）；而不是讓這四個年輕人的角色同時被具體化成為一個單一成年人的角色。這是發展階段中的主要過程和生命的過渡時期，可以用象徵性的方式或實際行動去完成它。實例如下：Magi（四十五歲）原本在大學唸書，並且計畫繼續攻讀她的碩士學位。但是這樣的願望卻被創傷經驗打斷，而她也花了多年時間才從 DID 中復原。

過渡期讓她可以順利拋開有關奇蹟式拯救這個不理性的想法，並且運用得自系統主體自我反省而來之智慧，完成生命中每一個原本被打斷的階段。當他們體會到有選擇的機會和自由權時，融合的概念就會約束他們不要再去扮演那些孩童和青少年般的行為角色。他們思考如何做出正確的決定和設定目標去達到它，而不會做一些無謂的事讓角色與角色之間對哪個角色該做哪件事產生衝突。過渡期是在導向正常化中，讓角色學習不要以對抗作為回應方式。當對過去時間的失落感消失後，他們就可以按計畫行事並且達成目標，雖然一開始可能只是一些小目標。漸漸地，這些目標就可以從反射動作（防衛機制）向思考過的行為邁步前進。這些改變包括正面的自我形象、對自我的了解程度，和利用本身具誘惑性的特質來達成目標和實現願望。

這些改變也會發生在與外界的社交性互動裡；個人態度開始被重

新建立；扭曲的認知也會被矯正；自尊心隨著目標達到而提高；堅定的態度也會取代原先的被動或侵略性作風。其他可以被觀察得到的改變還包括如危機減少了、不對等的情形消失不見了、肯定內在自我，而不是自我審判和懲罰，以及對日常生活能夠表現出適當的安排與處理方式。案主安然活在當下，而不再流連於過去。這是讓角色再具體化的好前兆。系統主體不一定要在每一次角色有所牽動或情緒負荷過重的時候都做角色轉換。系統主體自己會承擔更多的責任和接受先前留給「系統內其他角色」的任務。這個改變主要是透過原先的協助者角色能夠不斷教導與協調系統內不同的角色——也就是讓頭腦一直在思考改變。當接下來融合持續進行時，就不會有太多的疑惑出現。因為角色凝聚的共識減少了不一樣的意見，也減少了內在權力鬥爭以及掌權操控的問題。這些改變都歸功於先前交涉溝通、團隊合作，和權力中心化成功的結果。

當改變發生的時候，有些角色可能會有感到疲憊的想法，宣稱工作已經做完了或揚言要退出。有些角色可能只想單純地繼續下去、中間休個假，或者離開去過屬於自己的生活。剩下的一些角色則可能認為系統主體需要負起責任，因為是他要求將這些破碎的圖拼回在一起的。這類說詞都是整合期即將要來臨的訊號。

第五階段：
整合期（Integration）——我知道我是誰

這個階段又會重新和探索階段混合交錯在一起。如果有一個不曾被發現的角色在這個階段出現時，治療師也不必感到驚訝。其實這個角色一直都在那個地方，只是還沒有準備好在融合或記憶合成前出來提供有用的資訊。整合是一個進化過程，它和個人要轉變成誰有關，而無關於死亡之事。如果案主將整合與死亡在某種程度上相連在一起並且感到害怕的話，治療師必須立刻糾正這種錯誤的觀念。他們認為讓角色死亡（而不是重整）來成就一個完人的想法是不正確的。個體

一開始就是一個完整的人，只是後來的創傷事件造成人格分裂破碎。治療的目的就是要重新結合原來分開的部分，匡正那些不當出現的解離現象。對解決創傷和修復合成破碎心靈的錯誤印象絕對有必要被加以改正。

很明顯地，我視整合期為一個正常化的過程而不是一個共存的狀態。我不相信當解離狀態依舊存在時就能宣稱治療成功了。我曾經治療過一些不願意整合角色的案主。很不幸地，他們在治療的幾年後依舊存有相同的問題，甚至有了一些新的角色出現。整合是不能被勉強的。治療師在整合過程裡充其量是一名引導者，主導這些整合的權力仍然是操縱在案主的手中。

我們無法保證讓所有的角色都可以成功地整合成為單一主體。在整合之後，還是會有再次分裂的可能性，除非這個內在系統在整合過程中已學習到新的生存技巧並學會如何處理紓解壓力。壓力是再分裂的主要禍首；而新的創傷經驗也可能是原因之一。管理壓力和避免危機對整合過程能否持續進行是相當重要的關鍵。當再分裂的情況發生時，治療師和案主雙方就需要投入更多的心力及時間，將已知存在的角色和新分裂出來的角色找出來，再將他們重新整合在一起。先前提過的 Melinda 就是一個例子。她曾經經歷過七個整合期。一開始她拒絕處理她的壓力狀態；她有製造危機以引人注意的偏執想法。Melinda 這個案例中的再分裂問題有可能是刻意藉著教派干預而被引發出來。一再重複整合工作的確可以達到最後的統一。只是我不敢確定這個理論是否一樣可以適用在 Melinda 的案例上。Dr. Stickland 忽略了整合的概念；她相信共存是可以接受的。最後 Melinda 是否整合成功則不得而知。

有時候整合過程會被延誤，因為一些藏在最深層不知名之處，具有最嚴重衝擊的解離資訊還未被揭露；而這個未曾被揭露的層面則會阻礙系統整合的進度。這些資訊是藏在底層的記憶〔記憶層疊（memory layering）概念之一〕。這個被遺漏的參考資料並不一定是創傷經驗中最嚴重或影響最深遠的部分。它通常只是經驗中的一部分；而它之所

213

第六章　整合階段

以被認為具有最強大的殺傷力是因為案主認為這是一個嚴重的出賣背叛，或是加害者有意略而不見的傷害。因此這份解離的資訊就像是解開過去發生之種種的鎖鑰。當這個資訊開始被追溯並被要求與其他資訊融合在一起的時候，記憶合成（memory synthesis）就會開始發揮功能。當單一角色的功能不再被需要時，整合就可順利進行。因為這些功能已經被成功地移轉到系統主體的身上；也就是系統主體已經取得歷史資料，並且透過知識來與創傷經驗進行合成；系統主體在經過記憶層疊後，也意識到角色在幫助生存上確實是有貢獻的。

　　我對記憶層疊的概念來自於觀察那些不當出現的解離狀態是如何在治療過程中被正常化。這個過程包括案主如何將意識狀態、怪異的想法、驚恐的感覺，或者是與主體本身個性不一致之處一一抽離出來；或是如何中斷整合中的意識、記憶、角色，和對周遭環境的感受力（APA, 1993）；也包括改變案主對創傷事件的感覺（Chu & Dill, 1990）。解離的記憶似乎是呈水平式地層疊起來，並且將它們儲存在有意識的內心區塊裡（Spray, 1994）。記憶恢復或喚取則傾向於垂直性地移動：從意識最清楚之處往下到毫無意識的最深底層。我在《記憶層疊及合成之概念》（*Concept of Memory Layering and Progression to Synthesis*）一書中曾經提出過這個概念（Spring, 1993b, 1994b）。

　　記憶層疊的概念包括多重角色和層疊的記憶兩者，它們彼此有相對應的關係，而且會表現在層疊的繪畫中。很多研究者曾討論過意識狀態的轉換是發生在經歷性虐待事件時；而這些意識狀態與那些過度表現或毫無效用的防衛機制有關。創傷經驗的合成可能包括很多整合階段，讓各個歷史部分都有機會合成在一起。但是如果還有任何遺漏的資訊尚未被發現的話，整合工作就無法穩定地順利進行。角色會繼續保持在解離狀態中，象徵性的防衛保護功能也隨時待命，直到最主要的創傷性元素與意識認知能互相連結，以及能夠將情緒性的譴責從經驗中移除為止。

記憶層疊及合成之説明

公開聲明

合成

記憶喚取由最上層往下進行

1 → 意識清楚
2 → 意識表層上
3 → 意識表層下
4 → 意識混合轉換
5 → 部分隱藏
6 → 隱藏
7 → 深層隱藏
8 → 毫無意識

記憶向上移動合成

最底層之記憶有最嚴重之衝擊

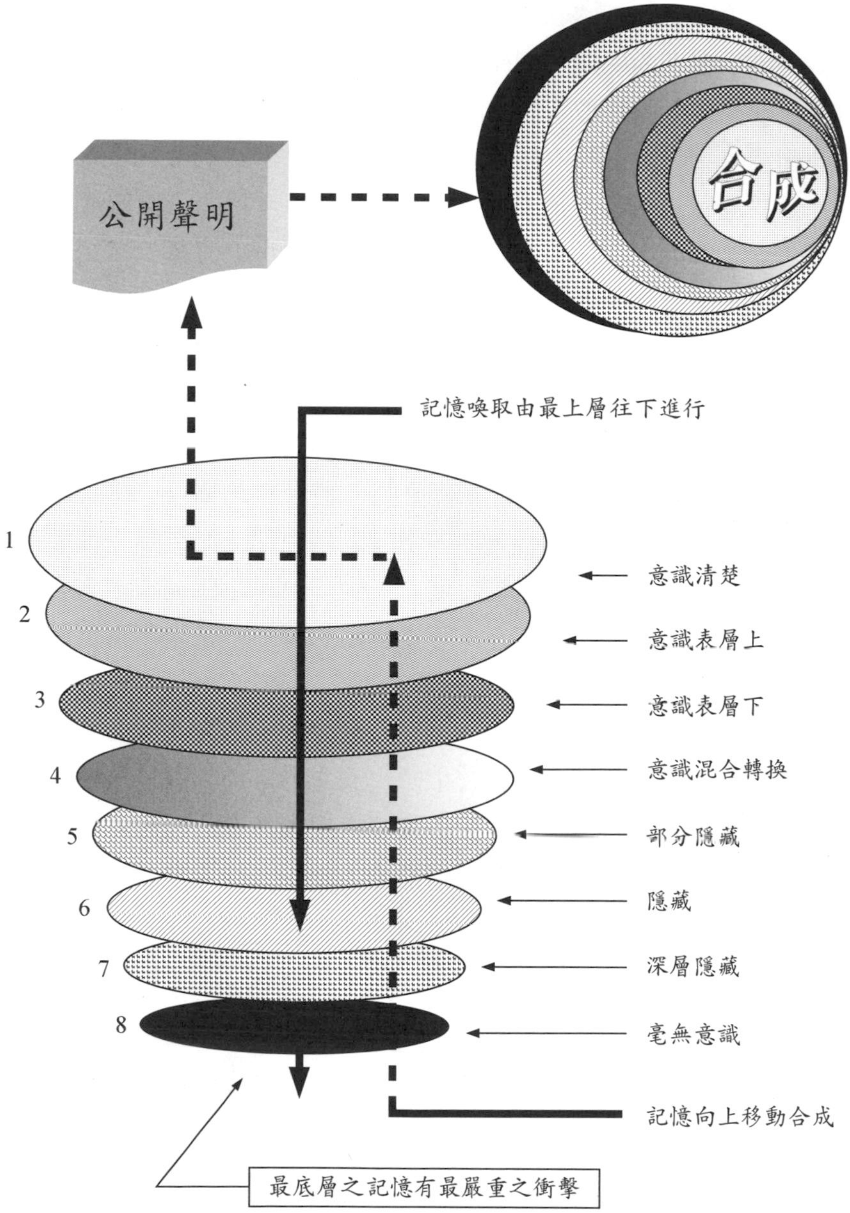

圖 33　記憶層疊之概念

第八章　整合階段

雖然在融合階段中也會同時有少數的小型整合出現，但角色整合通常有其固定的運作模式。整合工作的一部分是在轉換內在系統。過去模糊的界限總讓人感到迷惑、也缺少明顯的差異性，同時又會產生一些精神生理上的問題；因此新的界限必須要劃分清楚。整合的主要結構是要從經驗中獲取資訊；將曾失去或被打斷的發展階段正常化；解決衝突；接受無法被改變的過去歷史經驗以及這些由經驗產生的衝擊。這些過程包括由系統主體運用角色的功能、技巧和指派他們任務來減少症狀的發生次數；並將解離的部分帶到可以意識到的知覺層次中。最後的整合讓所有的角色都能彼此公平地共同合作，然後和心理層面的協調過程重新連結在一起，成為一個和諧的共同體，能按照年紀表現出合宜的反應和行為。

當整合完成後，內心就不會再解離成不同的角色部分。一個主體（身體）就只有一個內心而已，而且是一個完整的單一人格角色。整合是一個綜合體，這個過程是要讓不同的角色部分能具體化，和系統主體合而為一。曾經受大家矚目關心，由解離角色所創造出來在其象徵性世界中的戲劇則不復存在；不當使用的解離現象也不再需要了，因為其他正面的生存技巧都已俱備萬全了。經過幾年穩定的整合期後，案主應就不再需要解離的對象了。整合就像發生在黎明或黃昏來臨前與天空共享一色般的協調。黑夜來時，天空的一切都融為一體；光線則成了在其之上的有形物體。黃昏來時，白晝休息，而夜晚出現；黎明來時，白晝為之甦醒，黑夜則悄悄地入眠——時間就是這樣不停地轉動著、循環著、交替著。

第六階段：
恢復期（Restoration）——戰後重建

前面的五個階段中不僅有在認知上的重建工作，還有在人格上的重建工作。而這一階段的任務則是建立角色身分。這個任務須靠審視過去歷史的影像和家庭演化的淵源來完成。或許有些戰前結構需要去

矯正與翻新——全人似的，而非分裂的局部。下一步則是要調整戰後時期的型態以適應新生活。

　　後整合期是一段調適期，充滿各種經驗的學習。案主或許已對治療感到厭煩，因此在這時安排個休假可讓彼此紓解壓力。我建議應該要空出六週的時間，案主才能從這種「精神外科手術」中復原。然後再將療程重新調整到每兩週一次的基礎上；一年後，回診的次數可以減少到一個月一次。由於整合後所伴隨的改變可能會讓案主的家庭關係產生緊張，因此夫妻或家庭共同治療能讓關係問題獲得改善。第六階段是復原期，焦點應集中在如何維持良好態度來達到成功的生活、快樂的時光，和實現目標。

第七階段：統一期（Unity）——和諧大鳴奏

　　最後一個階段被定義為一個和諧的狀態——將身體與心靈合而為一，並讓這一個主體能有系統地運作；讓系統的運作具有延續性，沒有任何分歧，角色也能維持一致性。這個階段的主要工作是要使生活形態中的每一個部分都能獲得平衡。

　　這個最後的階段是有關如何讓生活正常化並享受它；感覺愉悅而沒有負擔；獎勵和讚賞自己能度過這一段和精神情緒奮戰的漫長時間。回診可從每個月一次拉長到每三個月一次，最後再到一年追蹤一次即可。當然這個階段並不代表一切都完美無缺，也不代表案主可以在每一項企圖努力的項目中都圓滿成功。但至少案主會繼續學習並從中吸取一些更深入的見解。這代表著生命將持續進行，不再蹉跎時光，最重要的是「記憶已不會再對自己造成任何的傷害了」。

Faith（信念）的故事

　　Faith 和她的男朋友一起在我任教的一所大學中修了一門我開的課。有天中午休息時間她來找我並要求下午和我談話。她說她對藝術

治療有相當濃厚的興趣，並希望能將它當成未來主要的職業。當我們開始談話時，她告訴我說雖然她對藝術治療有興趣，但她想要我先對她本人進行一些治療，因為她本身正經歷著一些「奇怪的症狀」。她給我看了一張她在課堂上畫的素描，取名為「這就是我，我是⋯⋯」。她對這張素描感到相當沮喪，並且聲稱那並不是她的作品。幾個月後我們才真正了解到這句話和這張畫的意義。

透過「系統內其他角色」在畫像素描中的表達，人格和自我形象的破碎分裂現象是相當清楚明顯的。這些畫像與在治療中所使用的自我形象可互相連結起來；它既是「理想化的形象」也是「被輕視的形象」。當案主在描述他內在的象徵性世界時，DID 系統中不同人格角色間的互動對我們來說是相當精采和引人入勝的（Spring, 1991）。系統主體對那些想像中的各個人格角色部分會以相當鮮活的筆觸描繪出來，包括五官特徵、用色傾向、人格特點，以及在象徵世界中被指派賦予的角色任務。大部分的角色都有自己的名字、綽號，或者是以其所具有的功能名稱來作為辨識分類。大部分的畫像都是屬於那些有名字或者是具有某種特點，如與某一個創傷經驗的情況有相互關聯的。少數一些畫像因為缺乏完整的影像，則可能只以部分出現的方式來彰顯其某種特別功能。

Faith有一群獨特的角色陣容（共三十七個角色），一個複雜的操作圖，一個豐富的象徵性內在世界，以及一個在森林中的象徵性住所。她創造出一個出色的視覺對話。有些部分是刻意安排的，有些部分則是伴隨一些手寫解釋而隨機自由出現。接下來她還畫了一些對她自己有特別意義的畫像。

她曾是一個得過許多獎項的畫家，先前也曾當過職業插畫家，並與一名藝術家結婚，育有兩個已經長大的小孩。Faith有宗教信仰，同時積極追求性靈生活。她那時是一名工作認真的行政秘書，可是她卻認為自己不是一個盡責的母親，沒有盡到扶養教育兒女的責任。她喜歡種植藥草，每年都會種滿一整個庭院。她對地球生態也相當有興趣；並著迷於中國哲學與印度民間故事。她因為相信全人療法（holistic healing）而拒絕吃任何的化學藥物。她最近才因公司縮編的緣故而遭到解雇，這讓她感到相當地沮喪、焦慮、生氣，以及害怕。她當時企圖以行動不便為由來掩蓋她的沮喪以及嚴重的記憶和精神渙散問題。她抱怨自己有時序錯置的問題，並在家中發現到有些不屬於自己的藝術作品和衣物。她說她自己一個人住，但家中的傢俱卻有被移動的跡象，而她不認為自己曾經移動過它們。朋友有時告訴她，她曾在某些地方出現或做了某些事，她卻無法回想起來這些地方或這些事物。這些不尋常的情形讓她感到惶恐；她開始變得有些疑神疑鬼。我同時也發現到她對童年和青春時期所發生的事有記憶斷層的現象。她則稱她有一些嚴重的家庭問題；與母親和姊姊間的關係是她痛苦的根源。

她無法回想起家中曾經相當貧困過；也記不起她的父親在二次世界大戰時曾服務於軍中，那時她全家與外婆和舅舅一起住。舅舅曾經恐嚇過她，而這件事讓她每次當舅舅出現在自己身邊時就會感到很不舒服。她記得她的哥哥在十三歲時曾經被嚴重灼傷過；而那時她正好就在哥哥被送去的那家天主教醫院工作。不過她並不記得自己在那家醫院工作了多少年。但她記得父親從軍隊退役後在家中所發生的情形。他常生氣，酒也喝得很多，那時她全家已搬離在農場裡的外婆家了。她記得父親常在酒後對母親施暴，並且強迫她在旁邊觀看父親性侵害母親的情形。她還知道自己從高中畢業後就到一所藝術學校唸書，也在那裡遇到了她後來的先生。

Faith 形容自己是一個很快樂的人。在新婚的前幾年中，曾和她的兩個小孩度過一段快樂的時光。她的先生則在婚後開始酗酒和服用毒品。她印象中父母親的相處模式也在她自己的婚姻生活中出現。在十六年的婚姻生活後，他們兩個人選擇以離婚收場；她另找了一個畫插畫的工作。後來她選修了一些商務方面的課程，然後從事行政秘書的工作。直到被解雇前，大約有十來年的時間她都沒有離開過這個工作領域。就在這件有壓力的事件發生後，她觀察到一些奇怪的事開始發生在她的生活周遭。她定期聽到一些傳自自己腦中爭吵的聲音，以及當她坐在搖椅裡時有一個唱著搖籃曲的聲音。

Faith和我之間開始建立起一個強韌如臍帶般的治療關係，而我們也喜歡與彼此共處的感覺。有時她的不同角色會表演出一些相當瘋狂的特技，來吸引我對她那些操作策略產生注意力。有時爽約不來接受治療，有時又帶著全新的面貌出現在我面前。有時會忘記正確的約診時間，然後又在不對的日子裡突然出現。有時還會表現出一些瘋狂的行為，如：固執、過度吹毛求疵、粗魯無禮，以及歇斯底里地與人爭論不休。有時我們像姊妹般地互相爭論；有時我們也可以一起分享一些角色所完成的驚人事蹟。有時她認為我沒有能力治療她，而我也同意她的看法。令人感到相當神奇的是我們竟然可以這樣安排處理我們之間的關係而相安無事。三年後，她的內在系統完全整合了。

　　經過幾年後，我們依舊保持聯絡，一起緬懷共同往事，我們會為某一件我們在整合階段裡所發生的特別事件而哈哈大笑。她有一個男性的角色名叫「艾斯」（十九歲）。有時候當Faith穿西裝褲來就診時，「艾斯」會和我說上幾句話。如果她穿著褲管不是摺邊的西裝褲時，他可能只會簡短地說幾句話，接著就消失不見了。在一個特別的日子，我走進候診室一眼看見她。她身上穿著西裝褲、襯衫、西裝背心和打上了領帶。這樣的打扮方式與「艾斯」平常的穿著是如此地不一樣，以致於我被他嚇了一跳。接著他禮貌性地問候我說：「嗨！甜心寶貝，我們應該要複診一下吧！妳最近過得如何呢？」我做了一些回應，但是我不確定接下來我又會從他身上得到如何的反應。「艾斯」說他有一些重要的事一定要告訴我。這個人的行為挑逗、有趣，並且希望我對他所穿戴的西裝背心和領帶多投入一些注意力。他一邊用左手打領帶，一邊解釋說要讓他的領帶打得好看是相當不容易的一件事（Faith不是左撇子）。然後又說他是如何以衝破速限的方式趕到我這裡，因為他迫不及待地要將他的故事告訴大家。「艾斯」持續這樣頑皮慧黠的說話方式，直到我笑得累不可支。突然他又變得相當嚴肅，開始訴說起他要告訴我的故事。他是「費思安」（約十至十三歲）的保護者。他的主要功能是保護她不再被其他人性侵害。他告訴我說如果「費思安」有性方面的問題出現時，他就會出來負責保護她。他這

樣的表現就好像是要置Faith現在的男友於死地一樣地來保護這個小女孩。他覺得很可笑，Faith竟然看不出她之前的男友們有什麼樣的意圖。「艾斯」在這一次後就不再表現出相同的行徑了。

十三歲時，Faith和「費思安」兩人在一所醫院裡和一位修女學習藝術課程。當每次下課時，「費思安」會穿過一條連接醫院和女修道院的隧道，好讓Faith可以去上班。有一名身材高大的男性定期到醫院蒐集要換洗的污衣，將它們放進推車裡然後帶回洗衣店去。費思安已經看過這個男人好幾次了。而她也很有警覺性，每次都會很快地跑進醫院裡。就在這一天，他擋住她的去路，接著逼迫她到隧道旁的一個倉庫裡去。在那裡他性侵害了她。象徵性化為Faith哥哥的「艾斯」則在此時被創造出來與這個男人對抗。而「辛蒂」則被創造出來承受這一次的性侵害事件。在這個性侵害之後，「維拉」也被創造出來，跑進了醫院裡，只是不知道該如何去面對處理這件事，但是她知道應該要為Faith找一件乾淨的制服，讓她可以去上班。一名黑人護士看到了「維拉」，並且照顧她。她幫她找了一件制服，只是制服有些過大。這位護士試著讓她冷靜下來。「蕊拉」接著出現，她否認有任何的事發生過，然而這位護士似乎知道事情的實際狀況。Faith接著又出現，然後去工作。一路上她懷疑著為什麼制服變得這麼大。這個創傷經驗總共被五個不同的角色所擁有。Faith對這個經驗卻沒有任何的記憶，也沒有聽「艾斯」說過有這樣一個故事。在其他角色出來告訴她這個故事之前，距離事發的時間已有好幾個月了。Faith在這一次聽了這樣一個故事後，也聽到「艾斯」說了一些對如何防止性侵害的看法。

童年時期Faith曾創造一個「東方智者」的角色。他負責保護「小紅」，一個非常好學用功的左撇子小女孩角色。她每天戴著眼鏡上學唸書。這個「東方智者」則是一名老師，他總用中國諺語鼓勵每個角色來解決問題。另一個被創造出來的角色是一個印度男人——「泰克主人」（Chief Tekenawitha），照印度文翻譯的意思是：「帶著我跟你一起走」（對一個奇蹟式拯救的期待），而他則負責保護另一個名叫「小黃」的印度小男孩。有一個名叫「拉利沙」的黑人老婦會一邊搖

著搖籃，一邊唱著歌給兩個嬰兒和一個三歲大的小孩聽。「*拉利沙*」的先生是「*喬伊老爹*」，他已經八十幾歲了，常常去釣魚（「*拉利沙*」的父親也常常去釣魚）。他們夫妻倆住在一間森林裡的小木屋，旁邊種滿了花。「*喬伊老爹*」常去釣魚這件事與她現實生活中的父親有關；森林裡的小木屋則是和她父親曾用蛇對她施暴的一件意外有關；而花園代表外婆家的農場。這裡面四個年紀比較大的角色（「*東方智者*」、「*泰克主人*」、「*拉利沙*」和「*喬伊老爹*」）實際上是象徵著她對父母能給與她關愛和指導的渴望。

「*小黃*」是Faith在孩童時期的一部分縮影。他常在森林裡隨意漫遊，並且會和蛇及其他野生動物一起玩。這時「*泰克主人*」總會出來教訓他說和這些野生動物一起玩是一件非常危險的事。六歲時，每當Faith在森林裡玩或要躲避那個負責看管外婆農場的舅舅時，她就會想像「*泰克主人*」在旁邊保護著她。另外還有一個「*吉普賽野小孩*」（約三到五歲）的角色。「*小黃*」知道有這個角色的存在。「*吉普賽野小孩*」會打赤腳走過雞糞，然後身上帶著刺鼻的臭味走進外婆家的廚房。她總是藉著這樣的方式來吸引大家對她的注意力，卻也因此常被懲罰。「*小響尾蛇*」對這十二個小孩的角色感到很不滿意。「*泰克主人*」封給她一個叫「*蘇瑪納*」（印度文，響尾蛇女孩的意思）的印度名字。因為她曾經有一天在森林裡遇到一隻響尾蛇。幸好她成功地逃過一劫，並沒有受到這隻蛇的傷害。

「*拉利沙*」負責照顧三名嬰幼兒。一個是三個月大，因為肚子痛不停地哭泣而被媽媽丟向牆壁；一個是十七個月大的嬰兒，因為尿布掉下來，光著身體跑出去而被外婆重重地打了小屁股；另外一個是三歲大，被兩個大約六歲的表姐裝進一個麻布袋裡，然後從山坡上丟下，滾到一個死寂的池塘中。

Faith相信她第一次的角色解離是發生在她母親將她丟向牆壁的時候。另有一個叫「*胚胎*」的嬰兒角色則出現在Faith接近整合階段的時候，在一輛馬車裡（象徵性）被發現。Faith的外婆一直警告她說有吉普賽人會偷小女孩的故事。因為這樣的恐嚇，每當Faith真的看到坐著

馬車的吉普賽人到森林邊搭帳棚而居時，她就非常害怕。於是她創造出一個「*吉普賽野小孩*」的角色。因為害怕被吉普賽人偷走，Faith總是趕著衝回農場裡的外婆家。匆忙之中，她又赤腳踩進了雞糞，因此讓她帶著滿身的臭味回到外婆家，而被生氣的外婆懲罰。這段經歷過程造就了「*吉普賽野小孩*」的出現儀式。也就是當在「*吉普賽野小孩*」的角色裡時，她就會故意踩到雞糞裡去，然後再跑進廚房以博取家人的關注與求得安全感。她的思考邏輯是被處罰總比被偷走要來得好。

「*拉利沙*」是Faith在三歲時，因被放進麻布袋中從山坡滾落掉進一個死池塘時所創造出來的角色。「*拉利沙*」的角色代表長輩對小孩溫暖的關懷和呵護的意義。她是一個單純、慈祥的老媽媽。她會和小孩子們一起唱歌和玩遊戲，讓他們快樂。她是嚴母的相反面（嚴母是Faith將母親和外婆內化後的形象）。而嚴母的形象是：總是喜歡數落孩子、管教嚴格、喜愛責罵，以及利用讓孩子感到罪惡感而產生的羞恥心來控制孩子。嚴母這一個角色在言語上總是很尖酸刻薄，並且堅信唯一可以讓小孩子不犯錯的方法就是在他們不努力的時候重重地處罰他們。

Faith的內在系統還包括了其他兩類關於母親的角色。其中之一叫做「*爾莎*」（Eartha），她有兩個分身：一個是「*大地之母*」（Earth Mother），另一個是「*大地之母爾莎*」（EM. Eartha）。她們對住在農場裡的那段記憶是相當正面的。這個角色喜愛戶外活動和園藝。對土地和環境也相當地關心。她喜歡烤蛋糕和食用有機蔬菜。一九六〇年代的嬉皮時期可以說是她感到最快樂的時候。她相信生命裡最自然的特質就是關愛和性靈。系統中其他的角色也相信只要有「*爾莎*」在場的時候，世界就會變得如花開般的燦爛。「*爾莎*」在第三階段（協調階段）的時候結束了她的婚姻。她的主要功能是將Faith的兩個內在世界組合在一起，也就是個人的真實（真實的影像）和公共形象（假想的幻像）兩者。這就是「*爾莎*」在Faith修大學課程時畫的這張名為「這就是我，我是……」素描的典故。另一個母親的角色是「*可靈*」。這個角色被描述成是一個具領導者特質、敏感、行事低調、實事求是、

具防衛心，以及能激勵人心的母親。因為她有仁慈、關愛人的個性，系統常將她找出來向她求教對事物的看法。

除了母親的角色和「拉利沙」之外，還有一類是像家庭主婦般的角色，會在Faith心情沮喪或生病時關心和照顧她。她們分別是「凱麗」、「阿卡」和「瑪麗安」等角色。她們都說愛爾蘭式的英語和寫著辭不達意的破英文。她們是在當Faith還是一個小孩子的時候，因被強迫做一些對她來說還太困難的工作時而創造出來的角色。當「凱麗」出現的時候，Faith 就可以盡情地玩。她的主要功能是在當 Faith 被放棄或是被迫做一些超出她能力範圍之事的時候，帶給她新希望。與「凱麗」能帶來希望的相反角色是象徵沮喪和悲傷的「哀戚老太太」。「哀戚老太太」總是穿著黑衣和披肩出現。這個角色的主要功能是為Faith的成人角色哭泣和悲傷。每當Faith感到失落或有某個內在角色在承受痛苦的時候，她就會為了他們而傷心哭泣。她被創造的理由是有一次當Faith還是小孩子的時候，她在農場附近親眼目睹到一件空難墜機事件，並且還看到成堆的屍體在眼前。而「哀戚老太太」這一張素描則是在 Faith 接受治療的二十年前就已完成了。

接著就是「響尾蛇」這個角色了！她的主要功能在保護小孩。而「小響尾蛇」則是在整合階段裡的最初協助者。有時我們很難了解她所運用的保護措施。「響尾蛇」或「阿卡懲罰者」這一類的名字在形容她的角色功能時真是用得恰如其分。她常會好幾個小時都陷入悲傷的情境中；也會有好幾個小時都感到相當地快樂。雖然她是一個保護者，她同時也是一個破壞專家。

在治療一開始的時候，她對我只有一付輕蔑的態度，喜歡用她特別的伎倆來讓Faith感到噁心，或者是以身體病如一條酸痛的腿來干擾治療。她試著讓我知道她有極佳的能力，做事很有效率，以及她會努力將每一件事都處理得很好。這包括了對治療師的態度。她對工作相當地投入，並且宣稱她知道如何和官僚體系打交道。她形容自己有自信可以不讓別人察覺到她的移動變化，因為她有能力偽裝她自己。她非常聰明、善於辯論、身手敏捷、懂得挑逗，同時言辭鋒利、尖酸刻

薄。她警告我說，當她覺得受到拘束或被挑釁時，她就會立刻變得惡毒起來。這時Faith變得很畏縮，然後警告我說「響尾蛇」會將我的眼睛挖出來。「響尾蛇」說唯一讓她尊敬的人是「導演—播報員」的角色，他也是一名沉默的歷史學家。

在經過幾個月的治療後，「響尾蛇」是唯一會取消約診的角色，也會混淆Faith的思緒，讓她在錯誤的日子裡回診，或者是利用一些藉口試圖讓她停止接受治療。她會將Faith的錢藏起來，以及到處移動傢俱，讓 Faith 誤認為她發瘋了。她在半夜起床洗頭髮，然後讓 Faith 在起床時發現自己的枕頭濕了，卻不知道到底發生過什麼事。她認為Faith太過陰柔，容易沮喪而沒用、無助又沒希望，且有自殺的傾向。有時她稱Faith是「絨毛球」，這是「艾斯」取的名字，用來形容她只對自己好，和過於陰柔的個性。「響尾蛇」認為「絨毛球」是個漿糊腦袋，可以用欺騙的方式來操控她。「響尾蛇」所玩弄的操控手法真是令人感到眼花撩亂和生氣。

「響尾蛇」有時候會干預Faith的想法，使她變得迷惑和感到挫折。「響尾蛇」有突然離去的習慣，所以Faith常在一個熱烈進行的討論中間突然出現。而Faith與「響尾蛇」彼此之間不曾意識到對方的存在過。Faith聽不到「響尾蛇」講的任何一句話，反倒認為是我在監聽她的話，和像她母親似地在生她的氣。

在這些令人挫敗的事件發生過後的幾個月，Faith帶了一張畫過來，但是她自己卻不記得她曾畫過這張畫。她說是別人要她將這張畫帶過來給我看，讓我可以讀上面所寫的東西。畫上面寫著：「你可以看到我的一切，但是你對我依然一無所知。」我懷疑這可能是「響尾蛇」的作品，同時她正試圖看我的反應會是如何。我評論說這張畫畫得相當地好，隨後就將它放進推車中。我的目的是要等著看看將會有什麼樣的事情發生。幾次的療程後，「響尾蛇」過來接受治療了。她穿著上班套裝來，然後以非常專業的態度與我握手，並介紹自己。她說她過來接受治療是為了要表達對我的尊敬。這令我感到相當震驚，因為這與她先前的行為模式剛好相反。她解釋道，她對我尊敬是因為

我會與她辯論，而我也會說出一些有道理的話讓她能夠三思。而且雖然她對我的回應態度相當惡劣，我還是不厭其煩地與她溝通，以尊重的態度看待她。從那個時候開始，她就表現得相當優秀，做事有條不紊。接著在這個與系統內部合作的任務中，她完成了令人讚嘆的成績表現。她非常善於將創傷歷史說給別人聽；用一種可以被「系統內其他角色」接受的方式來表達。隨後她以團隊表率的身分來進行整個整合過程的協調安排工作。

當「*響尾蛇*」開始協調整合這個系統時，她鼓勵Faith畫一張表達創傷經驗的畫。這些經驗包括了所有「系統內其他角色」所提供的歷史。這個構圖欲表達的故事包括：Faith的舅舅在農場上對她施加性侵害的過程。她的舅舅曾經逼迫她親吻他畫在自己生殖器官上的人形圖案。還有在她生病時，她的父親曾拿給她一杯摻有烈酒的熱飲給她喝，然後再性侵害她。又在她十幾歲大的時候，開車載她到很遠的地方去性侵害她。畫裡也包括她在一個木屋裡受害的事件。木屋裡的地板上有很多隻蛇，她父親將蛇一一捉起，然後連同這個受驚嚇的小女孩子一起放在床上，命令她待在那裡直到隔天早上。其他情形還包括她的父親用上過戰場的刀來恐嚇她母親和她的事件。這幅圖揭開了她那遍佈創傷、有驚人內幕、不堪的過去。這幅圖幫助她將過去的經驗重新做一番整理，並且從中了解到自己是如何透過創造「系統內其他角色」的作法來求得生存。

她的下一張畫則是有關她舅舅性侵害她的另一件事。住在農場時，有時她的父母和外祖父母會花上一整天的時間一同到城裡去購物，然後將她留給舅舅照顧。Faith學會在他們離開前先偷偷爬到狹小的閣樓裡躲起來，讓舅舅找不到她，直到她的父母親回來為止。因此在她第一次找到這個在閣樓裡的藏匿之處，可以順利逃過她舅舅的魔掌時，她創造出「*閣樓小孩*」這個角色。這個角色會感覺到好像是在一個陰森森的洞穴中，被一道鎖鍊將她和石頭一起綁住，而她則極力要爬出這個洞穴拯救自己的性命。

在這些畫從進行到完成的過程中，「*響尾蛇*」已敲定好她的策略，

部署最後的整合工作。我們一起安排治療時程表，因為Faith已經開始對一些角色因融合而消失的情形感到難過。這讓Faith和「*響尾蛇*」之間產生一些小摩擦，因為Faith並不相信自己可以獨自面對處理它。雖然「*響尾蛇*」表現出同情並安慰她，但是卻依然相當堅定地告訴Faith，她必須要將這個責任轉移到她身上。並告訴她在完成轉移之前，她會儘可能地待在她的身邊，教導她如何安排生活的種種技巧。

因為Faith對性靈生活的熱衷追求，以及相當喜愛去一些特別的禮拜堂靜思禱告，「*響尾蛇*」會運用這個情境來處理內在系統的問題，以協調整合工作。她說她會對 Faith 信守承諾，在她確定 Faith 可以自己獨立安排生活之前不會離開。在某一個星期天的傍晚，Faith打電話來說：「每一個人都離開了，只剩下『*響尾蛇*』。在他們離去的時候，每個人都被一道明亮的光線給環繞著。那真是太美了！『*艾斯*』的方式最有趣，尤其是當他開著全新藍色的敞篷車駛進夕陽裡的時候。」最後「*響尾蛇*」完成了她所被賦予的使命，並且知道該是自己離開的時候了。她是整合階段裡唯一剩下未離開的角色。在一次治療當中，她告訴我她要離開了。即使她並不喜歡哭泣，她認為這代表懦弱，但在最後當她將權力交還給 Faith 的時候，她還是流下了眼淚。

今非昔比

我們聚在一起，共度無數個昨日
記不得我們已忘記了多少事
今日，我們不再共處
而我也可以擺脫那些記憶
昨日的夢魘造成無數重疊的我
因為太多的回憶讓昨日揮之不去
但是今日，只有一個唯一的我

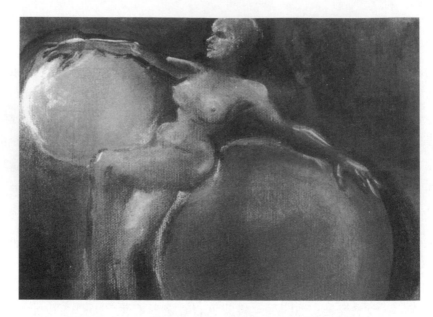

圖 34　Faith 的內心角色「爾莎」正抱著兩個世界

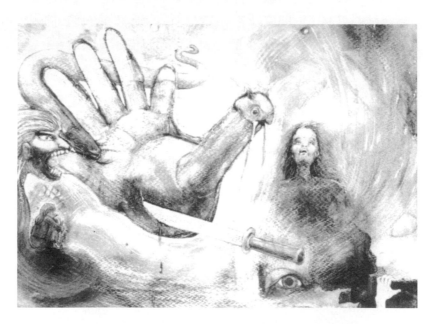

圖 35　Faith 之受虐史

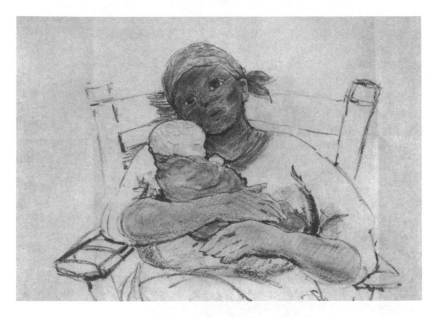

圖 36　Faith 的另一個角色「拉利沙」

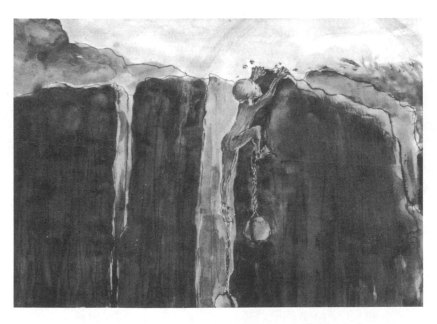

圖 37　Faith 對「閣樓小孩」之感覺

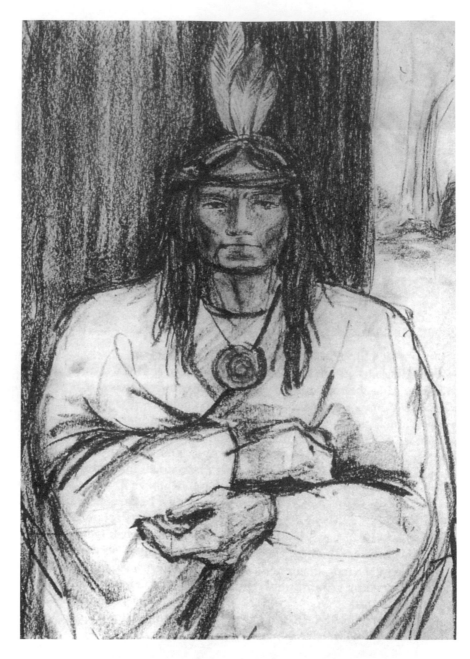

圖38 Faith 的兩個角色：「泰克主人」和「小黃」

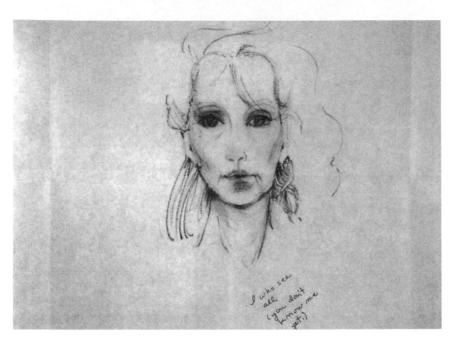

圖 39　Faith 的內心角色：「響尾蛇」

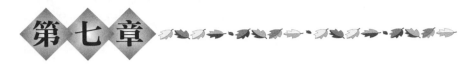

第七章

治療變數

分裂就像是一棵橫枝亂生的樹，沒有一枝是長在對的地方。——Melinda

探索解離

　　解離在創傷經驗中是一種釋放和保護自我的方法。它是一個複雜的心智處理過程。在解離當中，意識被更改，也干擾到角色、記憶、想法和情感方面的正常運作功能。解離和分裂是大致相等的概念，是一種存在於從連結到解離的連續性分離狀態。角色轉換代表案主在人格上無法對已經分裂的部分施加掌控的力量。「最簡單的解離形式就是案主無法回想起過去在其生活周遭所發生的一連串事件。而這些事件在日後被重新檢視調查時，卻顯現出與強烈的情緒有所關聯」（Arietti, 1959, p. 275）。

　　解離被定義為一種精神上的防衛或生存機制，它降低一些情緒壓力，而這些壓力常會造成對創傷事件的失憶症。如果這個防衛機制在立即性的創傷反應後還被過度使用時，就會形成問題了。解離的症狀代表一些隱藏的現象，而這些現象可能不會被察覺出。這些現象讓我

們知道在某些創傷中的特殊情況裡，所導致與心理狀態相關的問題。

　　解離先支配了案主的人格形式，然後更進一步地對身體加以控制。這被形容是意識過程中的一種分裂。解離期間，許多心智活動會和意識及功能的主流脫離，自成一個獨立的單位，就好像是另一個完全不同的人一樣。這種不正常的分離與情感衝擊有關，它使得一般正常的功能無法具統一性地發揮作用。這種分離通常被認為是一種「脫離身體」的經驗。解離對案主有如下之功能：

- 當成是在古典動力和防衛機制之間的介面。
- 填補一個完整記憶中不足的部分。
- 辨識及了解何為適宜之介入。
- 解釋在經歷創傷經驗時，和心理狀態有關之學習內容。
- 可為在創傷事件時之扭曲記憶合理化。
- 是案主進入精神生理機制前之窗口。

　　雖然解離是為適應創傷時期而生，它於日後卻有可能為壓抑住現在干擾之潛在原因，更可能因此造成日常生活運作之不連續性。在對越戰退伍軍人以及其他創傷受害者的研究裡，結果均顯示出創傷後壓力症候群患者之解離機制有中心化之傾向（Marsella, Friedman, Gerrity, & Scurfied, 1996）。West（1967）視解離反應為「……一種經驗或行為的狀態；人的想法、感覺或舉止會因解離而產生改變，這種改變是讓人可以分辨出來的。因為在某一段時間裡的改變，某些資訊就無法正常、合邏輯性地被連結起來，或者是和其他資訊整合在一起」（p. 890）。解離症人格異常其實是一群相關的症候群，它們的根源都和創傷有關，只是各有各不同的嚴重程度。嚴重程度從單一的解離情節，如心因性失憶症或是心因性神遊，到創傷後壓力症候群或自我狀態的干擾。

　　如能將心理病理學（psychopathology）視為一種系統功能的失調，對治療來說相當有價值。案主為調適嚴重的創傷（急性或慢性），解離就會變成是他個人的一種習慣性運作模式。長期承受創傷經驗會阻礙兒童在情緒或認知上的發展；若發生在成人時期，它則可能會造成

解離症行為診斷指標

1 情感面
1.1 對情境之感受缺乏一致性
1.2 缺乏感覺或急速之感覺改變
1.3 過於迅速之改變包括
- 從癱瘓到活動自如
- 從意志消沉到活力充沛
- 從完全麻木到極度敏感
- 從驚恐或焦慮到冷靜
- 從呆滯到專注
- 從頭昏眼花到安步當車
- 從分離到連結
- 從全身發燒到通體舒暢
- 從冷到熱
- 從遙遠到親密
- 從迷失方向到確認方向
- 從動盪到安定

2 行為面
2.1 目不轉睛
2.2 反覆性動作
2.3 身體僵硬
2.4 欠缺反應
2.5 失去時間感、方向感或人物感
2.6 癲癇似之行為
2.7 臉部或姿勢有可辨識之急速改變
2.8 幻覺
- 視覺方面
- 聽覺方面
- 知覺或觸覺方面
- 身體方面
2.9 退化行為
- 聲音、行為、習慣

3 認知面
3.1 匪夷所思之想法
3.2 毫無事實根據之蜚語流言
3.3 顯示解離現象之口語線索
- 我到天花板上去了
- 我從另一邊看到的
- 這也發生在別人的身上
- 我看到它發生在別的小孩身上

4 感官面
4.1 肢體麻痺
4.2 部分或完全麻木
4.3 感官知覺麻木
4.4 皮膚知覺異常
4.5 聽力障礙
4.6 耳鳴現象——有喊喊聲或嗡嗡聲
4.7 哽咽之窒息感
4.8 心悸
4.9 狹窄視角（tunnel vision）
4.10 斑痕：瘀青、流血、水泡
4.11 頭痛及噁心
4.12 墜落感
4.13 身體上之痛覺（非醫療面）：
陰莖、肛門、陰道、下顎、喉嚨、頸部、腹部、背部、手腕、腿部、腳踝

5 自我察覺面
5.1 失憶症
5.2 無法記起近期發生之事件
5.3 失去對時間之概念，無法計算時間
5.4 有限之適應技巧
5.5 神遊狀態（Fugue states）
5.6 無由來之恐懼感
5.7 專注力減弱、易健忘
5.8 衝動性行為：
- 大量花錢、賭博
- 店面偷竊
- 雜交
- 未經思考之行動
5.9 自虐性行為：
- 物質濫用
- 暴飲暴食、催吐、瀉藥
- 強迫性行為
- 自我毀傷
- 容易造成令人意料不到之行為
5.10 行為模式雜亂無章
- 無法完成作業
- 過度使用列表及筆記

圖40　解離症行為診斷指標

嚴重的功能失調或干擾。被視為是根本性原因的創傷經驗會造成多種不同的表現方式，包括長期沮喪、缺乏完整的自我形象、自尊心低落、重複不斷的自我放逐態度或是自我殘害的行為、產生失憶症、情感上的依賴、幻聽，以及虛擬幻想的世界。

在兒童發展階段早期，幻想、想像遊戲和解離之情況會天天發生。孩童如果遇到受虐待之情形，他們會用解離行為來逃避在精神上的折磨。如果虐待事件持續不斷，人格解離之逃避策略就有可能會進一步地被發展。這種解離的經驗可以被演化成不同的應付生存機制，並且將它擬人化成不同的人格角色（角色分裂後的幻覺）。藉著心理上的保護來免除會聯想到的影像、感覺，或身體上的痛楚。而孩童便是利用這些精神機制來保存被虐待的記憶。他們感覺自己的生活不在自己能力所能掌控的範圍內，一些無法被解釋的事情又持續不斷地發生在他們身上，因為他們是「壞胚子」的關係。如果不解決這種不當使用的解離問題，DID 可能就是它最終的結果。

概念與考量點

治療策略有很多變數，譬如像治療的走向、毫無受限的治療方法、各種哲學觀和態度、DID 患者的信念，以及在用現象描述說明不同的案例時，所採取的多樣化方法。我們無法事先得知每名案主的治療經驗會得到什麼結果，也無法預測它需要花多久的時間來完成治療。某些人可能需要花上幾個月或幾年的時間；而某些人可能只需要很短的時間。治療經驗和以下因素有關，比方是治療師和案主間在個性上的融合程度、彼此對進展的影響程度、治療關係有無移情或反移情的問題、案主本身對治療的看法和對讓自己痊癒復原的動機或信念有多強。

有些案主認為治療讓他們的情況變得更糟糕，反而比較希望停止治療；有些案主則認為他們在狀況上有獲穩定的改善。一般而言，治療師都公認大部分的案主在狀況轉好之前，有先變壞的現象。這是因為所出現的角色和其不斷變動的模式及他們不穩定的行為。治療師應

很容易就可以察覺到在治療時的這些變動狀況。保持定期諮詢是相當重要的，因為治療師和案主兩方都可能對此情境感到進退不得。DID患者通常在他們過來接受治療之前，已承受經歷一些擾人的症狀有一段相當長的時間了。每一個案主會自己衡量，在和紓解不穩定的情緒來比較，是否值得冒這個治療風險。

對案主而言，在接受治療的過程中可能會有各種不愉快的經驗。這些經驗包括回顧歷史的痛苦、宣洩情緒的一發不可收拾、過多的刺激、惡夢、焦慮和受內心痛苦之侵襲、產生自殺念頭、自我戕害的想法或行為、氣憤及衝動之行為，以及發生一些不可預測之狀況。沮喪和難過的心情、漸增的解離行為，以及失序的感覺是這個過程中的一部分。案主在治療過程中通常很難再用平常心來面對工作；和同事、朋友，或家人之間的關係也可能會產生問題；有時候他們甚至可能需要住院治療。

對案主之治療需包含各種不同的方法，來幫助案主解決衝突，處理危機和人際間的問題。治療過程本身就可讓案主看出他們自己錯誤的思考模式和反制行為。因此治療的焦點應是集中在減輕案主的痛苦和支持他們，尤其是在他們追求個人的真實影像時。治療師和案主兩方都需要對在治療進行中，可能因此產生的模糊地帶有所忍耐。彈性作法讓案主可以建立個人的真實影像，而他們也可以從自己的過往經驗來了解自己過去的歷史狀況。

對這個族群的治療並非是直線性的進行方式。它是一種有層次的過程和可循環的模式，尤其是在不同的治療階段裡，相同的資料可能需要在不同的層次上重複被拿出來探討。重複、教育和再教育是一個持續不停的過程。治療師需要用一些有效的措施和技巧來正面影響這個系統，讓這個系統內的角色有追求彼此合作及統一的共同目標。持續不斷的危機和自殺的企圖是對症狀做錯誤之處理安排後所得的結果，或者也是一種運作系統之內在崩解的暗示。案主需面對的一個重要課題是：在自己象徵性的內在世界或是外在的真實世界裡，對自我犧牲之受害本質的探討。

療程時間的長度和次數決定於可以被處理和被聯想到之資料的多寡。過度治療被視為如同沒有接受治療般地無益。在診間的治療次數也可以被非約診時間內的電話諮詢所代替。治療師需要有一個明確的治療架構和清楚的界限。如果治療程序不對的話，治療師會發現他們自己也加入到這個創傷裡，而經歷到替代性創傷壓力。當這種情況發生時，治療效果就會打折扣。沒有或無法培養一個外在支援系統的案主立刻變成一個最虛弱和需求性最強的人。這些案主成了最可能騙取治療師使命感或同情心的人，治療師也試圖要為他們「解決問題」。因此，治療師需時時提高警覺，小心不要因工作過度讓自己疲乏不堪，又導致一些不幸的醫療問題或糾紛發生。就算再多的門診治療時數或是治療師不計報酬地付出時間，也無法保證案主可以不接受住院治療的決定。只有少數的醫院有充足的醫療設備能夠合宜或有效地處理 DID 問題。在我看過的一些例子中，有些案主在離開醫院前的狀況比住進醫院前的狀況還糟糕。這是因為症狀顯現出來的複雜本質和對特別照顧的需求。其實只要症狀可以被處理得當的話，精神科門診治療與精神科用藥的方式互相搭配進行，就是最符合經濟效益的治療方式。

因為 DID 問題是在兒童時期被創造出來的，角色系統花多久的時間來形塑角色是一個考量點。在下正確的診斷前，需花多久的治療時間則又是另外一個考量點。如果 DID 患者在不同的治療師身上接受到不同的診斷結果，這也可能會造成治療上的一個敗筆。很多案例顯示在案主進入真正的治療之前，歷經到不正確的診斷通常都有六年之久的時間（Hardy, Daghesaani & Egan, 1988）。正確恰當的診斷和治療才能為案主帶來復原的希望。如果不能做出正確的診斷，就會導致治療失當之風險。為案主下診斷是件相當困難的事，因為過程中案主會以轉換角色來保護自我，也因此讓情緒上的痛苦變得更久。

另一方面，不當採用的解離也造成對其他系統運作的干擾。單單只以精神科用藥的方式是不足以讓這一群人痊癒的。從治療開始到整合發生，其間所需要的時間長短要看有多少不同的變數涉入，而且每個案主的情況都不盡相同。不正常症狀所持續的時間長短決定日後治

療時間的長短。下列情形可作為預測治療時間之初步依據：

- 孩童時期遭受虐待的時間長短與嚴重程度。
- 在得到適當的診斷之前，所接受治療時間的長短。
- 在系統達到整合的完美程度之前，所花費的時間。
- 虐待加害者所介入的性質及程度。
- 失憶症的嚴重性和解離的頻率。
- 沮喪和自殺性想法之複雜性。
- 案主對自己或其他人的危險性。
- 角色系統之結構和設計的複雜性。
- 不斷上演的角色劇碼，被當成是為要掌控受害過程的企圖。
- 危機—暴力的生活形態，以及從此模式衍生出的行為。
- 是否有可獲得的外在支援系統，或者是可自行發展出支援系統的能力。

我提出一個治療方程式的概念：「入射角的角度等於反射角的角度。」（the angle of incidence equals the angle of reflection）（Spring, 1993, p.6）這表示創傷經驗愈複雜，所受到的虐待就愈嚴重，它所發生的時間就愈久；案主人格分裂的程度愈高，而治療師所要處理的資料就愈多。「……解離症狀變成是慢性的，而非是急性的；它也變成是人格結構中的一部分，而不是與人格結構脫離」（Spiegel, 1984, p. 104）。

普遍性

當我被問及我是如何與這些聰明但受過嚴重傷害的案主一起相處時，我的答案是：「心存一絲希望。」下列是法國詩人 Guillaune Apolinaire 的一首詩，我用它來比喻形容我的治療方式。

> 雖到了邊緣地帶
> 我們沒有人掉下去
> 雖到了邊緣地帶

我們都不會掉下去

他們也來到了邊緣地帶

他將他們往下推，而他們卻飛走了

　　複雜的治療是在對未知的神秘進行探索。角色是用來反應特別經驗的一種象徵暗示物；藝術創作則是一種溝通方式，它連接了歷史、經驗和對現在的希望。在藝術表現裡所創造的策略變成是一種為尋求改變的工具。治療師扮演一個引導者的角色；加害者在療程中則變成是第三者，身影盤旋在空中不離去，心懷不軌地喃喃自語。罪惡感是虐待加害者加諸在受害者身上，作為培養受害者為一個聽話的服從者的方式。而受害者與加害者間的依存關係在每一個案例中恰巧都存在於表面下。因為多重的歷史資料、多重訊息和由多重角色所引起之多樣化反應，這些因素讓治療變得無法預測結果。它不僅需要從認知上再建構和從記憶或經驗中移除情緒性壓力，也需要為解離劇情和其反制行為培養忍受能力。

　　治療師要教育案主將焦點停留在自己的身體上，停留在那裡，而不要解離；靜下心來思考，而不要讓事情留有解離的機會。這個工作不能以隨性的態度處理。治療必須是有架構、具重複性、有次序，要和過去的虐待模式相容相似。案主必須有機會學習讓身體、精神、情緒和感覺中的記憶相結合，互相同心協力讓系統運作，對現在的他們產生正面性影響。這些面向都是從身體經驗傳達出的訊息，而它們也會構成層層不同的記憶。案主在很多年來一直都逃避或忽略去解釋經驗，一直到內在系統變得無法再招架為止。因為持續不斷的壓力造成能量流失，或者是成為一件棘手難以處理的事情，這些情況讓案主的內心一再碎裂，意志一天比一天消沉，而再也無法繼續承受與創傷相關的事物或壓抑住情緒。

　　每一個角色對主體的過去都只有某一特定片段記憶，角色以自己所記得的那些片段資訊來解釋整段歷史；因此才會產生不同的角色對主體的歷史有不同的感覺和想法。沒有一個角色知道全部歷史，都只

知道其中的一個片段。這些角色是創傷歷史中黑暗面的其中一個部分；每一個角色都有可能會突然出現。當它漂流到意識層裡的記憶領域時，也掉落到被凝結的時間世界裡，而在心靈空間裡漫遊。

　　嬰兒時期的經驗互相結合形成一些角色；這些角色在後來都成為案主內心戲中的一角。它是讓後來生活出現困境的根源，也因為這樣的生活，又造就出更多的角色。負面影響之起源讓孩童感到無助並且毫無自衛能力，這讓他們對外在世界潛藏有威脅感。孩童應有權利學習如何為自身安全做合理之考量及應付它們。如果無法這麼做，所有的恐懼都會被壓抑住。然後，這些恐懼都在夢裡顯現出來，伴隨身體而來的症狀也會出現，焦慮四處流竄，由沒有意識到的過去經歷而產生出不安。DID 代表在困境之下一種特別的奮鬥。無助和覺得自己毫無價值的感覺是影響復原的常見障礙，也會破壞案主的努力。

　　藉由正向的影響，DID 系統可以成功改變他們的內在景象——從「破碎的戰爭反映出戰後的新結構」（Spring, 1993a）。一旦確定了心中這樣的想法，記憶的回溯就可以如考古挖掘般地出土。在這個脈絡下，記憶到底是回想起來的部分？還是被案主創造出來的產物？或是重新再建構過的混合體？治療師無從辨證記憶，也無法從中分辨出何者是事實，何者又是虛構的東西，因為他們被迫只能使用案主所提供的資料。很多時候案主當時的處境或條件並不利於他們提供可以證明自己過往經驗的有力證據。他們既不是偵查員，也不是法官。他們無法單憑個人記憶來證實自己的案例。可是通常受害事件的目擊者又是受害者本身。家庭成員在此時不見得有所幫助，他們需要的是可合理解釋的事實。案主繼承角色要減輕情緒痛苦的工作。在如何盡快完成這個工作的考量點上，案主需小心地回溯記憶，儘可能地完整無缺，並且能將它們整理成有時間性的前後次序。這可讓先前得不到的資訊被喚取出來，並且凸顯出罪惡的一面。意識層面在透過這些失而復得的資訊後逐漸擴展開來。

　　即使創傷反應的複雜性可經由神經科學驗證，對 DID 的認知也可以更加深入和精準，爭議性還是存在的。DID 患者依然接受著破碎或

不完整的治療方式。精神治療「……已逐漸從一個動力內在精神模式轉移成生化醫學模式，從遺傳性因子和生物性因子來解釋主要的心理疾病」（van der Kolk, 1987, p. 2）。除此之外，這個治療領域因對記憶是否有受到壓抑的爭議性、案主被安排的治療方式和沒有醫學倫理道德的治療師之影響，而變得複雜。治療也會因危機—暴力之生活形態，又更加複雜，其中甚至可能包含有配偶間的暴力干預。這些重複不斷的創傷拉長了復原所需的時間。

治療師不僅需要去安排處理案主目前的危機，而且還必須指導這個系統去安排處理從以往累積而來的內在危機。治療師只要記得採取下列的步驟，就可以避免製造出治療危機，或是走到無法再多承受一分鐘複雜工作的地步：

1. 運用角色會彼此尋求親密感的想法。

2. 了解角色會不計一切代價來讓別人了解他的期望。

3. 知道角色會掩飾他的脆弱，以及存有會被出賣的預設心理。

4. 注意角色會有希望讓原來的威脅成真的想法。

5. 期待反制行為和不平凡的保護性策略。

不同的角色可能會透過被動但具侵略性的策略，如話語或是保持沉默而以行動表達出上面的任何一點。這些種種觀點都與「信任」這個議題互為對應。案主可能會告訴治療師：「在你介入前，我們的生活一切都很順利。」這是互相矛盾的，因為治療師可以觀察到案主的情緒起伏變化，透過憤怒、哀傷、罪惡、沮喪，和自殺念頭將其表現出來。這個系統其實在治療師進入他的世界之前並非是一切都安好的。要想充分了解案主的這種情緒起伏，就要先去了解角色所呈現出來的分裂感。這種矛盾正是在提醒案主，角色間並沒有共同的意識；因此還沒有達到讓彼此可合作無間的統一感。去了解這種起伏的結構和它是如何與創傷經驗連結在一起；相異的感覺和相對的觀點是如何造成混亂的結果，這些都應是心理教育過程中的一部分。當角色能充分了解到與他們相反的東西是如何被創造出來的時候，他們的內在系統就可以開始邁向合作之路了。

有一個具系統性的治療方法可對角色系統做基本論述。病理狀況或健康狀況可以從一個角色移轉到另一個角色上。角色可以被組織成一個次系統，和帶隱喻性的象徵物一起來解決衝突。這樣的過程可以將焦點從個別角色（不論是那些被責怪造成虐待事件或是那些責怪人的角色）轉移到系統的整體上。加害者的態度會寄宿在控訴的角色上。這種刑罰式的態度一定要被強調出來，我們才可以了解到受害化過程和對某些創傷產生反應的原因。

　　雖然聽起來讓人感覺難以相信，但系統的內在平衡確實是藉著類似我們在創傷情節中所聽到的負回饋方式來讓它維持運作。校正就是在對系統實行管制。如同在熔爐上放一個溫度計，當溫度升高或降低到不恰當的範圍時，負回饋機制就會自動校正調整這個系統，讓溫度升高或降低的現象能回復到平衡狀態。所謂系統平衡是指能夠讓它保持舒服的狀態，也就是維持它一貫的樣子。對系統規則下挑戰是一種正回饋——也就是一種正向的改變。負回饋則支撐這個系統，讓它保持住原來被建構的模式。當治療師給與一些正回饋，系統在讓功能出現平衡的同時，也失去了些自己的平衡。這個過程會在達到一個新的完全平衡之前，先造成一些挫折。當被扭曲的信念能被合理地再定義時，系統就能將干擾降到最低程度，不費力地調整到一個新的平衡狀態。

　　規律性（equifinality）是一種信念，此信念認為系統內的規則自然就說明了下一步會發生什麼事。這些規則包括特定的過程、模式，以及系統的參數，而這所有的一切乃是根源於創傷經驗的開始。這些規則的副產品就是一個世界末日般的觀點，以及將未來縮短的一種期許。這樣的觀念是：

　　（A）訊息：相同的事情會再發生（恐嚇、虐待和恐懼）。

　　（B）反應：相同的過程會再發生（罪惡感、羞恥心和無助感）。

　　系統了解這個觀念是一個回饋的迴路機制。因此這個系統會保持高度的警戒狀態——等待著被出賣和下一輪的虐待發生。這是依存在狀態下的學習。這個過程會提供所要求的扭曲觀點。而這個觀點是透

過經驗學習得來的，但是又會輕視選擇的重要性以及再學習的觀念。

　　因為一些角色相信他們要按照加害者所訂下的規矩和期待去做以及保守秘密，因此他們會刻意忽略這是一種虐待的暗示，即使知道它會對自己產生終身的影響。相反地，他們傾向以向加害者感謝其不再施加更多的傷害讓他們得以生存，來減少被虐待的情況。這就是大家所熟知的「斯德哥爾摩症候群」（Stockholm Syndrome）。這個症候群開始為大家所知是起因於 Patricia Hearst（十九歲）在一九七四年時被綁架和強暴之案件。這件事是由幾名恐怖主義份子所共同策畫，她在被他們綁架和強暴後，又被以槍脅迫去搶奪銀行。恐怖份子的計畫並沒有被當局注意到，而她卻因為這件搶案而遭拘禁達兩年之久的時間；沒有人發現她所遭受的冤情，後來也都找不到那些掠擄她的恐怖主義份子。她花了很多年的時間在接受治療。但是因為她的恐懼感太嚴重，以致於所有的失憶現象都無法被重新喚回。柯林頓總統在二○○一年一月三十一日曾正式向她道歉，而這已經是在她被恐怖主義份子傷害的二十七年之後（Larry King Live, CNN, January 31, 2001）。

　　治療包括了學習去回顧創傷經驗時所發生的種種情景，以便安排整理出一個新的觀點。認知上、情緒上和感官上的記憶、生理上的反應，以及可以被聯想到的參考資料都一一被再連結起來，目的是在等待一個新的內在平衡情況出現。經驗和影像需要被一一加以檢視，同時能夠在當下即獲得處理。處理這些資料可以說是一門精緻的藝術；必須要有能耐去忍受因面對過去事件而產生的情緒痛苦、從中重新組織管理自己的行為，以及在看待自己的未來時，能夠堅持其完整性的概念。這些都需要有求取平衡的毅力。接著要回頭看，去找出過去個人的真實面，以及它對現在所造成的衝擊。如果扭曲的認知和錯誤的觀點無法獲得修正的話，沮喪的情形會一直繼續下去，而案主也會再次受到面對過去種種不堪的二次創傷。當二次創傷發生的時候，所有具相關性的參考人事物都會再度崩裂解離。二次創傷可能包括去接受一些無法接受的個人事實，如所鍾愛的人正是介入虐待事件的主犯。二度傷害讓治療過程遭受嚴重阻礙、污染或是遺失過程，但這些都不

在案主的認知當中。接受過去的不公平待遇和哀悼已失去的東西，對撫慰慢性創傷後壓力症候群案主是有幫助的。接著「過往」（過去式的）和「現實」（現在式的）就可以順利合成了。這構成了精神性的重生，以及將混亂、沒有組織或退化的行為再次重建起來。

對在接受適當的治療後而獲得痊癒的各類案主中，DID 患者可以說是一群相當不尋常的案主。為什麼呢？因為他們知道如何靠著將心靈和身體分開來以求得生存。也就是說，他們可以先將它們兩者分開，然後又把它們重新整合在一起。痊癒對他們而言是一種選擇；治療師只是做到讓案主了解這個選擇的可貴之處。這讓我想起 Woody Allen 在 *Getting Even* 一片中所說過的一句話：「身體和心靈是不是真的可以分離？如果這是事實，到底選擇哪一個會比較好呢？」

有些人對情緒性的療傷持有比較堅決與獨特的心態，有些人則不這麼想。一個南非部落 Zulu 族的巫醫、一個波多黎各的草藥醫生（cur-andero）、一個美國印地安族（Navaho）的醫生，或者是一個巫毒教（voodoo）的靈術師，他們可能都比一名受過最好訓練的治療師知道要如何去減輕案主的症狀。這些原始的行醫者會用象徵物和一些可以將經驗帶入某種意義的角度來看待醫療——亦即轉換角色或形式的意思。這種存在於治癒（healing）和治療（treatment）間的哲學角度差異可以說是相當明顯的；但兩者也都同時可以玩弄醫術把戲於股掌中。Freud 曾經指出精神分析的功能在於將精神官能症解釋成是一般身體病痛。沒有人願意甘冒風險去揚棄這一個觀點。不過毫無疑問地，它反映出 Freud 個人曾遭受過精神官能症的痛苦折磨。造成治癒和治療兩者間有差異的問題顯示出能將它們整合在一起的特徵和它們所共同追求的目標和方向是什麼。「不論是什麼樣的答案，只要是可以滿足那些提出這個論調者的答案，都反映出這個人的世界觀是否有考慮到這個世界是遍野哀鴻，或是套用法國樂觀派主義者 Coue 的話來說，是一個讓明天更美好的新天堂樂園」（Bergantino, 1981）。

治療師當然希望案主真的能夠愈來愈好。只是通常來說，治療不是進展得太快就是太慢。因為案主常會在一個療程中浮現出一些離題

的資料，以致將治療時間拉長，往往無法準時結束。同時治療師也會花很多額外的時間在案主身上，直到他們的內在系統能夠整合成功為止，治療對治療師來說是一個在起點無法預知終點的承諾。治療的基本工作是要讓案主能夠將過去歷史和現在事件重新連結起來，通常會循用心理動力模式（psychodynamic orientation）。接下來，治療師還要讓案主了解到他們運用想像力所創造出來的內在世界是他們的一種自我保護策略；他們必須從中去分析這整個脈絡關係和運作模式。這個架構的支撐點是從兒童時期發展出來的，治療師要用此觀點來讓案主了解他們在不同年齡所創造出來的角色。最後不要忘記內在世界是在兒童時期孕育的。隨著兒童的年齡成長，內在世界也跟著兒童在長大成人後發展成熟。

認知面

若要從案主的信仰體系來了解其認知面的形成，檢視那些散佈在內在系統裡的歷史資料是很重要的。必須讓案主的想法可以修正到和現實狀況相同，讓他們回到現實中，被扭曲的信念或想法才有可能被矯正和重塑。雖然案主很聰明，有時還具有一定的學養，但是不要忘記，他們的認知處理過程因為出了一些小差錯，他們所處理過的資料是破碎和不連續的。治療師要注意，某些特定年齡族群的案主說起他們的虐待事件，就好像是真的一樣。過時或盤旋在案主心中的想法是隨著角色而凍結在某一個特定的時間和空間內。教育讓他們可以認知到他們的扭曲，然後讓他們可以以一個較為正確的想法來取代。接下來他們就會有所領悟並養成洞察力，然後教育又進一步地讓他們獲得希望，症狀也跟著減輕到消失。到那時，只剩下一些較平常的扭曲還存在著。

責怪與責任

受害者相信要為這個創傷事件負責的人是他們自己，因為這不是

一般天災。他們以他們被動式的服從來讓虐待事件得以建立形成。受害孩童很能接受讓後來轉成是虐待他們的加害者來照顧他們。他們要到日後才會發現這種情形是不對的。一開始除了接受這個安排，他們其實別無選擇；這個安排是由大人決定的，而且他們的安排是為了可以滿足他們以剝削受害孩童所獲得的樂趣。當孩童最後自己察覺到發生了什麼事情的時候，他們會責怪自己為什麼不早一點知道這個情形。受害者傾向認為自己在有機會學習某些事物前，就應該已經先對此事物有概念和認知了。孩童被教導要服從和遵守規矩，但是他們又常常接收到和服從與贊成概念不相符合的訊息。贊成指的是孩童先了解了它的意義，然後運用自己的智慧和自由權來決定是否要接受。因為孩童對性行為還是懵懂無知，他們並不了解發展與大人間的性虐待關係對他們實際上是一種很大的傷害。孩童可能會對他們自己的身體下一個無任何價值的定論（只是一個物品）。日後他們的多重人格或內在多重角色形成時，身體就會被當成「性」工具來逃避、吸引他人的注意，或是將性當成是為討好他人的一種手段，也是用來懲罰異性的一種方式。然而，扮演孩童年齡的角色還是維持著一派天真，然後在成人的角色身分裡以性來發洩憤怒。這時，系統裡的部分角色不論在身體上或在情緒上對此種性關係都視若無睹、麻木不仁，部分角色又對此種作為表示毫無印象。有些角色會責怪那些在孩童時期被強迫性交的角色，然後再將這些事怪罪到角色主體身上。這些對責怪與責任的種種扭曲想法更加豐富了角色內在戲劇的內容，也讓治療師陷入一片五里雲霧之中，難以分辨眼前事物。如果能讓角色聽到那些塵封在「失憶」隔牆之外已經久遠的過去歷史，認知面就得以重建，行為面也就自然跟著改變。

保守秘密與保持沉默

內在系統認為保守秘密在處理虐待經驗中是最安全的方式。當然，因為沒有全盤了解故事才會產生扭曲錯誤的責怪方式，其實這是反映出虐待加害者的操作設計。亂倫受害者被告知如果讓其他人知道這件

秘密，就會有不好的事情發生；如果是他們自己告訴別人，別人會認為他們很丟臉，會被排斥、傷害，沒有人會相信他們，或者別人會認為是他們自己瘋了；說出去這件事只會引起憤怒、肢體暴力、家庭破裂，或是加害者必須進監獄。這一切都會是他們說出去後所造成的過錯。保持沉默變成是他們心中的一個負擔，這個負擔也破壞了他們認知功能的正常運作。接下來，解離出現，活生生地將事實從認知狀態中給移除掉。保守秘密和保持沉默減輕了他們的責任，也為虐待創造一個可以持續重複進行的溫床。加害者的作為讓虐待即使在停止後，仍維持了一段混亂期。治療的其中一個目標是要讓案主能夠分辨保守秘密和個人隱私間的差異。隱私是一種尊重；而秘密卻是一種刻意的隱瞞；說謊則是掩蓋。雖然虐待事件是秘密地進行，但畢竟它不是發生在密室裡。家庭成員多少有一些感覺，知道家中有一些不尋常的事發生，也知道它是不對的；然而，「否認」是這個虐待事件中的一個協調部分，也是它的封條。

痛苦與快樂

案主認為如果能從亂倫中獲得一些身體上、性交上，或是情緒上的快樂，這是因為他們自己要求而來的。加害者利用受害者的罪惡感來規避自己亂倫行為的責任。孩童是依附在家庭下的，而且本身沒有什麼好的對應技巧。在這種發生亂倫虐待的家庭中，父親不像父親；母親不像母親；孩子當然也無法如同正常家庭中的孩子一般成長。這讓孩童被逼迫要去表現得像是一個大人的樣子；這種表現也導致了孩童打破他們在對待自己的身體或性觀念上的界限。孩童承擔了大人要為這個錯誤行為所負的責任，然後學習到要為大人去犧牲自己的需求。這又將受虐孩童推到另一個傷害深淵去。他們形成了一個概念，就是：「所謂的被愛就是要能被利用」（being loved is being used）。孩童學習到「權力」在維持關係中是很重要的。有權力的人可以設立遊戲規則，並且隨心所欲地去改變它。如果將這個概念運用在治療上，治療師就是握有權力的這個人；對治療的期待就是一種虐待。不要忘記這

個回饋機制：（A）訊息：相同的事情會再發生；（B）反應：相同的過程會再發生。訊息和反應是在系統中的一種儀式。系統自己會重複相同的行為，編造故事來解釋儀式行為，然後設立規則以確保儀式可以不斷地重複進行。認知重建就是先從破壞儀式開始，如此做可以讓案主將快樂從痛苦的定義中抽離。

寬恕

有些角色相信家庭虐待加害者對加害事件的辯解說詞，如：並不知道自己有做了這些事，或自己並非是有意這麼做的，或辯稱是因為自己被下了毒才會一時迷亂；角色相信加害者所說的是事實，所以他們不必為此事負責。其他角色則認為加害者起碼要接受一些懲罰。內在不同的聲音反映出案主對愛與恨間的衝突——它也是治療中的一個主要議題。這種衝突能直接為治療下一個神奇的註解：案主如能寬恕加害者，就能迅速獲得痊癒。以德報怨是一條宗教律規，對解決案主的問題不見得派得上用場。能讓自己從責怪、責任和罪惡感中解脫，才比較是撫平心中那一道隱形傷口的重點（Watkins, 1949）。並非每一個案主都有宗教信仰，他們各自也都有不同的種族文化背景（Marsella et al., 1996）。古希臘人曾提出過一個類似這個邏輯的說法：「……有三種真實面：立即面、藝術面和宗教面。這三面雖一邊接一邊地存在著，卻各自有各自的位置……」（Arietti, 1976, p. 246）了解個人選擇權、決策運作過程和權力之差別性是鋪陳衝突的另一個替代方式。「宗教教義和家庭單位都是虐待的催生者」這個說法聽起來很矛盾，但對治療復原卻有很大的助力。治療目標應包括用打破否認之說法，向案主陳述迷思和運用寬恕之神奇作用來解開這個矛盾論調。

孤立

有些角色相信他們自己或是系統內其他部分角色應該被孤立，因為這些人是「壞胚子」。孤立常是受害過後的產物。它可能是象徵性或是處於真實狀況下，存在於案主的內在世界或是外在世界，也可能

是同時存在於兩者中。從原先有孤立傾向之跨代虐待受害者轉成之虐待加害者會將此種孤立行為或封閉式家庭系統之想法繼續傳承下去。加害者相信他們可以藉著創造新的受害者來維持他們可以施加虐待的資格（或可以說是權利），同時也將這個想法往下傳給下一代。另外，孤立也可以被視為是溝通功能失調後的一個副產物，失調的原因來自於累積過多的怨恨或是失當、不良的衝突處理技巧。一般來說，案主都不是很了解孤立後所帶來的懲罰效果或令人困擾的下場。比方說，「最複雜的身體症狀可能就是和孤立後的內在經驗有關」（MacNab, 1970, p. 244）。追探案主實際或想像出來的孤立行為有助於了解其家庭活動模式。這個活動模式是從案主的內在世界反射出來的，它對了解角色間的互動關係和孤立機制是相當不可或缺的可貴資料。然後治療師就可以運用這些反射性的資料來讓案主了解所謂的毀滅性家庭活動模式，藉以調整他們在目前人際關係中的行為。

我是壞胚子

性虐待受害者相信他們自己是一個「壞胚子」。這種想法來自於加害者對受害者的指責和描述他們的說詞內容；而不論加害者的描述是如何地不露痕跡，都會對受害者產生影響。這些描述方式可能是各類的形容字詞、暗示或是從行為動作上來表現。加諸於受害者身上的這些字眼讓他們對自己產生一個錯誤的定位：「一個被輕視的形象。」案主一定要掃去這些字眼才有可能將他們自己拉回正確的定位。治療師應鼓勵他們要去正面對抗這些負面的人身攻擊，聽取真正針對他們優缺點所提出的良心建議或正向反應，來幫助自己建立自我形象。治療師可以從這方面來引導案主。要做到這一點對案主來說可能會很困難，因為很多案主都對自己已被玷污的身體表示厭惡和感到羞恥。適當的運動和均衡的飲食可以用來幫助案主恢復對身體一個比較實際的看法，讓他們學習去欣賞和願意接納身體。這種改變也會有助於恢復沮喪的心情和提昇低落的自尊心。認知重建在這裡就是一個很好的方法，讓案主的想法是實際可行的，而不只是吹毛求疵般的挑剔或嚴苛

的批評而已。

在衝突性的想法和情緒的混亂中，角色們彼此互相影響去製造一些快速、破碎的想法。高度的敏感性、意想不到的情緒崩潰和瞬間發生的不當行為都不算少見。有些角色會去思考但卻感受不到；有些角色是感受到了卻沒有去思考；還有其他角色的情緒和思考則是暫時凍結住，僅在某個時候才發生作用。這些角色會特別在某一個情況下自動表現出某種行為和情緒。治療師可能一時丈二金剛摸不著頭腦，不知道為什麼前幾分鐘還很正常的狀況卻一下就都變了樣。治療師這時必須提昇案主對創傷經驗的情緒反應，以讓他們達到穩定。認知和情感都是形成一個複雜治療關係的要素，治療師應同時從這兩方面一起來看待問題。

情感面

案主的心情可以突然、毫無預警地轉變，而且和當時的情境沒有太大的直接關聯。這種突然的自發性轉變常讓治療師感到困惑，也很挫敗。這時治療師的工作不是要去阻止它，而是要試著向案主表示理解和找出原因。儘管這種轉變看起來很反常或奇怪，其實案主的內在系統自有一個管理模式在運作。除了有一個會引發轉變的模式外，還有一個儀式或規則。如果治療師不小心地加入了這場混亂，啟動裝置只會變本加厲，讓治療師感受到管理系統的威力。如果治療師在這時所扮演的角色是去撫慰案主的孩童角色，就會有另一個虐待加害者的角色跑出來告訴治療師不要去管那個小孩，因為他應得這個下場。有些角色也相信是這名孩童自己的錯，所以必須承擔這個責任接受處罰。保護性角色因被太過扭曲，並沒有在此時跳出來說話。案主的情感面是由原罪和懲罰交織而成，糾纏在安全和援救的操作中，困陷在遺棄和否定中，再繫以犧牲和不潔感。案主的情緒躍動在衝突的壕溝內，包圍在壕溝外的則是層層的過去經驗。

治療的一部分包括將案主的感覺連結到經驗上。治療師需確認案

主是否已充分了解到那些原來沒有被連結上的感覺，才能談到復原。這些感覺不必再被加以調整，但是必須確認案主已具有洞悉力，能夠將那些造成負面感覺的情境都依序指出來。如果案主還是表現出和現在周遭狀況無關的強烈情緒，那這種情緒很可能是根源於過去未獲妥善處理的失敗互動。治療師可利用「情感橋樑」（affect bridge）（Watkins, 1971）（見第一章）來追溯產生這種情緒的原始狀況，如此也同樣可以為案主帶來相同的洞悉力。溯源是將案主的情緒負擔從過去經驗中抽離前的先決條件。案主是否能成功地將情緒再度連結起來和讓它們正常化，端賴案主自己解決衝突的能力。讓治療以結構性方式將衝突表現在繪畫中並從中尋找中間地帶是為正常化努力的一個步驟。這個步驟促進視覺化的表現，以充分表達出在「不這樣就會那樣」間的中間地帶。這一個「不這樣就會那樣」的思考模式最常是案主對生命的領悟態度。他們不了解自己其實可以有折衷和選擇；因為折衷和選擇是不存在於虐待環境中的。案主在這個環境下，不是為了自身安全要選擇被虐待，就是要苟且偷生，在夾縫裡求生存。幾乎沒有什麼時間是可以讓他們正常過日子的。

憤怒

在面對一個表現較為憤怒、有虐待傾向或暴力的角色時，治療師的明智作法就是先從最不易怒的那個角色應付起，再一個一個地去面對到最暴力的那個角色。如果治療師能夠說服角色系統將他們的憤怒一點一滴地釋放，而不要突然一下就讓它爆發出來，就可以降低危險性（Spring, 1993）。暴力角色學習到藉觀察那些較不暴力的角色所使用的技巧來讓自己能夠控制憤怒。有些角色會威脅治療師，但並非所有的角色都帶著憤怒而來。因為角色各有其不同之觀點，不帶憤怒的角色可有助於降低來自暴力之威脅，然後教導角色各種不同的管理技巧。有些角色會表達有被其他憤怒角色威脅的恐懼，因為這種經驗類似於以往那種被虐待加害者威脅的經驗。處理憤怒角色的時機很重要，最好是和系統內的其他角色共同合作完成。適當的治療本身就可以逐

漸降低憤怒，所以應該不必再做其他特別的安排。如果最後還是無法減輕角色的憤怒，這時可以和其他治療師形成一個治療團隊，在一個經過控制的環境下，一起解決憤怒角色的問題。這個作法極花心力，我不建議治療師一開始即先用這個方法。在計畫執行這個團隊治療的方法之前，治療師應已經先充分了解系統的運作機制，並取得系統關鍵角色對治療師的信任感。大部分的女性案主都不會有外顯的暴力行為產生，通常是藏在內心，然後用具攻擊性的言語表達出來。如果治療師在這時直接妄下結論，並對案主採取較激進的舉動，案主就會有一些讓治療師意想不到的行為發生。治療師具虐待性、貶毀性、刺激性或操控性的手法會造成案主的暴力行為，因為案主的情緒已被治療師挑起，讓案主不得不這麼做。之前我就曾接過幾次來自醫院的電話通知，去處理這一類的情況。我發現很多的案例是：這些處在兒童年齡大小的憤怒角色被那些還未曾完全了解案主問題的治療師，或那些根本沒有接觸過 DID 患者經驗的治療師威脅或驚嚇，然後治療師本身也感到害怕而過度反應，以懲罰性的方式對待案主。處理這個情形的正確方法應是先確認這個分裂角色所代表的年齡，然後和案主冷靜地對談，或是讓他們用畫筆將情緒表達或釋放出來。

威脅

威脅是虐待的一部分，以不同的嚴重程度遍佈在角色系統中。虐待加害者的影像就像是在背後的一塊陰影，盤旋在那裡威脅地監視著、控制著，和竊竊私語著。這樣一個具威脅性的影像讓秘密得以完整保存，並且不動聲色地將虐待行為的責任轉嫁到案主身上。威脅依附在罪惡、羞恥和玷污感上。它是一種從孩童時期累積下來的巨大恐懼，然後在成人時期轉化成的一種焦慮。治療師如能特別注意這層連結關係，將有助於其了解在和 DID 同時存在的創傷後壓力症候群中，那股超級強大的爆發力量。這個思考面向點出治療師在為案主分辨過去歷史和現在事件的同時，讓案主從創傷經驗中走出情緒幽谷的重要性。當案主體認驗證到不好的事情並不如虐待加害者所預言的會發生，威

脅面的感覺就可以逐漸減輕消失。每一次在案主敘述故事，表達感覺或願望時都能安然無事，這個「威脅」對他們的意義就愈來愈不重要，然後案主的自信也就得以建立起來，個人的力量也增加了，對想要痊癒的動機自然也就提高了。

哀悼

　　創傷等於是一種失落、悲愴和哀悼的感覺。因此處理不論是真實還是想像出來的失落感也是治療的一部分。這種失落和哀悼感就如同憤怒和威脅一樣，也是一層一層地發展出來。自然災害帶來可見的損失；而肢體或性虐待的創傷則帶來不可見的損失，如：純真、健康的童年、信任感、自尊心、自信心、受人寵愛和呵護的感覺，還有情感上的親密關係。DID 患者和其他未發展成 DID 之受害者最大的差異處在於：兩者雖然都同樣經歷到上述一般性的失落感，然而在 DID 患者成功地將角色整合的同時，他們也會哀悼他們所失去的這些角色。這些角色都是他們之前在經歷大風大浪的時侯，一起並肩作戰、出生入死的盟友。創造假性幻想的角色不僅是為了要獲得保護和安全，更是為了填補那段沒有真正被人寵愛和呵護的空缺。當所有角色都被吸收整合成一個統一體的時候，角色位置的空缺立刻造成他們的空虛感和被遺棄的感覺。對案主來說，結束治療意味著要分離、被拋棄了。因此，很重要的一點：治療師在治療一開始的時候就必須先讓案主了解，完成治療是一種成就，而不是一種失落。

治療技巧

　　這裡所討論的治療技巧和策略主要是根據完形學派的理論基礎，運用案主本身之創造力、隱喻和連續性結構化的藝術治療程序。經過這些年來，這一個方法學已被證實是成功和有幫助的。這個方法讓案主在治療上可以從容不迫，集中火力地穩紮穩打，並且可以重複步驟；這個程序讓案主得以窺探治療之全貌，知道下一步將要如何做。這個

方法也讓原來是鎖在保險箱裡見不得人的影像得以具體化，重見天日。當案主在當下重新喚回這些塵封已久的影像時，也從中得到對影像的操控感。透過這一個過程，記憶被解開；象徵性的訊息也可以獲得解讀，所有的經驗都可以合理解釋了。令人害怕的影像一旦在心中形成後，雖不會摧毀或殺死人，但絕對讓人很痛苦。藝術創作正是在揭露案主這些繞過大腦監督機制，以一種象徵性或具代表意義之形式，所呈現的潛意識訊息，以口語來詮釋構圖之形式和內容的意義即是將藝術象徵語彙解讀或轉化成具個人意義的符號。當案主可以成功地將過去連結到現在時，就等於他已具備洞悉力和察覺性了。整個過程必須保持到治療結束為止。

　　讓案主在同一個主題上有次序性地從事藝術創作，可讓案主在探索自我視覺影像的意義中維繫住這股治療的張力。它最終的目的是讓案主藉著認識自己的創傷經驗，然後以藝術表現來建立對自己的正確觀念。蒐集案主對過往歷史的描述資料、舊有的信仰系統和來自過往事件的衝擊對解決創傷是很重要的。如果能定期常態性地去評量案主之藝術作品，案主的象徵性訊息及其細節之輪廓就可愈來愈清晰和一致了。評量治療是否有進步可以從構圖的改變反映出來。因此有次序性的藝術創作，特別對那些經歷過創傷後效應者來說，等於是為他們開啟一道門，來探索虐待事件之始末及它對案主在發展上之影響。之後案主便能一步接一步地愈來愈掌握住治療工作的下一階段任務。這也表示案主已能夠輕易儲存創傷事件的相關資訊，不會如同過去般要耗費龐大的情緒能量來完成這件工作。

　　這個步驟包含運用一個以「圖書館」為隱喻的策略。圖書館讓案主可以自由進出搜尋與創傷事件相關的各式資料。這些資料都是無法被抹滅的。圖書館就像是一個想像出來的藏寶閣一樣，給與案主權力去操控那些自行入侵的記憶。藏寶閣或圖書館的這個概念讓案主的記憶資料得以安置，不會居無定所般地四處漂流。有必要時，一個象徵性的「板機目錄」（trigger catalog）可隨時被收錄在一起，供人瀏覽、擴充和重組。在這一分類下的資料可以解釋案主為何會對目前的狀況

產生不滿。當案主已經可以處理和控制目前的引發事件時，系統內的穩定性就會更加安定了。圖書館的概念是案主在面對困境時運用想像的一個策略，這一個策略讓案主在有意識地去儲存原為禁地之資料時，可以有效管理這些資料，並且可以很安全地去進行各式探索。

角色們自己會表明在圖書館裡按照年齡，如童年、青少年或是成年的分類中，在哪一階段所發生的事件對他們的功能特別重要。圖書館裡可能還會有其他的一般性目錄或特別參考資料，如：快樂時光、家庭歷史或是個人的哲學信仰。每一個案主都可以按照自己的需求和情況來設計具備這樣一個功能的圖書館。圖書館的概念是一個持續不斷的意象手法；可以被當成是一種對限制的介入手法。只要當案主想要利用時，就說聲：「去圖書館吧！現在就去那裡找出和你目前正在經歷的事有關的資料。」這些過往經驗的資料通常都可以在圖書館裡被找到，案主也從蒐集資料的過程中學習到如何面對危機和排解它。在圖書館裡時，案主只有一個問題要考慮，就是：你需要去做什麼？這個問題讓案主可以專心一致地去完成工作。當蒐集資料的工作完成後，下一個要進行的工作就是去解決現階段的問題了。圖書館可以隨著治療的進展程度隨時重新設計編排。終有一天案主可以不再需要使用到圖書館。但是這個技巧會一直跟著案主，不會消失。

因為創傷影像、相連結的意象、相關性資料和生理化的反應現象不會無緣無故自己消失，治療師可以透過教育的方式利用這些資料來幫助案主解脫，而不是只是在口頭上要案主去擺脫情緒。案主自己要去找出什麼是能讓自己獲得解脫的原因。他們可以自己去觀察以往的記憶是如何摧毀內在系統功能，讓這些系統後來又導致衝突；再觀察以往的情緒是如何地被分開；從視覺影像的觀點來了解過往經驗又是如何能讓自己的情緒獲得平復。藝術創作為案主在下一段創傷資料現身之前，保留一片可以暫時休息的淨地。當下一段創傷資料現身後，案主就可以重複先前對付創傷資料的動作和過程。了解這個意象的步驟讓案主學習到新的管理技巧和操控感，因為他們已經很清楚地知道下一步該如何做，不會讓自己陷入一團混亂。這是運用一個新的管理

模式來處理創傷經驗。

　　這個管理模式讓資料可以獲具系統性的有效管理。這個手法的目的是要讓案主建立一套即時處理的機制，而且隨時隨地都可以靈活運用。只要進行過從指導、重複到完成這個過程後，案主就可以得到解脫了。這個模式一旦建立起來，案主在運用上會一次比一次地輕鬆熟練。這樣又可以為案主的內在系統增加穩定性。因為在教育過程中，系統內的所有角色都同時學習到這個正向的技巧。基本上，它是一個透過隱喻式介入的正常化過程。這一個過程改變了案主對過往經驗的反應態度；讓他們了解到過去是不能改變的，也無法被抹滅，但可以從經驗中學習到未來應如何去修正。虐待可以結束，但在心中總是留有一道痕跡。這道抹滅不掉的痕跡唯有透過案主自己對內心的獨白才能撫平。

Challenge（挑戰）的故事

　　警察巡邏車停在危機處理中心（Crisis Center）門口，兩名警察陪同Challenge（二十四歲）一同入內。早先我就已經從和危機處理中心連線的警局第二十六號部門接獲來電通知。他們告訴我待會兒會送來一個在前一日下午受到集體性侵害的少女到我這裡。這名受害者已經完成作為醫學證據用的檢體採驗工作，右肢受傷的地方也已經做了處理。

　　一名志工帶著Challenge去辦理領取「聯邦法律強制專款」（Federal Law Enforcement grant）手續。這筆款項是專門撥放給性侵害受害者的補助金。我則在另一間房間聽取警察對她案件的簡述；他們並給了我一份載明受害者需要進行治療的文件。如同其他發生過的許多案件一樣，Challenge在察覺到自己已步入危險之前，就已經掉入這個危險的漩渦裡了。

　　當Challenge一辦完手續，便立即被送到我在的這間私人會客室裡。她的樣子表現出她是一個典型的創傷後壓力症候群（PTSD）案

主。她完全無法清楚地表達出事情的發生經過,她只是抱著頭坐在角落喃喃自語,覺得自己沒有意識,不知道發生了什麼事,但是又有聽到尖叫聲。我再三向她保證這裡很安全,當我們結束諮詢後,我就會請警察送她回家。接下來,我將彩色筆和一張紙放在她面前。她看著我說:「妳怎麼知道我想要畫畫?」我對她保持著目光接觸,然後對她說:「因為當其他受害者像妳一樣無法說話的時候,他們就會想要用畫筆把它給表達出來。」她開始做畫,我則靜靜地坐在她旁邊看著她畫。

接下來的兩個星期,她每天都帶著她的十二弦吉他來我這裡,放一朵花在我的桌上,然後走進工作室。她會連續畫或寫一些東西好幾個小時,再到池子邊彈上一段吉他。就這樣維持了兩個星期的沉默,有一天她告訴我的秘書說她想找我談話。她坐在那裡等到我有空,然後開始講起她的故事給我聽。

之前Challenge已經答應她的朋友,當朋友離開去外地後,會住進她位於海邊一個小鎮上的房子。這一天當她在下午三點半下班後來到這棟房子時,她看到門前停了一輛拖車,但是她沒有太去理它。她只是覺得很奇怪為什麼大門沒有鎖,但又想可能是朋友離開前糊塗忘記鎖了。她雖然注意到門鎖的問題,但她仍然開了門進去。裡面有四個男人正在裝箱。她企圖回頭離開房子,但立即被抓住。這些看起來像是二十幾歲的男人開始侵犯她的身體。她試著要掙脫並打算從一扇小窗逃出去。但她愈出力,這些男人的施暴行為就愈激烈。她被那些男人推到樓梯,然後將她的手腕綁在沙發腳上。其中一個男人向外打了一通電話。

很快地另外有六個男人進到屋子裡。Challenge不知道這六個人是從哪裡來的,但是猜他們很可能就待在屋外的拖車上而已。其中一個男人掏出一把槍指向她的頭並扣下板機,不過裡面沒有子彈。接下來,另一個男人又拿出一把刀架在她的脖子上威脅她要服從命令,否則就殺了她。為了證明他們真的會殺她,那男人在她的身上劃下幾道傷口,雖不至於取命,卻也著實足夠達到恐嚇她的地步了。她不確定帶頭的

是拿槍還是拿刀的那個人。

在驚嚇中，她意識到這些人以嚇她為樂。這些人一邊口出穢言，對她用淫蕩、猥褻的字眼說話；一邊互相笑鬧著。過了一段時間，他們決定脫下她的衣服，再進一步共同性侵害她。他們圍坐在一起商討應如何進行，並環顧房子四周找尋不同的東西。他們決定輪番上陣：當一些人開始性侵害她時，其他人則在旁邊觀看。他們也會找空檔繼續搬屋內的東西上車。他們甚至在肚子餓的時候，派人外出到速食餐廳買東西回來吃。

整個凌虐直到凌晨一點半才結束。在離開之前，他們鬆了綁住她手的繩子，要求她繼續躺在地上十分鐘後再起來，而且不准她報警，他們可能會在旁邊監視著。Challenge 按照他們的指示沒有立即起身。她感到慶幸自己並沒有因此喪命。她拉掉繩子後打了通求救電話給一位男性好友 Rob，然後走出門外等他。

Rob 到了後和 Challenge 一起討論該如何做。Challenge 想要回家，但 Rob 堅持應該先去警察局報警。接著他們開車準備上高速公路，到好幾哩外的警察局去。窗外的霧很濃，Challenge 發現到當車子要下斜坡道的時候，Rob 緊張到幾乎無法呼吸，Challenge 立刻提醒他要注意。當車子一上高速公路後，他們就被後面一輛酒醉駕駛的車從旁邊撞過去。他們的車子滾到路肩處，酒醉駕駛並沒有停下來。由於是從駕駛座那一邊撞上的，Rob 傷得相當嚴重；而 Challenge 的右腳也受了輕傷。

在醫院急救的時候，Challenge 向醫護人員提及她方才被性侵害的事情，因此醫院通知了警察局來調查這個案件。承辦案件的部門開始蒐集資料及證據。在案件受審後，Challenge 就被送到危機處理中心我這裡接受接下來長達六年的治療。

在治療過程中，我發現到 Challenge 之前有吸食海洛因的毒癮，曾經在一個知名的樂團中擔任樂手好幾年，直到團長因吸食海洛因過量死亡為止。她也曾經販賣過毒品，只是沒有被抓到過。後來 Challenge 搬回家住，但立刻覺得無法忍受那個讓她在兒童時期被家庭成員和一名女性保姆性侵害和虐待她的環境。她總共創造出十九個角色，年齡

從兩歲到三十二歲，再加上一個五十四歲的母親角色。系統內的角色包括有三個毒癮者，其中兩個是雙胞胎；兩個女同性戀者；兩個男性虐待加害者（象徵父親和兄長）；兩個視覺藝術家；一個詩人；一個音樂家；一個氣喘患者；一個長期威脅她、易怒的管理員；一個耳聾的七歲孩童；一個喜歡吃巧克力蛋糕的五歲孩童；一個吉他老師；一個表演工作者和一個有智慧、可以下決定的人。

　　Challenge在成功戒除毒癮之前，和海洛因奮戰了三年。那段時間內，她在危機處理中心的一個聚會中認識一名女同性戀者Jennifer，後來成了她的伴侶。因為 Challenge 和 Jennifer 都是多重人格案主，彼此也都喜歡對方的角色系統，他們決定要讓角色共存，而不要整合起來。他們特殊的遭遇讓他們在危機處理中心曾幾次受邀出來向大家現身說法。

　　經過六年的治療後，Challenge搬到其他地方去住，但是一直和我保持聯絡。Challenge 和 Jennifer 在一起十八年後才分手。當她們分手的時候，Challenge打電話給我要我幫她介紹當地治療創傷的治療師給她。她決定要整合她的角色系統。她也想要完成之前被中斷好幾次的學業。在做這項決定前，她開始學習解讀符號文字，並打算將這項技巧運用到往後想從事的戒毒諮商工作，因為那是一項很特別的結合。她對這方面的興趣來自於她過去那段混有耳聾孩童的角色、毒癮和創傷經驗的特殊遭遇。

黑暗中的聲音

淚水在我的記憶中打轉
悄悄地滑入陰影內
因為那裡太暗了，沒有人注意到

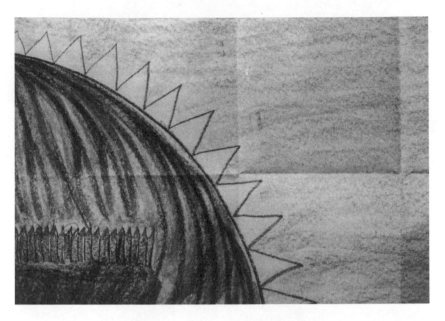

圖 41 Challenge 的保護措施

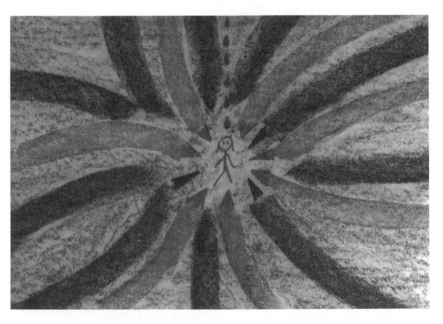

圖 42 Challenge 置放於中心點的物品

第八章

治療階段

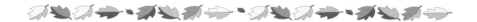

希望在死寂的夜晚浮出一角；載著乘客的古馬車緩緩駛進太空船。

治療初期：混淆

極度創傷是由一個我們尚無法完全了解的內化過程來控制。DID 和創傷後壓力症候群（PTSD）及其他可能的人格異常症狀一起共存。我們或許可以從人類文化學的角度來看這些事件的發生原因（Marsella et al., 1996; Rothschild, 2000）。治療會因為發生創傷事件當時的環境狀況而變得更加複雜，這些環境問題包括法律程序和道德標準（Brown, Scheflin & Hammond, 1998）。

鮮明的影像、味道、聲音，或身體觸覺會在情緒劇烈動盪的當時產生解離，但當兒時記憶被重新發酵的時候，那些解離的部分就又會回到現實生活裡了。當解離的內容經過有誘發作用的感知功能攪和後，所有在記憶中的解離部分就會接二連三地甦醒過來。記憶是按照事件發生的順序來儲存，但是在喚取記憶時卻是沒有任何特殊的次序，需要我們自己將各個片段拼湊起來。腦神經生理反應一旦失調，與其相

關之作用及防衛行為則可能跟著出現。這一切的學習都源自於創傷經驗，和各階段相關的行為模式。這種學習過程愈多，行為模式的內化現象就愈多。案主所認知到的便是：同樣的事會再發生，也會有同樣的反應。防衛機制即是全憑案主先前的扭曲想法而生。也就是案主對自己情緒狀態的辨識力有顯著的不足，比方會將飢餓感混淆解釋成憂慮、情感空白或是喪失存在意義（Palazzoli, 1970, p. 210）。

這個過程不僅會造成「身體－意象（body-image）的混亂」，也會產生「身體－認同（body-identity）及身體－認知（body-cognition）的混亂」（Palazzoli, p. 211）。身體記憶會干擾治療（Rothschild, 2000）。心理或身體功能的解離可能與其他功能並存，在正常的意識下運作，也可能單獨運作。在這時壓抑成了案主的主要心理防衛機制，感覺中樞受到干擾的情況相當嚴重，資訊或訊息就有可能會被錯擺位置而造成記憶扭曲的現象。

身體記憶就像是把玩在陶藝家手中的泥土一樣，能夠從裡面翻開曾經受過傷的痕跡。Horovitz（1999）就曾這樣描述過它的歷程：

> 如果在製作陶土瓶的過程中，你挪走一塊原本已是完成品中的一部分，而你並沒有小心處理這個動作，瓶嘴很有可能就會從這個被移動的地方開始產生裂縫而扭曲變形。所以下一步只好先將原本丟掉的這一塊陶土重新黏貼回去，變回原來的形狀。然而就在這一個窯燒過程中，一件奇怪的事發生了：這一塊土會自己熔回原來被草率處理的相同位置，而且是絲毫不差地完全吻合。當我第一次發現到這個情形的時候，我真是為這個材料能夠「自行喚回創傷記憶」的天生能力驚嘆不已，它就如同是與生俱來般的自然。如果沒有生命力的美術材料都能具有記憶功能，那麼試想，可以擁有身體記憶的人類是否也能喚回過去受辱受創的記憶呢？（p. 13）

我們需要時間來解釋失憶症和一連串發生的事件、人格解離系統

之源起，及其運作方式。內在系統內的每個角色都有自己的個性、態度、信念、行為模式和聲音語調；這些角色也包括創傷加害者。角色第一次表現於兒童時期，那時人格仍在發展中，正處於不知如何反抗外來侵害虐待之要求，或正處嘗試找出黑白兩面平衡點的懵懂階段。角色代表過去的衝突問題和現在的對應方式。角色可能從書本、電視、電影或卡通中去模仿劇中人物，或是將他們組合起來以適應一個特別的環境。有些角色的模仿是一種未經加工、精雕細琢的過程，通常最能代表出其模擬或誇大動作的經驗；有些角色會不著痕跡地將內心想法帶到肢體語言上，如同少女矜持的冷漠態度；有些角色會一概否認自己在一而再、再而三出現的生理反應或在認知態度上是否有任何不妥之處。

　　這些角色是過去經驗的影像，以一個整體為單位的方式運作。這個單位就像是一個和家族部落共同扶養一個受傷孩童的村莊。角色藉由這一齣啞劇要表達出的包括有：位置錯放後的情況、事件的相反面、連續事件的逆轉情況、自我身分的破碎部分和其他許多對這一個相同事件的感覺；並將可代表事件整體的重點部分做誇張演出。有一些角色是在為了要表達出因受不公平待遇而要尋求公正時，一種具侵略性，極度喜悅後所產生的扭曲現象，但是又因為壓抑的結果，這種具侵略性的特質讓角色不但沒有享受到喜悅，反而變成是一種折磨。

　　這裡有一些在人格解離後角色共通的特性。基本上有四型：第一種是首先讓事情發生的角色；第二種是看事情發生的角色；第三種是讓事情不斷發生的角色；最後一種則是不知道有什麼事情發生的角色。和事情發生有關的角色又可以按不同年齡區分成三個族群：兒童、青少年和成年人。這些角色可以從幾個不同的面向來看待他們的功能：

- 首要和替代協助者的角色。
- 受害者和非受害者的角色。
- 加害者和控訴者的角色。
- 感受擁有者和憤怒承受者的角色。
- 守門員和計分員的角色。

- 歷史學家和資料提供者的角色。
- 內化的父母和虐待者的角色。
- 觀眾和播報員的角色。

案主的主要行為模式是由安全措施和防衛機制構成。案主很容易受醞釀成衝突的危機及暴力所驅使。而造成衝突的基礎點通常是那些圍繞在特定創傷周圍、被區隔化的鮮明記憶。個體中的角色雖然是分離的，但卻又能組織起來一起應付特定形式的事件（Braun & Sachs, 1985; Frischholz, 1985; Putnam, 1989; Waites, 1997; Wilbur, 1984）。內在系統透過隱喻式的戲劇孕育而生，這些戲劇包含受害化過程和對奇蹟式拯救的期待；而角色人物則是發揮在處理生活的技巧上：可以應情況之需要隨時出現或消失。所謂的共同意識（co-consciousness）意指：角色知道同時有彼此和一個單一主體的存在；主體也知道有這些不同的角色。當這些被分離的人格部分都可以一起被主體所吸收的時候，角色整合就自然發生了。過去的經驗可以決定角色如何表達情感和行為。主要表現行為是在創傷事件中被認為應該表現而未及時表現出的行為。因為案主會以凍結在某個時間點〔時間扭曲（time warp）〕和空間上的記憶來當成是解釋資料的個人觀點，以致於產生混淆情況。這樣的意圖讓所有角色全都進入到目前的單一時間點內；唯一一個簡單的工具就是一本月曆而已。因此給與案主的教育工作需包括讓他們知道過去事件是如何影響到他們對現在的思維邏輯。也因此治療師只能依照案主所擁有的歷史來進行對其世界或情形之評鑑工作；結論是：治療的目的是在幫助案主按時間順序重組他的過去歷史。創傷已經超越原有的行為模式，打斷一個原本是統一的自我形體。一系列在外表和行為舉止上都很有特異性的人格，取代了原本應該是被協調整合過的單一人格。「分離的角色強烈地表現出創傷後記憶的複雜性，特別是那些同時可以忘記又可以記得的矛盾現象。或者從技術層面上來說，記憶解碼或喚取的互動模式在一個個體中可以隨心理生物狀態之變化而有所不同」（Waites, 1997, p. 191）。當案主移向解離狀態的時候，「其他附加的記憶、作用和行為變得完全依附在狀態上，為這個改變

後的人格堆砌了一個『生命歷程』」（Putnam, 1989, p. 54）。結果，歷史成了一個由不同碎片拼湊而成的一塊襯墊。唯有拆解那些擁有凍結在各自時間點上之記憶片段的分離人格部分，一段完整的歷史年表才能清楚地按時間順序排列出來。

治療師在面對 DID 患者複雜的創傷經驗時，對如何開始著手進行治療常顯得無所適從。Stone（1985）曾於一九八五年就這個問題提出他個人的看法供讀者參考：「唯一讓你覺得可以胸有成竹的方法就是放手去做」（p. 47）。引導案主走過整合階段需要治療師的治療技巧、想像力、直覺和對治療工作的熱誠。聰明的治療師會考慮運用「受害者規則」為一個治療方法。「受害者規則」（victim rule）是說：受害者認為他們在學習之前就應該已經先知道；在開始之前就應該已經先被平復了。這個思維邏輯和他們對「被輕視的形象」中的羞恥感和心靈桎梏感有關，因為它代表一種麻木和愚蠢。教育可以破解這個錯誤的迷思。為了讓案主可以對治療師建立起信心，治療師有義務要遵循對治療的承諾和目的，不要讓案主覺得又有像過去被出賣的經驗般地被治療師耍了。必須要特別注意的是權力鬥爭很容易在治療過程中，以及在案主的內在系統內引起紛擾。如果無法透過運用得當的治療策略來消弭紛亂現象，原本無意圖要取得權力的內部鬥爭就會開始產生。這時第一治療目標是要先讓一切歸回平靜和諧的狀態。

案主希望可以了解到底他們發生了什麼事情和發生的原因。治療師應該給他們一個機會，讓他們知道將過去不好的事情說出來並不會帶來危險；但是因為他們受過去威脅的影響，對說出事實的恐懼仍會殘留在現在的陰影下而讓他們裹足不前。這個所謂的威脅就是害怕被加害者抓到的意思。受害者被灌輸為了不讓「某些不好的事情發生」，所以必須保持緘默，然後等著加害者來道歉和懺悔，以作為保持緘默的互惠交易條件。他們希望這個願望能盡早來到，然後就可以獲得痊癒。這時治療師應將實際狀況對案主據實以報，以免當案主願意面對迫害事件及加害者時，希望會破滅。這情形可以被合理化成：加害者的靈魂已經被裝入瓶中隨大海漂流到無邊際的遠方了，不必再擔心自

己的道德行為會受他們的影響。通常只有在加害者的行為被暴露出來時，他們才會感到懊悔。當案主要與這個問題搏鬥的時候，他們會使用三種策略：哀求、協議和勒索。最終仍要接受的事實是：這場迫害是有意圖的；它確實已經發生了；這件既成事實永遠不會改變。

過去的威脅造成現在的感受，其中又包含記憶扭曲，對思考過程的影響和現實生活的干擾。角色學到不論素描、畫畫或雕刻都不會像口述般有相同的威脅負擔感。以藝術創作來表達的方式可以揭露曾經發生過的事，不需透過言語或是要去保護其他與訊息相關的人（Burt, 1996）。不論案主對記憶是有意識還是無意識的，角色都會運用藝術象徵語彙來表達對經驗的感受，在影像金三角中傳達多重訊息。只要被解離的各部分經驗能夠重新再連結上，這些訊息終究有被搬上檯面，轉成情緒及身體反應的一天。

每一個角色都應該被給與機會去了解與他們相關之問題的形成原因，如：為什麼他們會被創造出來，他們各自的功能，他們對整體的貢獻，他們將時間分割成不連續狀態的原因，以及他們在角色系統組織架構中的位置。每一個角色都有義務去了解自己對內在其他角色的影響力，他和內在系統其他角色在觀點和態度上的相關性，以及和那扶養受傷小孩之內在村莊間的互動模式。所有角色最終都要接受一個事實，就是：那負載許多不同心靈的身體自始至終都只有一個；雖然他會感受到記憶的影像變得愈來愈鮮明，過去所發生的創傷經驗已經過去，而且也不會再出現在現在。唯有透過迅速的斡旋，角色才能夠很快地重新被連結。如果在治療中持續有新角色形成，有些重要的訊息就會遺失在治療過程裡。

先調查清楚事件發生的時間順序才有可能解決衝突。這些資料可以確認角色是在什麼時候和在什麼樣的情況下形成。從技術層面來看，「……記憶解碼或喚取的互動模式在一個個體中可以隨心理生物狀態之變化而有所不同」（Waites, 1997, p. 191）。具備這些知識對了解系統戲劇和運作方式很有幫助。

就如同其他的患者，DID 患者一樣需要時間來處理在任何一個時

程中出現的資料。這個觀點是為了讓系統穩定並且建立起一個正常化的程序，如固定的約診。案主以藝術創作工作協助解決衝突。理論上，這給了角色一個很好的機會，讓他們可以透過藝術創作的個人獨立作業來表達想法、感覺和觀點，最後達到統一自我的目標。比方說，引導式的素描繪畫可以讓案主提供與衝突有關的資料，然後在診療室內的安全環境下暢所欲言。透過繪畫和對視覺影像投射的處理，案主與治療師在診療室內的討論及互動讓案主個人的意見、想法、態度和解決差異性的方法得以表現出來。在討論的時候，不必特別將角色刻意隔開；不論角色間的差異性有多大，他們都應該出現和被接受；所有的角色應被視為一個共同體。治療師應該將繪畫創作當成是一個可以從多面向得到回饋或反應的治療方式。然而當案主學習到合作後，這個主題的應用就應被減到最低程度。運用這個主題的重點是為了要確保案主的表達自由不會受到任何負面的影響。這個結果是讓案主在認知面及情緒面的片段資訊能逐步連結在一起，最後達到團結的目的。

治療師應隨時灌輸案主對統一的概念，若造成更多角色分離的狀態只會延長治療的所需時間並且阻礙角色系統統一的進度。藝術創作的過程可以促進案主在不知不覺中將內心的資料做一番整理，同時視覺影像也畫出了創傷的特寫。這些在稍後案主的言詞中都可一一獲驗證。治療師可在這當頭讓案主有機會摒除扭曲的觀念、鼓勵他們去發掘更多的歷史、改進他們的態度和用視覺或口述的方式來告訴他們相反的觀點。在觀察角色於繪畫裡的互動狀況時，基於所有人都喜歡聽好話的道理，善於利用這個理論可讓治療師將欲教化角色的各種知識擴及至系統各層次的運作內。

每個角色都可以自由分析、處理資料或將資料概念化，甚至為自己和其他角色爭辯。如果能夠了解自己其實擁有選擇權，就可以絲毫不感到束縛地去思考和發表自己的言論，不必擔心是否會有什麼後果產生。這樣一個洞察力等於是在為自己下一步的融合階段鋪路。無助將轉成自信；自卑將轉成驕傲；對應負起虐待行為責任之想法也會正確地移轉回原宿主身上，也就是讓加害者而不是受害者來承擔責任。

不良的互動溝通模式也轉成為有建設性的討論以解決問題。案主破壞性行為將消退；危機出現的機率降低；解離的次數也會減少。角色學習到處理現階段的生活遠比絞盡腦汁在如何改變過去歷史來得重要。感受和態度改變了之後，學習到的新知識就可以被用來改變不好的行為。角色不再只是無謂地對抗，取而代之的是經過思考後的回應。案主不必再終日愁雲慘霧地壓抑自己，所表現出的態度是經過有策略性的思考和決心向那些隱形傷害挑戰後的決斷行動。

當然，以上種種都是關於對象徵符號系統的操縱。基本理由是為了讓年輕的角色能夠突破之前被干擾或打斷的發展階段；其概念是讓他們獲得「成長」。這個包括讓他們懂得去區分虐待行為和可接受行為是不同的，和區分殘暴絕不是一種關愛的表現。受害者常錯誤解釋虐待行為的含意，因為他們總認為是他們自己不好，所以忍受這一類的行為是應該的。

記憶就像是老照片，泛黃又裂痕斑斑，不會讓人想要擁有它。案主應被引導，藉著從這些照片上所留下的隱含意義去判斷選擇，哪些是該丟的照片，而哪些則是該留下的。他們可以去想像那種將不要的照片撕毀，然後將碎片拋向天際，看著它們在空中隨風飄逝。或者案主也可以將這些不要的照片擺進相簿裡屬於暫時不會去看的那塊區域，日後想到要用的時候也很方便拿取。現在這一本相簿已在他們的控制中了；他們可以隨時回去觀賞檢視，從不同角度解讀它們。這是一個回顧過去的方法，藉由這方法來控制、穩定和提昇自己的情緒能量。案主運用這種結合相簿的想像力來了解，過去是不能改變的；只有看待這些過去記憶的方式可以改變。

我們應審慎考慮記憶喚取對案主所產生的衝擊，因為時間點的拿捏很重要。當要案主去回想兒時記憶的時候，案主對那些記憶出現對抗性的負面想法是想當然耳的，治療師應隨時準備好如何去應付這種反應。下面列出一些常見的對抗性想法和產生之原因：

- 案主被迫去滿足加害者的需求，否則一些不好的事情就會發生在自己的身上（威脅感）。

- 這些都是我的錯，因為是我不好（罪惡感）。
- 保持沉默和保守秘密可以獲得通融（妥協）。
- 對加害者保持忠誠度和依附感（否定和逃避）。
- 做一個絕對服從者（恐懼）。
- 覺得自己毫無價值，缺乏自信（自我放逐和自我傷害）。
- 讓自己沉溺於危機—暴力之生活形態中（代替對抗性行為）。
- 拿捏的界限不恰當（太過天真的想法）。
- 發展不正常關係（期待傷害）。
- 憤怒和反擊（過度防衛）。
- 衝突（若不這樣就會那樣的態度）。
- 以性行為作為交換條件（自我假設對方的態度）。
- 操縱玩弄（意圖得到控制和確保安全）。
- 悲傷哀悼（自我孤立）。

當行為在進行修正或改變時，系統會先進入一片混亂，直到轉變結束為止。Jean Houston（1996, p. 16）就曾說過角色可能會將角色的混亂描述成：「我們都是一群外來客、陌生人，終其一生都帶著關於過去經驗的大量記憶落居在別人的島上；而這些記憶讓我們的智慧遠超過於我們原來所能擁有的程度，也比我們過去生命所賦予的歷史深入得多」（p. 16）。然而，這些智慧和深度必須要等到案主對他們的困境有足夠的洞察力和察覺性後才能確認。他們將自己視為一群空洞、麻木和愚蠢的人。雖然他們從支持者身上聽到不同的聲音，他們仍會懷疑那些是否為偽善，然後等著被出賣。衝突和妥協創造出一個表面的和諧──一個幻象。

因為角色對保護的需求，系統因此發展出一個象徵未開化的角色；這個角色所表現出的主要態度就是他們認為乖張的行為應該要透過律法、嚴厲的管教、懲罰或權力來消除。其實這一點並不成立，角色必須學習自我管理。過多的管理、壓抑和監控不是造成敵對角色屈從歸順，就是反過來讓強制的一方更激烈。當系統內的教條瓦解時，具威脅性的角色就會再創造出一套更加嚴厲的規範。嚴厲不合理的規定會

讓角色間更加疏離，而且降低彼此內在的尊重。當這種對彼此的尊重降低時，所需要的控制需求就愈強。只有在系統整體的士氣高昂時，才會有想要讓彼此達到整合統一的共同目標，對立性也才會消除。現在和過去一樣，都需要有一個共同的連結；這是構成「跨越階段」這個概念的前提基礎（見第三章）。在治療一開始，這一個連結的重點在於生存和逃離。就現階段而言，它則是指正常化之過程和解決衝突。未來的目標則是整合和完成。

操作和互動

Horney（1937, 1945）曾就互動提出一個結構式的理論。雖然這個理論不是針對多重人格患者設計，但是它一樣可以幫助治療師增加對案主的了解程度，並為系統內的運作及互動提供一個解釋理論。我在這裡擷取借用了這個理論；它將案主的防衛機制分成三類——「靠近人群」、「反抗人群」和「遠離人群」。這三類防衛機制和「理想化的形象」（幻像和公眾面前的形象）有關；和被掩蓋住的「真實的自我」（影像和個人的真實性）則是對立的。「理想化的形象」遮掩了自己由衷的想法、自信和驕傲的真實自我。這個虛偽不實際的自我之所以會存在是為了解決雙重性的衝突。Horney 相信人與人之間的關係對建立個人價值觀和身分地位是相當重要的。此兩者複雜、密不可分地交織在一起，並且彼此互相影響人際關係之發展。當治療師遇到那些有表現出此三類防衛機制的案主時，Horney 的理論對治療便相當有幫助。

靠近人群

這一類案主所追求的是歸屬感和別人對他們的支持，好讓他們感覺不那麼軟弱和孤立。構成這一個類別的主要成分是「無助」；案主的目標便是要讓自己感覺更強壯。因此，案主會想要找其他人（不同的角色）和自己一起共度生命；而不是自己一人孤獨過一生。最後案主和人群間的關係就形成是在互相感染那種陰沉的氣氛，因為案主總

是在沮喪中打轉，卻也道出一股無意識的需求感，如同吸血鬼般地想要吸取其他角色身上的情緒精華。雖然方法不太正確，但是這個想法是正面的，因為他們所追尋的是情感和親密感。這個出發點和其他案主是透過危機─暴力生活形態和透過在情緒循環中的「沮喪」元素，意圖來得到親密感是一樣的道理。

反抗人群

這一類案主想要讓自己感到有足夠的力量，可以戰勝那些躲在現在內心陰影下的虐待加害者。構成這一個類別的主要成分是「敵意」；目標是要得到保護和報復。因為已經受到了傷害，案主會透過那股自己並沒有意識到的意志力，產生一種想要扳回劣勢的慾望。在一些比較極端的案例中，案主對這種力量的需求最後發展成一種令人難以理解的冷酷殘忍。方法一樣不正確，但想法卻也是正面的，因為案主很單純地就是只想要活下去和得到成功。它和在危機─暴力生活形態中不斷重複危機的情形是相同的；在情緒循環中則屬於「憤怒」這一個元素。

遠離人群

這一類案主既沒有歸屬感，也不想要與人爭鬥，只想盡量離開人群。他們並不認為自己和其他人同屬一個團體。構成這一個類別的主要成分是「孤獨」，藉由它來建立一個可以保護自我的個人世界。基本上，這裡所產生的衝突是藉口而不是責任。Sullivan（1980）將這個概念稱為是「距離裝置」（distance machinery）。這一類案主處理衝突的方法是逃避，而沒有任何正面積極的想法。這一類案主不想要涉入其他與自己不相關的事，也不想要讓任何人侵犯或影響到自己，因此認為身邊不需要有其他任何人存在。他們主要是和虐待中的羞恥及出賣兩個要素有關；屬於在情緒循環中的「罪惡」元素。

當這三種防衛都同時存在時，案主會陷入一個極度嚴重的衝突中。健康的人有能量，角色是統一的，同時對自己很有自信。DID 患者的

發展則是受到干擾；他們的系統結構是從非正常發展的關係中延伸出來的；創傷經驗又藉著機會潛入到這段受負面影響的人際關係中。案主需透過英雄式的努力才能找到一條贏回生命權、自信心的路，然後才能建立起自我尊重。

在治療初期，治療師的重點應放在去找出案主解離的那些人格部分；了解案主的內在系統是如何被創造出來的、如何運作、如何讓它獲得穩定；然後要取得案主的信任感。這個階段主要是根據「戰區」這個概念，因為案主的內在系統充滿了混亂（Spring, 1984b, 1993a）。用比喻來說，DID 患者所扮演的角色就像是難民、囚犯、戰爭或軍隊之受害者、間諜、敵人、保護者和智慧型偵探一樣，身上背負著沉重、不可告人、有關於戰爭的秘密。這片景象看起來坑坑疤疤的；時間是不連續的；建築物需要重整；情緒上則是片刻不得安寧。戰爭是發生在一個被許多不同心靈所占據的一個身體上，在確認可以安全進入戰區之前，需先接受有戰爭發生的這個情況，或者至少已經了解到和平條款的價值（Spring, 1984b, 1993a）。如果治療師能將這一段經過用視覺化藝術來表現，那麼治療的第一部分就可以被合理化解釋而且維持一致性。如果缺少這一層的認知，治療將變成一團混亂，治療師也將無可避免地感到負荷過重、身心俱疲、忿恨不平，甚至還可能會出現替代性創傷效應。

一般都會先假設案主的內在系統裡有兩股勢均力敵的力量在進行操作：加害者和受害者。協調合作（第三階段）是個具挑戰性和困難度的工作，但也具有相當程度的正面回饋。治療初期的目標是在與和平條款拔河，因為它是進入治療中期的前導。

治療中期：乍見統一

當和平條款可以開始運作時，系統內彼此合作的情形就變得很明顯。下一步則是要讓大家產生邁向正常化的共識；正常化對「……連結症狀和兒時創傷」是很重要的。因為正常化可以讓案主形成一個新

的價值觀，它的出現讓案主覺得角色的故事代表的是「……獲得新生和成功，而不是另一種病態」（Burt, 1996, p. 17）。角色也開始了解到「成熟」和過去所喪失的「純真」是一樣有價值的。角色產生了共識後的結果包括有：

- 系統內彼此開放的心態、誠實和耐心。
- 對彼此欣賞、支持和照應。
- 接納而非排除。
- 互相學習，同甘共苦。
- 了解到領導的存在價值。
- 互相合作而非彼此惡性競爭。
- 為共同目標奮鬥，規畫未來。

當角色間彼此可以共享一個相同的價值觀後，系統內的互動和溝通模式就開始產生一個重大的改變。不過不要忘記這時仍然會有一些角色間分歧的想法，如：有些角色仍想保有自己的秘密，然後設法阻止治療繼續進行。一旦順利進行到正常化的步驟時，角色的改變則包括有：

- 親密感：心智上和情緒上的，內在和外在的。
- 彼此協調而非從背後中傷、憐憫、諷刺或怨恨他人。
- 對自己的言行充滿自信，但不會過於侵略他人。
- 對他人有所反應，且不致過度反應，知道如何拿捏應對進退。
- 知道何時需要正視面對問題，而不是只躲在暗地裡憤怒悲傷。
- 知道接納不同的風格和接受不同的知識對整體是有幫助的。
- 著眼於現在；共同分享好的或壞的經驗，而不只是謾罵而已。

現在的問題是這些系統到底是如何運作的呢？畢竟，這些系統內的角色和操作手法都是案主自己想像出來的。我們應該要有一個認知，這些所謂的「內在其他角色」都不是真的，只是在某一個程度上來說，確實是有一個強烈而統一的基本中心角色存在。和一群受過創傷的靈魂一起工作，這個概念其實只是一條讓案主能夠藉激起無意識狀態的意識感來處理現象的路罷了。Burt（1996）稱它為「神聖之路」（sacred process）。它無關於讓受害者分裂的治療師，無關於製造記憶之事，也無關於安置內心的混亂狀況。分裂意指角色會爭奪優勢權，但也代表自我功能會受干擾，自我性變弱，高階的認知能力也變得鬆散了。任何系統都是一個可以自己決定是否要進行調查的單位；它對空間和時間也必須要有清楚的分界線。它是循著一條角色統一的路，達到現階段在情緒上正經歷到的痛苦中心點。關於這些過程和這些由嚴重受傷之孩童所創造出來的象徵性角色，一般外人是很難理解的；他們都是為了從那些在心理或生理上所受到的傷害中求生存。觀察那些環繞在角色身上不同程度的能量，就如同是放電般地令人感到驚悚和讚嘆。如果DID患者假裝那些所表現出來的生理現象是不存在的話，那就是一種為拒絕治療而創造的說詞。

　　以最簡單的形式來看，藝術治療就是一連串的想像、意象和透過藝術作品表達出形像的過程；這些都和案主過去的創傷經驗有密不可分的關係。它用游離來解決不斷分裂的現象，讓創作力在另一種意識狀態下運作。同樣過程也會被用在其他狀況的治療裡。但是在這一領域中，藝術治療特別是針對假想出來的人格部分所運用。這個方法主要是從心理動力學之角度，藉由現象面而非心理分析或生化醫學面來降低案主之症狀。其中所需進行之工作包括例行的練習及一般心理治療之目標。只有步驟及其應用和一般心理治療是不一樣的，因為案主是多重人格之關係。對治療師來說，將成見放一邊，樂於探索案主異於常人之處及設法讓自己能隨時面對案主瞬息萬變的多重角色應是義不容辭的工作。治療師會有一段時間面對到不是自己眼前所看到的一個案主，而是同時很多出現在眼後，蠶食案主身體的象徵性角色。治療師需追求的主要部分不是案主分開的角色，而是那些關於解離人格面的理論知識，以了解人格解離的象徵性表現正是嚴重創傷的後果。就我們所知，DID的症狀並非如同精神分裂症是一種生物面的表現，因為它不是腦部疾病，可以使用藥物控制。DID的表現是屬於認知面的，是一種遭遇到創傷現象後的心理生理反應。因此治療的重心應擺在讓案主能正式面對現實。對案主來說，真實世界讓他們感覺痛苦到

無法忍受，因此他們創造出一個內在世界來取代這個痛苦的真實世界，再從這些對內在世界的感受和觀點來支持他們面對現實。治療所要獲得的結果就是要去除掉案主這些不當使用的解離狀態。在治療的中期，案主會開始經歷到一些改變，他們將學習到如下之課題：

- 確認自我價值。
- 發現自己的天賦和長短處。
- 接受存在於自己和他人間的共通性及差異性。
- 設立自己和他人間之分際。
- 樂見並實際參與正向之改變。
- 尊重系統內之領導人物。
- 尋找其他不同之替代選擇。
- 發展運用讓自己獲勝之策略而非坐以待斃。
- 開始重視統一性，不再只著眼於「不這樣就會那樣」的想法。

當案主的正常化過程和認知重建工作能持續進行時，角色就能開始務實地面對現實，去區分過去和現在所代表之不同意義。他們開始了解到過去讓自己解離的那道藩籬是肇因於過去加害者之行為，那些行為限制住了自己可以察覺的資訊和情緒。他們學習到如何透過不斷重複同一步驟來找出問題之癥結，如不斷反覆詢問自己：「如果這樣做，那會怎麼樣？」所謂的理解是一種對現實狀況和資訊之掌握，而不是在由受害過程所造成之扭曲觀點上進行預測。對達到簡單化之目標是源自於案主相信那些顯而易見的相異點在本質上其實都是相同點之想法。接下來當案主感受到角色已有所連結時，他們就能將和諧帶入到混亂之狀態中——也就是將複雜「簡單化」。

利用認知取向來矯正不平衡可以重新建立一個彼此合作的新關係。它的理論是：人格之發展從一開始就是透過不斷之統整和辨別而確立的。這包括了同質性的社會化歷程，它是有效溝通的基礎。角色必須學習同時以社會化歷程和「訊息」（影像）來進行解讀歷史。他們學習到「接受但無須改變他們人格的事實：即使是解離狀況嚴重的個體也能邁向統整」（Waites, 1997, p. 262）。

當歷史可以重新被喚取出來和整理在一起時，案主的控制性和選擇權就可讓治療進度再往前跨一步。治療師要鼓勵案主忘卻舊有恐懼，從虐待中尋找對自己有正面幫助之處，如：

- 生存能力。
- 發展成熟之直覺性。
- 對暴力傾向及凶神惡煞之判斷力。
- 自我保護機制。
- 分析與操控情況之能力。
- 表現出對他人之熱情。

精熟這些技巧對案主之復原是極有幫助的，因為過去之負面影響已被移除掉了。我告訴案主：「恐懼是一個小偷，它偷走了你的今天。」這一番話可以激勵案主往好的方面去想，不要為了苟且偷生而輕易投降。然而，它也可能會花上好一段時間才能讓案主完全拋棄心中那些負面的經驗，將它轉變成正向的力量。案主並不知道這股力量其實已經在那裡等著他們——他們早已獲救了。當轉變開始產生時，案主可能會先經歷到混亂、沮喪、懷疑和無法控制的感覺。當轉變持續進行時，他們的辨識力會變得更清明。他們將會發現自己其實一樣可以保護自己和提昇智慧。當自虐行為轉成自我照護時，原先的無知就可由智慧來取代了；原先沮喪的心情也可由決策力、行動力及接受挑戰的能力來取代以達成目標。「未來」成了一件指日可待的事情，而非空想。自認瘋狂的想法不再，取而代之的是操控感。對 Aristotle 為「朋友」一詞所下的註解，案主最後所認知到的定義是：「朋友是靈魂伴侶——居住在兩個不同身體內的一個靈魂。」而不是「居住在一個身體內的不同心靈」。

當舊有思考模式發生轉變時，案主開始注意到單一性的重要價值。案主開始想逃離束縛，開始會儲存能量來完成這個巨大工程。為了要達成這些必要的改變，一個「在治療師和案主間，密切但『正常』的往來是非常重要的」（Laney, 1999, p. 34）。

解決衝突：對立之統一

「對立之統一」（union of opposites）是由 Wheelwright（1959）就治療所提出的一個理論觀點。Wheelwright 將發生在象徵層次上的治療給概念化。這一個觀點探討到混亂及在混亂過程中所產生的異常結構。在治療上有一個依循三個原則所進行的指導方針：「單一性」、「對立之統一」及「創造之形成」（Raaz, Carlson-Sabelli & Sabelli, 1993, p. 172）。Wheelwright 的概念可應用到解決多重人格患者象徵世界中的假想部分（Spring, 1991a）。

受害過程與幾股相反的力量有關，它會干擾案主尋找中間地帶的能力。投注一個中間地帶來解決衝突是整合過程的發展重點。Waites（1997）就曾針對這一點提出他的見解：

> 解離會引出另一個替代性的腳本，而這個腳本讓案主可以對同一件事同時存在於兩個相反的論點或解釋，一下持這個看法，一下又是另一個完全不同的說法。當這些角色的形成是建構在解離過的身體感覺、反應或說法時，最終的結果就是獲得一塊塊拼湊組合出來的生命故事。（p. 189）

案主的症狀和衝突有關。對案主來說，這些衝突不論是否能讓案主意識到甚或自己會說出來，它都會造成內在系統中的一股擾流。在治療過程中解決衝突是最艱鉅的一項工作。衝突通常是由內在系統中的對立角色引發而出，或與加害者型態之角色出現有關。這些加害者角色形成於孩童時期；角色形成的背後目的是為了生存、自我保護和對狀態的一種挑戰。

解決衝突包含了三個步驟：(1)探索每一個角色的生存規則；(2)修正運作不良的規則；(3)改變反制行為。角色會看到那些存在於系統內的節奏步調，哪些是合理的，哪些又是不對的。在這個邏輯下，妥協並不代表就是為了要討一邊的歡喜而遺棄另一邊。它是指兩邊同時都

有失誤之處；這也是談判協議的開始。內在系統就像是一個官僚體系一樣。系統內的官僚們則是一個個張著爪牙的豺狼虎豹，正垂涎覬覦周圍的一切。這些官僚所編織出的夢都是一些不切實際的矇騙。「靜觀其變」是用在解決衝突過程中的最佳工具，也是從過去創傷經驗中所磨練出的一種生存技巧。

Horney（1937）提出一個被稱為「兩頭空」（empty hands）的概念。這個概念主要源自於從案主身上發展而來的矛盾點。這個矛盾點被視為一種未經解決的衝突。她認為衝突必須經過分析來解決。因為情感上的貧乏，案主認為他們有理得到曾經失去的一切事物（立即性滿足）並立刻進行。這種偏激的想法及焦慮感讓他們在最後反而落得「兩頭空」。接下來，他們就會朝向三種不同的想法：(1)自殺；(2)發瘋（嚴重心理疾病）；(3)分裂（不當使用之解離）。

Jung 較贊同對立面的看法，並認為對立面就整體性來說是可被接受的。但是事實上案主既不偏 Horney 也不偏 Jung 的論點。他們在惡性循環所導致的矛盾點中掙扎以取得合理的平衡。這個論點是衍生自於「對立觀點之建構過程」這個理論（Raaz, et al., 1993）。

因為「對立觀點之建構過程」，當要修復分裂的人格時，融合對立變成是一件相當繁重的工作。將對立角色統一融合，如好的及壞的、瘋狂的及神智清醒的、悲傷的及快樂的，是讓所有角色可以順利合成的一個策略；想像力及視覺化則是成功關鍵。治療師可以運用一個想像出來、案主易於了解的故事情節，如讓一個快樂的角色帶著悲傷的角色到海邊去玩；或是讓一個不曾被剝奪權利的角色帶著完全失去自由的角色到商場去購物，體驗享受自由選擇的樂趣。這些都是可以實際進行操作的行為。場景可以運用視覺想像，但要注意案主確實看到了這個場景，並且沒有敷衍。如果有必要增加真實性，也可以讓案主畫出來。這個手法確實能在系統內起作用。有些案主甚至更喜歡真實的臨場經驗。這時治療師不必一同陪伴，讓案主自己去體會親臨現場的感覺即可。這一個融合步驟是治療中的一個酬賞階段。

說服對立角色融合在一起以形成一個中間地帶會耗費一段很長的

治療時間，且與各個階段都有交集。融合對立角色是一種解決衝突的方式，透過尊重、接納、讚賞為求生存所做的努力及關懷來進行。每一個角色不僅是口述者、裁判或是審判者，也都是傳授者和支持者。傳授者和支持者會提供與分裂有關的知識或資訊，不是僅在口頭上承諾說只要等得夠久，總有一天會有人來拯救他們的（這種延遲性滿足是虐待加害者所慣用的伎倆）。

瀰漫在整個系統中的情緒性惡性循環是自孩童時期所學習得來的，一種生活在危機─暴力循環下的副產品。角色知道所謂的「暴力是一種由內在恐懼引起的向外性操作……」（Spring, 1993a, p. 88）「熱情因控制而有所壓抑；卻因暴力而加劇」（p. 108）。親密感既不是容忍虐待也不是從中求生存。相反地，它是一種透過持續不斷的情緒性支持而經歷到的舒適感，「一種在兩個個體上有同屬性的精神歸依」（p. 232）。

歷史與現在事件之連結

在「系統內其他角色」開始能夠分辨虐待加害者才是須為整件虐待之事負責的人時，他們也開始學會自己要承擔現在所發生的事情，而不是將責任推給系統主體。這代表角色不再只會為現在的危機或困境而譴責他人（包括內在系統的其他角色或外在環境的他人）。一個很有用的技巧是不斷地提醒案主目前的時間和主體目前的實際年齡。在回顧創傷經歷時，告訴案主這些都是過去所發生的事，確認事件發生的時間以將案主帶回目前之時間內。這是在連結現在與歷史時較為容易的方法，因為DID患者不應蓄意發生年齡倒退的現象。退化應是自然發生的。Waites（1997）描述與退化現象相關之治療技巧如下：

> 有些危險及受人爭議的心理治療技巧會刻意利用催眠或藥物來刺激案主的退化現象。針對某些特定案例，這對有經驗或謹慎的治療師來說是有用的。但要注意退化情節並不是在一兩天內所變出的魔術。除非治療師能小心控制並且循序漸進

> 地調整它，否則退化情節的傷害性將遠超過我們所能想像的
> 程度。（p. 266）

退化很明顯是人格的一種失調現象；它不僅去分化（de-differenti-ation）也去中心化（decentralization）。去分化指的不是生化組織功能的流失而是原始狀態的再現。治療技巧是先找出案主在孩童時期因虐待經驗而形成然後延續到成人時期的情緒模式。這便是「情感橋樑」（affect bridge）的精華（Watkins, 1971）。

在相似的情況下，退化模式和一些具代表性的情境會經由不同的形式在治療過程中反覆出現。如果治療過程充滿懲罰性和控制性，而不是以認知或心理教育的結構性內容為主，就很可能讓案主再次引發創傷。因為這讓他們回想到過去所遭受的不公平待遇。如此一來，只會讓治療時間拉長，尤其是在治療中又出現一些錯誤使用的技巧時。案主和治療師同樣都是治療團隊中的一份子，而不是另一組獨裁當權者和服從者角色之安排。治療師要保持客觀、給與適當的關懷、涇渭分明的治療界限和清楚的溝通方式。企圖控制的治療師只會增加麻煩。運用「引導性、有順序性和結構性的方式」能夠教導案主對紀律和自我控制的正面看法。這個過程包括設計一個可以彼此互相討論的治療方式，並事先讓案主知道在復健過程中將會出現什麼情形，而這些情形是合理和正常的。治療和復原是經過多重複雜的層次才能達到結果。因此這樣一個任務需要一個具概念性的架構及有結構的計畫（如整合階段）。這樣的方式才能揭開過去的未知面（Spring, 1988, 1993a）。

當歷史能夠成功地和現在連結上時，所有的舊有迷思都能一一破除，並帶出縈繞在案主心中的舊思想和疑問，如：

- 我一定已經做了什麼事才會引來爭議。
- 不論我怎麼做都不夠好。我必須再做得更好，才能得到他人的關愛。
- 如果我很聽話，這些事就不會再發生了。
- 受人注意代表我很特別。

- 為什麼我就是無法停止？我到底哪裡做錯了？

- 發生在我家的事和別人無關。

- 你不可以說出去，如果你說了後，有什麼不好的事發生就是你的錯。

- 女人要為性負責；如果男人被挑起性慾，他就會失控。

- 所有的一切都是女人自找的。

　　破除舊迷思的相同步驟可以一再重複使用。所有的資訊將一次比一次鮮明，一次比一次深入，因為系統內的角色都已經達到一個要讓系統統一的共識。轉換情形會減少，危機也會減少，對目前的注意力則會增加。連結歷史到現在的治療策略包括運用各種不同的方法，如：心理教育、心理動力學、行為認知學派、藝術創作、隱喻物、意象和使用自然呈現的不同意識狀態。

　　治療師沒有權利去批評案主的經歷也無權扭曲其記憶。治療師不屬於案主創傷經驗中的任何一部分。成功的解決創傷方式應包含兩個面向：(1)治療師一定要能從歷史和現在的連結中看出其中的主要輪廓；(2)鼓勵案主以具反省能力的成人去回顧發生在受傷孩童身上的故事，然後協助案主從創傷經驗中獲得各個不同角度的觀點。這樣一個指導方針可以讓案主有方向而不會解離，同時讓破除假想部分的步驟具有一致性。這些都是經由將內在混亂投射到看得見的表面上所完成的過程（藝術創作）。Waites（1997）觀察到下列一些現象：

　　　案主能夠在心理治療過程中對他們的記憶有所觀察、解釋並做出結論是因為他們能夠去審視投射所帶出的意義。在過程中，內在聲音受到抵制；舊腳本也重新被思考；新的對話模式則在嘗試發展。在這個過程中，治療師的角色應該是儘可能提供投射和讓內在可以外化的機會，更要向案主澄清目前正在發生的所有事物，以幫助案主可以從現在事件中徹底將過去擺脫掉。（p. 248）

讓案主的創傷經驗和所有相關資訊以看得見的方式外顯化，是讓案主解脫及徹底轉變的一個方式，不要只是去談論它而已。透過藝術創作來表達出心中那些不愉快的事情可以降低敏感性，並藉此控制內在的混亂現象。讓案主用其成人的觀點來看待所有的解離現象。治療師要先表示已知案主之個人傷痛，然後用一個具共通性的學說來回應解釋此一創傷。讓案主知道他人亦有類似的反應和經驗可以幫助其度過被孤立的感覺。治療師必須一再地讓案主知道，他們對創傷經驗的一些反應是正常的現象。換句話說，「要從痛苦中解脫，就要以不同的觀點審視過去」（Spring, 1993a, p. ix）。

二重奏：母親議題

至今已有廣泛的文獻探討母子關係。但就母親和子女間的關係還有一個延伸議題可談。我的重點不是要去深入探討這層關係，而是要指出在治療過程中一些可以發人深省的議題。母親這個議題會在整合階段中以好幾個不同的層次出現。如果無法點出 DID 患者的母親議題，就談不上對立之統合，以及連結歷史和現在。因為「冷漠」是決定結局的終極宣言；也是最糟的反駁方式，只會讓案主感到不受人重視。

DID 患者所困擾之處就是受冷漠對待、被拒絕、被母親責罵的感覺，因此他們普遍都會缺乏安全感，渴求受人呵護。渴求受人呵護的感覺有時也可以一般化到所有女性身上。在某些情況下，遭母親責罵的影響力甚至比虐待加害者來得更深遠。解開這些責罵和憤怒的束縛可以幫助女性受害者看重自己身為女性的價值。同樣地，它也可以幫助男性在對待兩性關係時可以有更健康的態度。因此母親議題不論對女性或是男性來說，都是在解決性創傷時一個很重要的部分。它關係到案主最基本，渴求呵護的心態。即使受害者有看到母親在對抗加害者，沒有受到保護的這個感覺就是創傷中的一個部分。因為創傷已經發生了，成人角色可以了解這一點，孩童角色則不見得了解。當這種對依附的渴望達不到時，憎恨感就油然而生。在母親和受害者的互動

中，這種憎恨是一層面具，為了掩飾心中渴望被愛和被照顧的原始感覺──母親的愛。在處理這段母親和子女間的關係時，有些角色並沒有察覺到這個微妙的心態，直到治療關係已建立起一定的信任感後才不再否認（Jung, 1933）。

敘述母親議題對兩性關係之發展有其重要之地位。如果在創傷事件中，母親本身就是加害者、共犯或向受害者否認有虐待事件發生，這會讓治療變得更加複雜。女兒會學習母親的這個特質，然後施加同樣的虐待情事在自己的兒女身上。治療師必須將此種行為呈報到兒童福利機構。雖然做這件事對治療師來說很困難，但這樣的介入是必要的。

遭受母親性侵害或虐待的男性案主會特別沉溺於性活動中；對伴侶的要求也以與母親相似為目標。男性這些未察覺到的想法都是受到女性控制之故。同時要處理創傷和性別的問題增加了治療的複雜性及困難度。為求取平衡，角色系統內通常會同時包含有男性、女性和不分性別的觀點。

父與女，母與子，還有其他孩童與照顧者角色間的亂倫現象，相對於孩童的養育者和保護者的父母親角色，這些都是一種背叛或失職。其他關係組合還包括有祖父母、叔伯、姨嬸、養父母和兄弟姊妹間的亂倫。母親在創傷事件中所扮演的角色、作為、聽取受害子女對創傷事件之描述的動作和是否願意幫助子女脫離痛苦，都深深地影響到受害者走出創傷的能力。如果父母親以和子女交媾來滿足慾望會阻礙子女的人格發展。如果之後雙親任一方協助另一方達到目的，或是不懲罰加害者反而將受害子女逐出家門，則會徹底破壞子女的人格發展。

另外還有值得注意的母親議題，包括跨代亂倫或其他型態的性虐待事件。治療師如能充分掌握案主的家庭背景和生活方式，將有助於其所進行的個案歷史分析。案主有可能會被家庭成員教育相信他們的家庭是很親密，彼此互相扶持的，然而這卻不是真的。治療師不要忽視案主對家庭的忠誠度和案主對模範生活形態之假象的想法。如果案主對家庭的描述太過完美而症狀卻很嚴重時，治療師應該要對此描述

抱持適度的懷疑。

理想上來說，虐待加害者應該要完全接受他們在虐待事件中所應負起之責任並表示懺悔。但很不幸地，這是一個很難達到的目標。案主想要得到的是加害者的歉意或坦承他們的罪行。他們認為這樣可以換得加害者的愛並讓他們就此解脫；他們終將確認這一切都不是他們的錯誤；母親也會開始接受和保護他們——幸福的家庭。「奇蹟式拯救」就是從這個願望而生的一種想法。

> 比方：受亂倫虐待的孩童被期望能夠同時整合對父母親兩種截然不同的內在形象，一個是給與他們關愛的父母親，另一個則是以性虐待方式對待他們的父母親。由此來看，分裂就順理成章地成了孩童將性虐待經驗內化後的一種反映；也同時是一種從這個創傷經驗所學習到的反應，而不僅是表現在自我防衛機制中對母親的憤怒而已。（Burt, 1996, p. 16）

母親議題不僅是要去討論它，更要去解決其中所產生的問題。解決這個議題必須循序漸進，一步一步慢慢來，讓案主有信心願意說出實情，不擔心因說出實情而遭到處罰。如果案主的每件行為都伴隨一連串的恐懼感而來，這是一種缺乏自我價值感的暗示。處理母親議題應在治療過程的中間期完成。不同角色對母親有不同的看法，也有不同的情感，當然也會因此從不同角度來思考與母親議題相關的問題。

治療師可以安排一個為期八週，專門處理母親議題的繪畫作業。稍後也可以同樣方式用在父親議題上。每當完成一期繪畫工作時，就要進行比較在父母和已長大成人的小孩間的相似性和差異性。運用此種模式可以敘述出母親和受害子女間的關係，對從中而生的責罵或憤怒有一全盤性的了解。

評量與定期對照

治療中期是最繁瑣、最複雜、最累人，卻也是最能看到甜美果實

的階段。中期內的混淆處已逐漸釐清，治療架構也完成建立；將歷史連結到現在的工作也隨著接近復原的腳步持續進行。在這個階段，解決衝突是較主要性的工作，對立之統一、母親議題，和其他家庭議題都要搬上檯面來。

在這段時間內，治療師有必要向案主說明復原的進度，因為案主常看不見進度。他們會抱怨治療沒有任何進度，接著又對治療中沒有一件事是相同的感到沮喪，而其實這就是他們的進展。因此要終止這類的怨言，就是向案主指出治療初期階段到現階段的進步與改變。這些進度可以評量對照五張依序、有標題的畫作，用兩張畫來讓案主親眼看到改變的事實。這五張畫作各有其不同之標題，而且應是在治療一開始時就要完成。再將最近所完成的「這就是我，我是……」、「我的空間」和「我的生命道路」與最初所完成的相同標題畫作進行比較。五張畫作的完成順序分別為：

1. 這就是我，我是……（自畫像）
2. 我的空間（個人存在之認知）
3. 我的生命道路（歷史）
4. 我的家庭和我（家庭畫像和互動模式）
5. 這就是我，我是……（經過六星期之治療後自畫像的改變）

這五張依序、有標題的畫作是相當無價的，能夠持續當成是讓案主檢視進度的一個方法。比較兩張自畫像的不同之處和對自己處在這個世界上的空間概念，可幫助案主了解改變中的自我及與外在世界的互動情況。一旦融合開始後，與「系統內其他角色」有關的事物就會相對地減少了，到最後這些「系統內其他角色」便不再出現在畫作上。談話性的治療方式對此一族群的人來說是不夠的，視覺語彙可被當成是蒐集歷史資料的地方；它不僅是逃離不堪之過去的避難所，也是驗證治療進度的試煉工具。

戰爭與和平：瓦解與改革

因為治療中期是走向康復的主要道路，因此路上隨時可能會驚鴻

一瞥到角色統一之乍現。角色系統會逐漸萎縮；主體也將開始擔負起更多的責任、功能和那些原本是屬於「系統內其他角色」的情緒反應。在角色間之界限逐漸消失的同時，案主也會出現個人角色和團體角色的暫歇性交錯現象。而能否解決這個問題端賴主體的管理技巧。此時有一件值得注意的趣事是：案主會對配偶或其他家庭成員表示不耐，因為他們會一直提醒案主過去所表現的人格部分，或是對他們的某些行為表示不滿。主體將逐漸與過去一同管理生活的角色失去聯繫。

雖然此時的探索期可能和協調期會有所交錯，案主卻不會再有角色轉換的情形出現。「內心之戰」此時能獲得控制，「和平條款」也在進行中。過去不再那麼擾人；威脅感也不再引起驚惶；焦點會集中在現在；勝利已在眼前（Spring, 1993a）。現在是和平時期；重建正順利進行中。一個全新的政府系統已就定位；一個新的建築也在架構中；藏匿區跟著消失了。危機─暴力生活形態完全由和平共處取代，一致性的個人界限也就此確認，案主並能以堅定的言行態度來面對與他人（不論是內在或是外在的）間之溝通。當那些嚴峻和具虐待性的關係被轉變成互相扶持的態度後，案主的內心裡也會正確地與他人建立起一種新友誼。假想的角色系統正逐漸面臨崩解，一體一心的目標舉目在望。眼前燃起希望，案主不再感到無助。

治療末期：重獲新生！

哀悼

哀悼是一種很複雜，關於角色同化（assimilation）和調適（accommodation）交錯循環的情感，直到失落的經驗被整合為止。Kubler-Ross（1969）將哀悼描述成包含各種從否認、錯愕、生氣、抗議、談判、輕視、悲傷到接受感覺之綜合經驗。從解構到再建構階段的過程中常會伴隨此類強烈的情感經驗。

案主是以他們所經歷到的已知事物來判斷外在世界。Piaget 曾介

紹過這個同化和調適的概念（Ginsburg & Opper, 1969）。稍後 Summit（1983）也寫過關於受虐孩童的調適症候群。過去經驗是學習新經驗的基礎。當有新事物發生時，這個新經驗會融合過去所得之經驗來產生一個新的資訊。如果在孩童時間受過創傷，這種同化和調適的能力就會減退消失。最後，一個僵化的模式將會被發展出來以應付狀況。創傷及伴隨出現的防衛機制將成為解讀生命的基本模式。這個模式逐漸變成組織的基模，被案主運用在日常的人際互動和對自我的主觀意識中。

流失掉的情緒能量必須重新被提昇，以讓創傷的僵化組織模式能融入經驗中。要想拋開所有的僵化模式，案主需要對失落有所了解與領悟。Waites（1997）如此認為：

> 這是一個探索過去的好時機，甚至可讓自己沉浸其中。但是也是放開過去包袱的一刻。這些影響生命轉變的事件或生活中的瑣事都是真的。放開不代表毫無控制地忘掉它；相反地，這是一個觀點的轉移。慢慢地，焦點會放在此時此地，然後展望未來。只要回想起的過去能融入生命的架構中，隨時都可在需要的時候喚回它。（p. 271）

失落的意義只有透過不同角色所表現出的情緒和想法才能被了解。如果哀悼之行為能適時地被整合，想法也可以重新組合，情緒一樣能被適當地表達出。如果只是一味地壓抑案主的悲傷，案主所經歷的這種失落感就又會轉成慢性憂鬱。

在處理悲傷時可能會惹惱案主，尤其當這種感覺被案主視為是一種弱點的時候。案主會用盡各種防衛機制去避免這種情感。現在他們不僅學會以不同的方式要去體驗情感，更要讓自己沉浸在哀悼的過程中。治療師應要求案主做出與他們原來處理情緒策略相反的動作，讓他們覺得好像情感又再次被威脅一樣。

當整合階段持續進行時，哀悼不僅是為了處理在孩童時期所失落

的東西，也是為了那些所失去的生命共同體（系統內的其他角色）。處理哀悼是解決問題的基礎。根據文獻記載，成長於虐待家庭的受虐孩童有極強烈的失落感。他們的失落感是長期的；和他們的人際關係、社會互動、發展成就、安全感和保護需求有關。他們感覺不到自己有一個溫暖幸福的家庭，對自我也沒有一個清楚的概念。為了可以適度地表達哀悼，他們必須有一個全力支持他們的良好人際關係。

處理哀悼的困難在於案主的感覺通常已被解離成不同的角色。受虐孩童學習到用否定感來應付現實，生氣和憤怒之發展源於不公平之待遇和無助感，罪惡感和責任感帶來自責，而討價還價的協議方式則變成是他們的一種生存策略。協議可以用在承諾自己會更聽話以求取父母的關愛。悲傷、痛苦和絕望對孩童而言太沉重，以致他們無力獨自承受。接受失落對孩童來說更是困難，因為它讓孩子覺得就像是被完全遺棄一樣。因為創傷是了解案主過去經驗時最基本的資訊。這些資訊在處理哀悼時會受到挑戰，過去那些為了因應時勢所做的改變也被視為是因害怕而亂了陣腳的行為。

當哀悼帶來失序的行為時，治療師一定要維持一貫的態度以減少案主被遺棄的感覺和孤獨感。這種迎面而來的被遺棄感和孤獨感對案主來說既熟悉又讓他們深感難受。治療師必須尊重案主此時的感覺，讓他們能夠隨自己的意志來調整處理之步伐。這種脫序行為可能會暫時讓進行中的整合階段失去平衡。在探索過去經驗時，如慣用的方法受到質疑，爭議糾紛是在所難免的。

如果能讓哀悼感獲得適度的表達並處理得宜，案主就可以很快地回到再建構的軌道上。創傷和失落將逐漸不再是內心組織的中心。歷經這段過程後，新的理解和新的情感經驗就產生了。案主對感覺的體驗不但能夠以一個新的架構來運作，這個架構也將進入主體的領域中。當這些都如期發生時，解離人格部分的再連結也就能順利進行。只是在整合剛完成時，那種遭系統內其他角色遺棄的感覺會使案主覺得格外痛苦。

整合

　　雖然整合階段早在它正式開始前就已經有所活動了，治療末期才是它扮演重頭戲的時候。在這個階段，所有角色都能完全被吸收，不同人格部分的再定位也都有所定論了。這代表主要的創傷問題已獲得了解決；治療最重要的目標也已達到了。然而，治療後的照護，也就是所謂的「維修保養」仍需注意，其所需之時間長短因人而異。

　　在整合階段，治療師可以賦予案主一項工作以聚焦，讓他們畫畫或做美勞剪貼，主題就是「整合」。這個方式讓案主自己可以去探索整合對他們的意義，同時也可以藉此找出那些案主仍無法用文字言語表達的問題。它也是一種定位圖，鼓勵角色去思考整合的意義，還有思考其他那些尚未被整合的角色，接下來在整合的劇碼中該扮演何種角色。

　　系統主體在這時有權將所有分裂的部分轉型成一個有組織性的完整體，並且隨時依情況重新審視這個架構。最主要的協助者角色通常是一個合成體，負責對立之統一角色的重要任務。主體的工作則是要去學習如何不依靠系統內的其他角色仍然可以獨自面對生活，接受適當的改變，對現狀保持腳踏實地的態度，並且尋找一些不同的經驗，幫助自己了解哪些過去的經驗影響了現在所發生的事件。合成讓所有分裂的不同部分都能聚在一起，藉由將控制主權交還給主體，並且建立一個新的自我架構以讓領導權中心化。

　　整合一開始會先有一個系統化的安排，也就是表層系統（integumentary system）。在整合中，一個可以提高意識層次的系統化安排會開始形成（認知再建）。角色間的關係也會重新洗牌以減少角色數目並創造內在和諧。對於那些曾經出現過，各種功能不同之角色，如：良心者、獨斷者、對抗者、監控者、裁判、執法者到一個法庭系統，系統主體將逐漸綜合這些功能以成就一個新的角色——一個統一的自我。

　　隨著整合的進行，角色們會學習到每一個人都有可能會犯錯，但

可以從彼此獲得如何改善的建議或忠告。他們學習到剛柔並濟的重要性；他們也學習到個人的信念可以堅持，但適時的妥協也是必要的。角色同時還了解到治療那些隱形傷痕的過程包括從教導、反覆練習、同化到完成。他們注意到當一個角色總是在後面跟隨另一個角色時，這一個角色絕對是落後的。如果總是安排一個絕對服從的跟隨者將無法產生公平性。案主還有一個必須學習的重要新概念是：整合不代表終結（象徵性的死亡）或是就此切斷與治療師的關係。角色們只是被重新連結在一起，被具體化，回到他們還未分裂之前的狀態。透過將角色聯合起來而非分裂的再連結，可以拓展案主的生存技巧和知識。

整合代表是一個統一後的人格。整合和一些治療師所提的「共存」是不同的，因為角色共存時，分裂的人格部分仍存在。共存代表假想的部分仍存在，創傷並沒有被解決。共存現象仍祇是停留在復原的基本階段而已——第三階段：協調期。整合會發展新的心理內化防衛機轉、因應模式和調適性行為。在治療的最後階段應該可以看到如下的進度：

- 歷史記憶的連續性（沒有時間斷層）。
- 不再出現多重人格及轉換現象。
- 移情之改變與角色之融合一致。
- 一個具代表性、統一後的自我。
- 不再出現加害者角色和自我傷害現象。
- 願意接受自己要為自己行為負責的觀念。

有些角色和真實的創傷事件是相關的（Bliss, 1988; van der Kolk, 1987, 1989, 1994）。角色也可能認為現在所發生的事與過去的創傷事件是相同的。對外在事件的察覺力和評價是一個衡量案主行為或情緒反應的最佳來源。角色心中自有一把尺，用來度量自己該採取何種行動。被創傷經驗扭曲後的自創規則會被案主用來判斷行為的對錯。在整合後，因角色數目減少，主體學到不同的解讀方式，但不會再受到其他內在聲音的干擾。危機出現的頻率變少了，面對外在環境所表現出的行為也較不會跨越合理的界限。恢復階段不會沒有錯誤，但會修

正，也同樣會有掙扎、沮喪和憤怒的情緒。

　　不論對內在系統或是對外在環境而言，具攻擊性之角色因過多要求而產生之憤怒及伴隨而來之敵意行為皆須一一被指出，才能在變化的情境中有所學習。角色必須接受自己所扮演的不過就是身體內的一個過客。整合代表身心再次合一，解離現象已不再發生。在象徵上，角色可以選擇逃離、退休或無歸期地遠遊到外地，這些都屬於是再連結的思考脈絡。當功能被主體中心化後，為了要強調這種自由解放，角色可以自行設計離開的方式。

　　治療的最後階段包括確認和處理剩下的議題。勝利的果實已在握，單一角色的想法也一再被強化。案主會為自己的感覺負起責任，而不是解離成不同的人格部分讓其他不同的角色來承擔情緒。案主知道必須靠自己身體力行來回應外界，而不是去對抗製造引爆點（扣板機作用）。這代表案主開始學會接受情勢之動盪不安，也會花時間去思考如何可以處理得宜，不要再次帶來危機。

　　協調是系統整體的共同目標。社群內的溝通可創造一個新的內在社群。如此一來，內部溝通模式就被修正了。一個帶有權力的新溝通模式（指導和學習）便因應而生。角色的真實和意識的真實不見得必須是同一件事；但扭曲現象需先在認知層次上就獲得矯正，然後才可移至相似的系統內。角色被指引要運用合理之選擇權、自由意志和考慮到後果結局。選擇可以擴大案主之滿足感；在決定可能的行動之前應該要有選擇之自由。所下之決定是根據幾個不同選擇的結局來確認的。這代表案主會在做出一個統一決策前先考慮各種資訊，如行動之後果。

　　角色將內在世界視為一個和外在真實世界隔絕的地方。角色學習重組他們的這個認知並接受活在當下，而不是繼續活在過去的內在世界裡。內在世界有不同的層理，將心理系統分成不同動力順序的部分和過程，然後彼此間才有互動。這時系統可能會表現出一個特殊的特性，就是非常容易走向一個以控制者和領導者為主之角色來主導系統的行為。系統可能會發展出一個中心來促進這種因果關係；系統內一

個很微小的變化可能會擴大成一個和整個系統都有關聯的巨大變化。當整合階段即將到來時，已有一定階層順序的部分或過程將會開始重建和重組。過去被扭曲的認知和情緒反應已被修正，過去錯誤的思考模式也在經確認後被修正，使得改變明顯化。案主開始訂立一連串實際的未來目標，也規畫一個行動方案來執行。這樣的結果就是角色對解決另類問題的知識增加了，也更能應付處理巨大壓力的情境。

在最後階段中案主有可能會受到自己矛盾、不連貫和支離破碎之人格的影響而變得停滯不前。這個暫時性的停滯不前使得不同層級之需求也就應運而生，如情緒上的安定性、界限、健康之人際關係、接受個人當中最好又有價值的事實。對下定論的感覺或想要「徹底解決這件事」的渴求也在這時逐漸消失。此刻的首要工作是如何去為了自己將事情做得更圓滿，而不要將自己桎梏在過去，只在意應如何補償過去。案主此刻的目標是要去享受生命，而不要在下一次的傷害事件出現前依舊苟且偷生。求生存是第一目標，維持平衡的生活則是下一個目標。

Al Siebert（摘錄自 Siegel, 1989）相信有所謂的「倖存者特質」。他認為這個特質是自己模仿得來的，而不是他人教導的。Siebert 認為這是一個心理和神經系統廣泛成熟的過程，當然其中仍有長大成熟的人依舊矛盾地停留在孩童階段。DID 患者則另還有一個矛盾點：角色知道他們終會活過來，但就是會對他們的倖存表現出低自尊的態度。在整合過程中，如此矛盾的想法容易造成動盪不安。此時「變得更好」這個想法在他們看來可能比受虐待更讓他們感到不安，因為為了要過更好的生活，他們需要去學習更多不熟悉的事物，然而受虐待這件事則是一個他們早已習慣的模式了。有些人不想就此放棄他們的生存權；有些人害怕這場為整合而努力的奮戰到頭來是一場空；也擔心治療師沒有對他們說真話。「在整合過程中總是會擔心一些重要的角色運作會因此消失不見」（Waites, 1997, p. 262）。這時治療師需要向案主澄清：死亡絕對不會出現。如果案主無法拋棄這種想法，困擾就會開始產生。角色們不是各自獨立的人群，而是一個完整個體中的許多部分

（Spring, 1991a, 1992; Waites, 1997）。

　　有些案主不願意治癒，並不是他們不能，而是他們自己選擇不要，或是寧願讓所有的角色共生共存也不願整合成一個個體。自我矛盾或是內心的恐懼是如此地強大，不論治療師如何引導，只要一個藉口就會讓案主仍舊維持在分裂的狀態中。有些案主只知道他們除了是虐待事件下的犧牲者外別無選擇。這樣的態度使得他們極不願意再重訪過去的回憶或是與他人分享相關資訊來獲得情緒上的紓解。有些角色甚至極度害怕情緒獲得釋放，因為他們認為他們的功能就是要去負載這些情緒問題。一旦情緒上的傷痛獲得平復後，他們就失去了存在的價值，然後就必須離去了（象徵性的死亡）。受到解離狀態及創傷巨痛控制的「麻木按鈕」或許已經被啟動得太久了，以至於負載情緒的角色是如此擔心害怕接觸到其他角色的感覺。治療師在這一點上必須讓案主清楚地知道「感覺不是劊子手」。系統要去學習感覺，就像是得感冒的經過──「但這個過程終究會過去的」。

　　然後治療師還要教育案主，其所經歷的感覺是對一個不正常事件所產生的一個正常反應。彌封心象和其感覺不再是現在求生存的一種適當技巧；孩童時期的虐待事件也已經結束了。即使內心嘗試遺忘，身體上的感覺仍是一種表達記憶的方式。案主企圖相信記憶中的虐待事件不曾發生過；企圖相信這些是他們自己編造出來的故事，因為這些塵封往事看起來是如此地模糊，好像是在霧中一般；他們也可能認為這些其實是過去發生在別人身上的事。在治療的最後階段，這一部分需要持續更深入地去加以處理，因為整個系統的接受程度發展地極為緩慢。

　　這段期間內，過度補償行為（成功和失敗）仍會存在，而且活動頻繁到讓系統完全疲乏及感到壓制的力量。這和過去為了要讓那些在意的人接受而形成的舊有迎合模式有關。將案主和虐待加害者牽制在一起的隱密現象在治療中仍時而可見。治療師必須提醒案主，若繼續使用保密這個舊有模式將會出現不良後果。「讓一切透明化」是最佳一途；活在當下則是重點（Spring, 1993a）。

在整合階段中，恢復記憶有四個發展層次：心理上的、身體上的、情緒上的和心靈上的。為了要對抗那些一直存在的自相矛盾現象，治療師可以鼓勵案主試著思考每一個人都會有一個象徵無辜孩童的角色。另外，受傷孩童的角色則是在受害者的內心中才有的，同時也希望能夠治好那些隱形傷痛。在這個情況下，治療師要鼓勵案主去撫慰自己內心的那個受傷孩童。因為每個人在受到傷害的時候，都希望能從他人處獲得安慰。這是一個以運用同理心來達到正常化的方法，消除案主那些在認知上有所不協調之處。

治療最後階段要做的首要工作是去建構一座貫穿現在和過去的橋樑。重點是要讓案主能安全地回到過去的記憶。建立溝通橋樑同時還可通往重建期和操作統一期，並且表現出下列好處：

- 重組因從多重部分趨向一個個體時所產生之行為改變。
- 將過去扭曲之思考過程重建為常態性思考方式。
- 調整負面行為。
- 將過去的腐化現象修正為現階段的美德。
- 將循環不斷的危機—暴力生活形態調整為以憐憫心及體諒之心待人。
- 將束縛感轉化為自由。
- 揚棄過去一切所熟悉的誘惑。
- 只著眼於現在事件，而不要去在意過去的不好。
- 從麻木不仁或是否定態度轉為嘗試理解和表達意見。
- 將發展不健全之關係轉為正常運作之關係。
- 從「世界末日」般的人生觀改觀為規畫生命。
- 對未來抱持希望。

建立這座橋樑需要極長的時間。在橋樑還未完全建立好之前，如果有缺陷出現在這個新建築中時，即反映出「戰區」（War Zone）的風格，代表仍未經開墾的處女地。建立橋樑不表示所有事都會因而進行得很完美。它意味要強化基底以利整合。橋樑提供可能的理由讓案主有充分的時間去獲得安慰，而不是空想而已。

整合僅是一個事件而已嗎？

　　整合建立在前面所討論過的所有議題上。它不會在沒有任何準備、結構和密集的作業下就突然發生。整合不是治療師為了快速治療案主而施展的魔法或魔術，也不是巫師所設計的一個邪術。整合工作相當困難、複雜，所需時間冗長，因為它必須去破解一個虛幻的系統和重組受重大事件影響所造成的破碎人格部分。雖然這個過程變化萬千，但它絕不是一個奇蹟式的出現，不努力耕耘，就不會有這個收穫。整合是讓受虐的身心恢復正常，它不僅要靠各個記憶部分的連結，也需要身、心、靈的共同合作。

　　整合就像是在創造角色一樣，它也是一齣特別的劇目。有些整合形式顯得很有系統，也很安靜；有些則是表現得很自然，近乎美化過的童話故事；有些又像是演一場電影一樣，角色很戲劇化地離開。還有一些則是不同形式的綜合體。協助者的角色會向治療師要求一個特別的離別儀式，類似一個退休人員要離開工作崗位的形式。角色主體會在儀式中向大家談到整合過程的意義和對其之心得，並表達樂於見到整合讓大家都可以因此獲得放鬆。治療不會因整合而結束。以單一個體過生活則是一個要學習的新經驗。

　　治療師要注意不要刻意去引導案主參與任何和整合有關的事情。我對整合的看法是：整合雖然不是一個秘密，但它很個人化，對每一個人都有不同的意義。案主有權利自己去享受這齣整合戲劇，不受到任何干擾、影響、污染、期待、批判或意見。畢竟創造出這個內在世界的人是他們自己，他們有權去主導整合這個內在世界的過程（Spring & Sizemore, 1985a）。完成這項具指標性的情緒釋放工作不僅值得我們為他們喝采，對他們自己也有益處。他們自己來決定是否要讓治療師參與這場戲劇。一旦目標達成後就是慶功的時候了。慶功不需要有任何跨越治療界限的社交活動。案主可以自己放個假去旅行，以恢復因這場「心理手術」所失去的元氣。

　　整合沒有任何神秘性；它就是將扭曲的現象還原成一個完整的形

狀。它是一個將原本破裂成不同碎片的人格部分重新混合後再捏造成一個單一的完整人格。神秘的部分在於人格為何會破裂，如何找到所有碎片部分，如何清理這些分散的碎片，如何修復傷害和如何填補裂縫以強固單一的完整人格。可不建議使用強力膠來填補裂縫！薄木片是抵抗雕刻師傅的鑿子的最佳選擇，因為它夠強韌！整合雖然已經是一個完成的雕像，但仍需要上光和封膠。

整合過程包含許多變數在其中。這裡將討論兩個部分：拯救受傷的孩童和重新遷移後的光芒。就我的經驗而言，我認為這兩個具有重複性且很顯著。拯救受傷的孩童（中心人格角色），似乎與那些以一種或更多形式滲入治療中的「奇蹟式拯救」期待心理是命脈相連的。

當 Ayla（二十二歲）告訴我她要拯救一個嬰兒的時候，她已接受治療有四年之久了，當時她正在進行「母親議題」。很巧的是，她剛好因整修房屋而在整理室內時發現到她的高中記事資料。資料中包含一本日誌和一張為美術課畫的自畫像。她對這個發現感到很興奮，尤其是看到自己的畫中有出現後來在治療過程中也運用到的一個表達技巧。發現到這張畫的幾天後她做了一個夢，她描述內容如下：

> 我在夢中看到母親在飲酒作樂好幾夜，並和一個她認識的男人發生關係後回家。當她從門口進來時，我有一種被她遺棄和拒絕的感覺，但當我看到她時心中卻非常憤怒，並開始頂撞她且哭喊大叫。突然間我發現我一直在照顧母親的小嬰兒。我當時好累，全身骯髒，飢餓，沒有乾淨的衣服穿，上學也遲到了。我將嬰兒交給母親並轉身離開。然後我停住又回過頭從母親身上抱回嬰兒，她在我的懷裡睡著了，我瞪著母親並大喊：「她是我的！」我帶著嬰兒甩門而去。接著我就醒過來了，並了解到我才剛從一個很危急的狀況中救回一個嬰兒。

Ayla 救一個想像出來的嬰兒之情境和其他我所聽到的故事情節很類似。這是她因為受到母親的酗酒及長期被疏忽而引發出的情緒。

十八年來，她一直不提這些歷史，其中也包括她父親棄家庭不顧而和另一個女人生活並養育她所生的子女。Ayla的父母並沒有離婚，即使她父親出去和其他女人共組家庭時也仍和她的母親維持婚姻關係。她父親將此一安排視為個人選擇，每當家中成員表達出反對意見時他就會變得很憤怒。他希望Ayla和她的其他三個兄弟姊妹能夠接受這個女人，將她視為家中的一份子。這是一個為了天主教不可離婚之教條而必須表現出的假象——假裝這個家庭只是多了一個女人，但彼此關係依舊和諧親密。這個安排不僅糟糕，也違反了道德。

其他案主所敘述的拯救嬰兒場景尚包括有卡車、垃圾桶、置物箱、抽屜、籠子、地下室、鏡子、拖車下和報廢的公車。另外還有從動物身上或被綑綁的繩索中救出嬰兒。這些奇蹟式的拯救都是象徵性地發生。這一類的拯救似乎是一種代表人格整合的工作要進入尾聲的訊號。象徵性的拯救會出現在夢中、藝術作品中和解離的經驗中。治療師必須注意這個整合期的特點，因為它讓案主能有些洞察，對案主是有意義的。一旦這個拯救現象發生了，系統內很快地就會開始產生變化。我只能猜測，拯救在象徵性的層次上，就現象來說對治療創傷是很重要的（Wheelwright, 1959）。這主要是依據在整合發生前案主有許多此類的報告。

Putnam（1989）指出解離的角色同時會在神經系統上和心理上幹旋。好比當其中一個部分入睡時，另一個部分就接棒作息。當拯救發生時，孩童的角色也醒了過來。角色主體開始撫育這個受傷的孩童（他自己）。此時「內心其他角色」也知道有這個孩童的存在並一起協同扶育。這個象徵性的孩童很快地便長大成人並和主體融為一體，成為一個成熟的自我。

緊接在拯救受傷孩童事件之後，許多案主會說看到有道明亮的光線出現，通常是黃色的，然後整合就開始了。它就好像是孩童時期消失進黑暗中，然後迸出一道光線。這一類現象在我治療這一群案主中的出現次數頻繁到讓我感到非常好奇。我稱它為「磷的再遷移」（phosphoric remigration）。人格部分在戰爭中象徵性地遷移，然後從記憶回

溯中再遷移，以確保個人的本質與掌控力。難道這道明亮的光線是由
案主腦部放電後所傳導出的一種電嗎？

Robert Becker 是一名整形外科醫師，他專門研究人體內的導電系
統並創了一個相關名詞：生物電（bioelectricity）（摘錄自 Siegel, 1986,
p. 69）。他的研究直接開創利用電來接合無法縫合之斷骨的作法，他
的研究重點是電流如何在化學和細胞層面中促進治療。Becker 發現催
眠中的患者在接受指示時，其身體某些特定區域的電壓伏特會產生變
化。這個概念和從多重性人格患者身上所觀察到的現象可能有關，當
他們在轉換時，生理上同時也會產生變化。我對這個看法很感興趣，
因為它和我在治療中對生理現象的觀察有關（如當系統內的一個角色
正在感冒，其他角色卻又沒有症狀時）。如果這些電流的變化會控制
化學和細胞痊癒的過程，那麼是否也同樣會在整合時產生伏特數的變
化呢？

我不會先和案主討論光芒出現的問題，除非他們自己先說有看到
這道光，這是我個人用來確認整合過程的一個訊號。我很驚訝我每次
都會聽到案主說有看到光芒出現，象徵性的拯救完成後整合就開始了。
從拯救事件到光芒出現的期間短為數週，長則有數月之久。這段期間
內我都會仔細地觀察案主的發展，其中包括案主會說「內心的其他角
色」已悄悄地離開了，接著便是一片靜默。這時案主會表達出內心感
到無比孤獨，希望他們再回來等話語。他們等待著，但願望終究沒有
實現。有時案主同時會出現又擔憂又釋懷的強烈感覺。案主希望這股
強烈的能量能帶回熟悉的沮喪感。當這個願望始終沒有被達到時，案
主一開始會先有些不知所措的感覺，但很快地就知道他們從此可以無
憂無慮地享受生活了。

當我確認案主的整合已完成的時候，我會和他們分享過去我在他
們身上所觀察到的現象和在其他案主身上所聽到的類似經驗。這時我
會很樂意回答任何他們所提出和整合相關的問題，並告訴他們是如何
盡力地去完成這項艱鉅的任務。接下來就是向後整合期邁進的時候了。

後整合期：重建與功能統一

重建

接在整合期後是一個對歷史和現在事件的和諧安排。一開始時系統是分裂的，但我們可從不同角色的表現看出系統的強弱處。整合開始後案主就不再有所謂的內在系統和分裂的角色了。也沒有所謂的象徵性的住所或內在世界。現在所表現出的都是實際的行為而非想像出來的行為。想像出來的人格部分消失了；僅有重點保存下來。這個曾經一度是擴大內心力量的人格大集合現在則是一個能夠解決難題的諸葛亮。在過去時而出現的憤怒情緒現在則是屬於一個個體的情緒問題，他已經發展出成熟的能力知道應該如何面對處理，而不是沿襲過去的防衛機制。藝術創作在這個階段有不同的功能及作法。在進入新生活的現階段中，學習和溝通模式是讓他們成功的要素。雖然整合已經是一項了不起的成就，但絕不能因此停止對後續的努力。相反地，這是一個邁向新生活，有新體驗和新觀察的開始。

接受自己是一個需要時間和智慧來重整經驗的歷程。這段歷程可能相當不平靜，涉及許多階段，還會歷經學習停滯期，要不斷擴充知識和自身的獨立性。治療的重點在人際關係與溝通模式之發展，從中消除情緒障礙然後在心靈上尋找一個舒適的棲身之處。這是一個理解對終身都有影響的經驗，且是一個學習將歷史融入生命脈絡的歷程。

對角色已經過整合的案主來說，有兩個需要處理的終身影響，就是去辨識引發「過去熟悉事物」的線索和暴力—危機生活形態。現在的經驗必須要和過去的經驗有所區別。案主很容易在一旦習慣了現在安定的生活後，又想找方法建立危機而再度回到過去的舒適區。下列是一些案主在學習獨立新生活時所做的改變：

- 必須為自身之態度、行為、反應和與他人之互動負起全部責任。
- 不能再將「內心其他角色」當成是責怪對象或依靠他們來協助

自己處理生活。

- 樂意持續將症狀轉為技巧。
- 對自身的接受必須包括好壞兩面。
- 對自身的接受不能使用錯誤的判斷或過去的假設立場。
- 學習同時看待事物的大原則及實際內容，並了解如何讓兩者取得平衡。
- 處理過渡時期之沮喪感和去適應變化。
- 不在現今狀態下產生不當之解離。

已整合之案主將在治療中所接受之教育及經驗運用在生活中，但是不會帶有對「奇蹟式拯救」的期待。因為案主將面臨許多不同的變化，舊有行為模式會在這個階段重新浮出，所以需要再修正及調整以適應新生活。案主在找尋適應新生活的方法時就好像是一個可以調整形狀的物體一樣。他們會質問自己是否了解自己所思考的問題（Jung, 1933）。舊有模式和感覺會因為被否定、遺棄、失去愛或虐待而再度被引發出來。這種特定感覺會影響案主終身，有必要加以監控。

案主如何尋找人際互動而後來卻形成不令人滿意的人際關係則是另外一個需要監控的議題，因為對人際關係發展的期待心理會影響到案主的正面思考力。因為人際關係不令人滿意，案主有可能會為了尋求親密感而陷入危機。改變這個想法有其風險在，因為「這是一個不對的行為」的說法有時反而會影響案主去鑄造這個性格。過時之想法仍不時以不同之形式出現來干擾案主。

已整合之案主利用重建期中的錯誤經驗學習新技巧。這個階段是一個可以讓案主提高自信心的機會。希望補償過去所失去之光陰的這個願望是案主完成先前被破壞之計畫的基本架構。然而這個新產生的能量也可能會造成案主精疲力竭。這個階段是為了一個成功的生活而準備，這是案主的終極目標。

操作統一

操作統一和觀察處理對往後有深遠之影響的現在事件有關。雖然

有時案主會一頭猛栽進這些災難中但並不會因此困陷住。案主是社會群眾中的一份子而不只是一個自己的內在社會系統。如同所有的芸芸眾生，整合過的案主也會遭遇到挫折打擊和失望的感覺然後去處理它們。但他們不會再做出將自己解離成另一個角色的選擇。開創一個新生活充滿挑戰性，卻也很無聊，腎上腺素不似過去沉溺在暴力—危機生活形態時地活躍。案主可以透過練習來避免危機，因為現在已不太需要去容忍什麼傷害了；他們寧可選擇多花些時間來趕上新生活的步伐。操作統一是一個和諧的狀態——一個身體及一個心靈。它具有延續性，不會任意中斷，風格和特質都具一致性，它是一個複雜但系統化的單一個體（Spring, 1984, 1989b）。

Hope（希望）的故事

Hope（四十五歲）原本是一名牧師，後來嫁給一個農夫成為人婦。她之前選擇神職是為了要擺脫孩童時期的創傷陰影。她和男性接觸的機會並不多，但她認為這是她個人的選擇。她對男人的看法是：男人只會傷害女人。Frank 是一名英俊有愛心的男士，他固定到 Hope 的教堂做禮拜。他們逐漸開始深談，然後 Hope 感覺他是一個值得信賴的男人。後來在 Frank 的妻子過世後，Hope 嫁給了 Frank，那年 Hope 是三十歲，Frank 則是三十六歲。Hope 在婚後辭去了神職工作並開始協助 Frank 在農田裡的工作。

Hope 描述她的原生家庭都有情緒障礙問題，而且充滿肢體和性暴力。因為她母親有嚴重的憂鬱症，因此打從 Hope 一出生就是由父親來照顧她。Hope 父母的婚姻維持到母親過世為止，那時 Hope 是四十二歲。Hope 說因為母親不曾有過屬於自己的生活，因此她將這種渴望的情感轉移到獨生女 Hope 的身上。Hope 認為她的表現在母親的眼裡永遠都不夠好，永遠都無法滿足她嚴厲的要求。她的父親同樣也是一個非常嚴厲殘酷，控制慾非常強烈的人。Hope 唯一一名兄長在 Hope 告訴他自己被父親性侵害後就開始和家人的關係疏遠起來了。

Hope 估計父親大約是在她十八個月大時開始猥褻她。他對 Hope 持續不斷地施以亂倫行為和肢體暴力直到 Hope 的青少女時期才停止。她那有「偷窺狂」之名的外公則自 Hope 四歲時就開始調戲她。他會偷看她在浴室洗澡並故意設計讓她落單以猥褻她。因為外公這樣的行為，讓 Hope 在上了幼稚園後對走進洗手間產生恐懼感而常常弄髒褲子。當然這樣的結果是讓 Hope 引發學習困難，無法和一般孩童一樣正常上學。她的老師形容她是一名遲緩和愛做白日夢的小女孩。她的外公在她六歲時去世，她因此感到釋放，但這種釋放感又讓她產生罪惡感。上了高中後，Hope 便到了 Kentucky。

雖然 Hope 生長在一個偏遠的鄉下地方，但她仍然接受良好教育，拿到飲食控制和營養學學士學位以及一個心理諮商碩士學位。Hope 開始向一位男性社工人員尋求諮商，他同時也是印度教導師（guru），後來在 Hope 為考取家庭治療師執照而實習時也成了她的督導。但在實習過程中，Hope 發現這種雙重關係是錯誤的，因此她便停止這個實習課程。就在那時她被轉介到我這裡來諮詢治療，當時她正從事腳底按摩師的兼職工作。治療中，她自己開設了一家腳底按摩館並經營得很成功。接著她又往專業教學的路發展並且變成州立腳底按摩協會的一員，在那裡她獲得了良好的專業名聲；她非常滿意她的專業領域並且交了新朋友。

Hope 說她尚保有一些童年和青年時期的回憶，因為這些回憶是由那些就她所知已存在的其他角色所擁有的。其中一個印象鮮明的記憶是在她五歲時，她聽見父親徒手打死家中一隻寵物狗。後來 Hope 找了一隻黑色紐芬蘭獵犬種的母狗來代替當玩伴。她會帶著這隻狗開兩小時的車程來赴我的約診，當她在接受治療時，這隻狗則是忠心地在旁邊等著她結束療程。

Hope 在我這維持每次來回共四小時車程的治療有四年之久。在治療的最後階段，狗和 Hope 的先生 Frank 都會一起陪同前來。她在結束治療離去後會安排和 Frank 一起到海邊散步並享受一頓特別晚餐。我後來知道 Frank 是一個有意志力的男人，能夠堅持並且懂得付出關愛，

在 Hope 的治療過程中是她的重要支柱。他是社會中堅份子，知道該如何處理 Hope 的困難。在這一點上 Hope 是相當幸運的，因為很多案主的伴侶無法陪著他們走完這一段艱辛的治療路就已拂袖而去了。如此一來，治療師又得多面臨一個棘手的遺棄問題。Frank 的從旁協助為 Hope 的重建工作提供了一個安穩的治療環境。

在 Hope 開始來找我治療的前四年她就已經發現自己會聽見腦袋中的聲音。這些聲音聽起來像是從四歲到十一歲的小孩聲。她知道還有另外一個十八個月大的嬰兒聲存在，但是「內心其他角色」為了保護她將她藏了起來。她又特別注意到還有一個叫做「*腳底按摩師*」和一個叫「莎曼莎」的角色存在。還有些看起來生氣到想殺了父親的角色和一個做出嚇狗動作的高大男子角色。Hope 說她很驚訝地發現到當這個高大男子出現時，她的獵犬會立刻蜷縮在一起。

一開始 Hope 發現她的內心有其他角色存在時表現得非常激動。她既生氣、沮喪、擔憂、不高興又不知所措，她看起來垂頭喪氣的。她一直看著和玩著自己的手。她說她無法和先生行房，因為她完全無法提起勁來；性交讓她感到疼痛，還稱它是一種受罪。這種痛無藥可醫。她沒有其他可以紓解情緒的社交生活和正常活動。她無法專心；有記憶衰退問題。她之前曾嘗試割腕自殺。她的病史還包括幻想出的同伴，視點改變和全身性的電擊反應等紀錄。她說那些腦袋中的聲音會和她及「內心其他角色」說話。她指著自己說是「我們」，當她被激怒時，那一群內在幫派就會變得很暴力。但是她又會突然沉睡過去，醒來後說自己在做夢。

Hope 有嚴重的睡眠問題，常做惡夢和倒敘的夢境，看著自己在做事，時間流失掉，原來在一個地方，後來又變成在另一個地方。她時常將不同的日期和時間混淆在一起。她常無法記得剛剛才說過或想到的事，好像是她已經脫離了自己的身體一樣。她也會在衣櫃看到她認為不是自己的衣服，有一些甚至還是華麗的晚宴服，但她又沒有社交活動。Hope 注意到自己會為了某些特殊原因更換角色；在這時她無法辨識出自己之前曾以某一個角色寫給另一個角色的手稿。

她記得她對在孩童時期被人稱為說謊的孩子的反感，因為她想不起來她有說過哪些不真實的故事。她記得所有她變得暴力的時光，她知道自己記得每一個暴力事件，但是沒有一件是發生在公眾場合的。每次她發洩暴力時都是和 Frank 在農場的時候。Frank 則說 Hope 那些突然激烈起來的爆發式行為常嚇到他。一開始 Frank 處理 Hope 這類行為的作法是趕緊坐上牽引機下田去。之後他則是抓著她然後安撫她直到她安靜下來。Hope 會冷靜下來然後試著找出引發自己突然發怒的原因。最後她找到原因是在當她發作時，她內心的孩童角色誤認 Frank 是她的父親或外公而對他感到憤怒。在這之後 Hope 就不再發作了。Frank 在這個階段扮演了一個非常重要且具有影響力的角色。他是一個具有正面價值觀的樂天派。他會在夏天帶西瓜來探望我，以表達他對我治癒好 Hope 的謝意。

我花了好長一段時間才讓 Hope 願意談到她之前和那名男性社工人員的經過。曾有一段時間，她將他視為好朋友。她和他們夫婦一起環遊世界各地。但在最後，她向中央衛生主管機關申訴這名社工人員。他採用嚴厲和具控制性的治療手法，雙重角色[1] 和不相信有 DID 存在的種種行為態度讓 Hope 產生嚴重的情緒困擾。三年後，中央衛生主管機關對他的不專業及不合乎職業倫理的作法提出下列四點意見：(1)故意造成案主情緒問題；(2)嚴重忽視案主和不適任；(3)濫用對見習生的督導權；(4)不遵守職業倫理，將案主的機密檔案洩漏於外。兩年後，這名社工人員被要求放棄執照，從此不得再執業。

Hope 之前的這番遭遇讓她剛開始到我這裡來時的治療工作進行得很不順利。大部分時間她都表現得很易怒而且完全不信任我。但在另一方面，她又表現得很堅定、有決心，知道自己最後一定會改善的。治療了六個月之後，她的行為和態度有了明顯的轉變。這些轉變都可以從 Hope 在治療中所拍攝的照片看出改善前後的差異。這段時間內她製作了一張表格，詳細描述出所有她自己創造出來的角色。她認為這

---

1 譯者註：指諮商師與督導。

個作法對她很有幫助，因為她會開始去學習如何成為一個單一個體和她自己。這項工作讓她有機會去了解過去自己是如何運用解離來讓自己求得生存。

　　在治療的第十八個月，她已算出自己共有三十四個角色，之後就沒有其他角色再出現了。她想要治癒和邁向新生活的動機非常強烈。再接著兩年的治療後，她在 PTSD 自我報告中的分數下降了七分，這代表是一個很大的進步。在治療結束要進入到自我照護階段之前，她的分數又降了三十分，已經是在一個完全正常的範圍中了。在她接受治療的兩年半後她進入到整合階段；經過三年完成最後的整合。然後她又繼續維持了三年的自我照護階段。中間都不曾發生過再解離情形。

　　其實在她進入整合階段後的第四年時，曾遇到過再解離的危機。Frank在那時因急症過世，享年八十六歲。很幸運地，這個不可避免發生的問題在之前治療時就曾經討論過；如何規畫讓自己獨自一人過生活。

　　在 Frank 患病的那段時間，Hope 仍然與我保持聯絡。她按照之前在保養階段時所安排的計畫進行。她知道從何開始然後順利地度過那段痛喪至親期。她懂得如何適度表達悲痛和哀悼她那已維持了二十年[2]的婚姻。她寫了一些感言如下：

> 之前我真的很想要再重溫過去那段安穩的生活，然後再重新
> 創造出那些照顧我的角色部分。這一次我知道這是我的選擇。
> 我曾經嘗試再度解離到那個黑洞裡去，但卻發現我已經忘了
> 該如何去做也無法完成它。一方面，我慶幸自己並沒有這樣
> 做；另一方面，我對自己忘了這個作法又感到很失望。現在
> 我知道我已經不需要再用這個方法了；現在這樣的我非常好。
> 我現在是在享受生活而不是在苟延殘喘。我很珍惜那一段我

---

2 譯者註：作者於本故事之首段提及 Frank 之結婚年齡為三十六歲，辭世時則為八十六歲，故婚姻年齡應為五十年，但為忠於原著，譯者仍譯二十年。

和 Frank 共享的美好回憶和美好生活。我現在要做的不是去懊悔或是再解離自己，而是要為我們的子孫後代留下一個活見證。我正在做一件他喜歡穿下田工作的法蘭絨棉襖。接著我想用他之前穿過的牛仔工作褲做成一個枕頭，布面上將繡上我倆生命中共有的美好回憶。這些才是我想要保留的回憶。

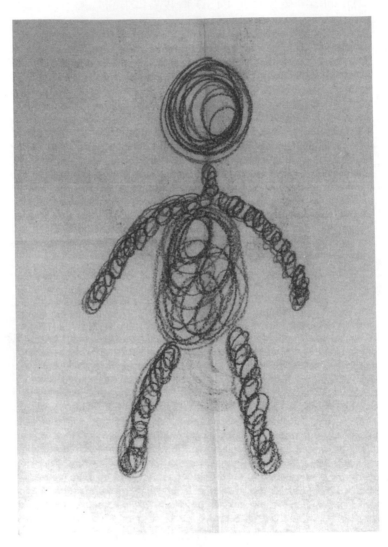

圖 43　Hope 的初始階段

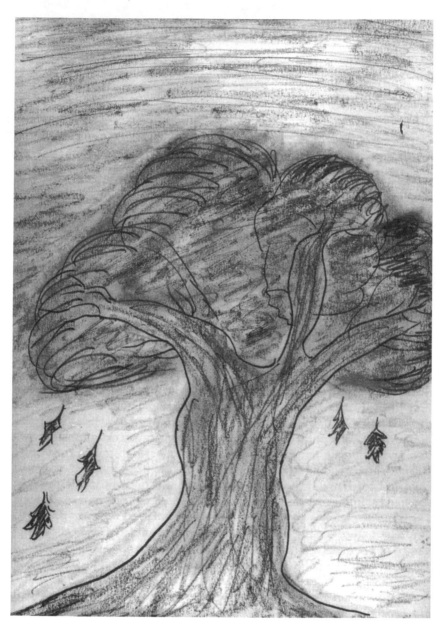

圖 44　Hope 的整合階段

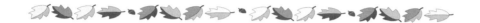

第九章

反思

張開天鵝絨般之羽翼的蝴蝶，正對一個受傷的小孩呢喃低語著。

　　寫這一本書的目的主要是為了提出一個具開創性的哲學，並透過一個以不同心靈所構成之排列順序所進行之隱喻性探索來矯正觀點上的謬誤，以及將陰影轉換成可供辨識之形式。這個旅程是在一個充滿痛苦的景象中盤旋漫遊，處於可能被出賣的邊緣；而另一方面，它又充滿著秘密的情事。林木顯現出災難的邊線再形成一個障礙，將這充滿陰影的景象以川流不息的情緒圍繞起來。那些支離獨立之眼狀物是具方向性的指標，它們指向罪惡；相對而言，楔形物則指出具威脅的意涵。現在只能依靠陰影來逃避，然而掙扎的跡象還是繼續存在著。眼淚是通向過往的足跡，而在過去對奇蹟式拯救之冀盼卻被禁錮在沉默之中。這個探險瀕臨可接受的邊緣，在那裡壞人正尋找著不道德的快感並控制藏匿在陰影下的領域。這個通往歷史的旅途現在會因為了解到虛情假意的背叛者破壞了無知天真而終結；受傷的小孩會失去羞恥心，而背叛者會對榮譽感到麻木。找到一個有指引地圖的引導者才可以達到遠方有燈火的地方。這一個目的地就是轉換的過程。

　　轉換過程是一種有關創造力、藝術創作和藝術治療的過程。創造

力的本質就是要化無為有，而藝術創作的本質則是以表現為主。藝術治療的本質可以說是結合了視覺藝術和心理學上的程序來對行為產生改變。這些過程中的任何一個部分及其意義都是我們要的結果。

文字並沒有辦法適當地說明清楚藝術治療的程序，因為藝術家運用視覺語言，在一個自然界限中達成目的。如果這個自然界限無法作用時，藝術風格就失去意義了。藝術家和藝術治療的本質就如同藝術一般將相反的東西融合在一起，彼此互補合為一體。相異性會產生出互補的平衡；而形成的對比則好比是藍色之於橘色一般。其目的是要將空白的畫布轉變成有意義的訊息。它是質感和織布紋理的顯現，而不是未經加工的原料；是一種可以抓住觀賞者眼睛的創造物。這樣的創造在它所傳達的訊息被解讀出來時就可以展現藝術的靈魂。觀賞者這時會去思索藝術家的內心想法，也會好奇藝術家最後是如何完成這段旅程的種種經過。

最後行動

「解離經驗的建構不單只是一個具有固定劇本的解離行為而已，因為它是一個互動或對話式的過程。在過程中，解離行為的出現是一種表達方式，以回應那些強而有力且具競爭性的關係」（Kirmayer, 1996, p. 144）。Dr. Strickland 和 Melinda 之間的關係可以說是完全符合了這樣一種概念。Melinda 決定向中央衛生主管機關提出申訴就是最後行動的一個開端。

在向中央衛生主管機關提出申訴之前，Melinda 就已經開始操弄一些狀況以達到她的目的。她決定要遷居的這件事則改變了整個案情的發展。根據她遷居的決定，我同意在她決定了遷移目的地之後再為她安排一名治療師。她後來決定搬到西南部的一個小鎮，在一個她可以自己將物品順利搬到目的地的距離內。一旦她決定了目的地和搬家日期後，我就會同意繼續對她的治療。下一步要進行的則是聯絡一位同業醫師以及為轉介這個案例而做準備工作。我認識 Dr. Deliere，她對治

療 DID 患者具有相當程度的經驗；她同意接手這一個案例，但要求 Melinda 必須保持定期性的諮詢治療，而 Melinda 也簽下了同意書。

　　Melinda 開始為遷居籌措資金。在這一段時間裡，她有意說服 Dr. Strickland，讓她同意簽名讓渡她們之前彼此所共有的汽車和其他物品。而我則向 Dr. Strickland 提出聲明，在 Melinda 搬到新的居所之前不會中斷對她的治療。讓我吃驚的是 Dr. Strickland 對此毫無意見。除此之外，我也建議她將她們之間的雙重關係向中央衛生主管機關呈報。她顯得漠不關心地說道：「Melinda 根本是瘋了，沒有人會再相信她，只要做妳應該做的事就行了。我想要妳繼續進行治療我的療程，並且希望妳能繼續做妳該做的工作。沒有任何一件事可以改變我現在的生活。」這是我們之間的協議；之後我們彼此就沒有再提及此事了，而仍然繼續著每個星期的治療約診。我們之間嚴守信約並極度保密；她們之間也沒有互相提及對方。我對她們兩人之間如何結束關係完全一無所知。

　　Melinda 完成了她的準備工作。在她離開的當天她參與了最後一個療程，同時在她到達目的地前，她都與我保持聯絡。在她到達的兩天後，她找到了一個落腳的地方和一份新差事。接著她約了 Dr. Deliere 見面諮詢，並展開她的新生活。

　　Dr. Strickland 的先生 Darin 打了一通電話來預約，當做是要讓我與 Dr. Strickland 延續關係的一個開場白。Dr. Strickland 似乎在第四階段（也就是融合階段）有相當不錯的進展。很多共同療程都圓滿完成。Darin 決定找一份廚師的工作。Dr. Strickland 還是繼續對她原來的患者進行治療工作。幾個月之後，在一個與往常一般的療程中，她突然說道：「我並不打算完成這一個療程。我還是會將費用付給妳，但是我現在就想要立刻結束進行治療，因為我完全不同意妳的治療哲學和方法。我不相信整合；我對我目前的狀況非常滿意。」她說完這段話後就離開了，沒有留下任何機會讓我回應。自此之後，我們不再有任何接觸。

　　這件事發生之後的幾個月裡，Melinda 打了一通電話給我。她說她

要回來處理一件民事訴訟和解案。八個月前，也就是在 Melinda 遷居之前，她曾到過法院提出民事訴訟申請案，而我對此件事則絲毫不知情。除此之外，她還參加了中央衛生主管機關所辦的公聽會。當法院傳喚她時，她呈報了所有過去的治療紀錄，其中也包括 Dr. Strickland 的紀錄。我在幾天之後也收到一份法院寄來的公文。所有 Melinda 的治療紀錄都被拷貝存檔。我則等候法院的通知連續有三年之久。

最後，一份附有公聽會會議紀錄的信函和法官的判決書寄到了我的手上。Dr. Strickland 的開業執照被吊銷三十天，同時也被禁止對患者單獨進行任何醫療行為，並且要求她參加有關專業倫理的講習課程和接受治療，直到她完成整合階段的療程。法官判她緩刑七年。不久之後她就停止開業治療工作。後來我得知她遷居到它州並且在一間州立監獄工作。

Dr. Deliere 和我繼續對 Melinda 進行治療諮詢，一直到她的情況變糟為止。她加入了一個教會並且積極熱衷參與他們的聚會。這實際上是她操作擺弄的一種行為。她辭了工作，並將在民事訴訟勝訴後所拿到的和解金花用殆盡。她變得身無分文，但宗教聚會則仍舊持續進行著。Dr. Deliere 在這段時間裡開始停止對她的治療，她則轉而接受一個治療師團隊所提供之義務性治療。

Melinda 對一些曾經與她為善的朋友提出告訴，此事為她帶來許多嚴重危機。她甚至威脅恐嚇 Dr. Deliere，對她施以肢體上的暴力傷害，還曾有一次尾隨她回家，然後破壞她的轎車，因而與警察打上交道。後來社工人員警告她要將 Billy 安置在一個寄養家庭，Melinda 就搬離到一個遙遠的地方，並且開始參加一個新的宗教儀式活動。這就是 Melinda 的父母在她孩童時對她所做的事。自此之後我們彼此間不再有任何聯絡。

回顧

回顧所發生的一切是為了評量工作進展。我同時檢視了這個案例

的結果以及思索是否有其他可能的解決之道。我發現在這樣的情況之下其實並沒有太多的選擇。我的結論是：這個案例是失敗的，因為這個劇目中的每一個角色又都回到了他們原先想要離開的地方：Melinda還是回到了秘密宗教組織活動，而 Dr. Strickland 則回到州立醫院工作，和以前開設私人執業診所是一樣的。這個案例讓我更加確信不論在什麼樣的狀況或機會下，當個人的勇氣和意志不足以消滅內心的惡魔時，治療是不可能產生效果的；過去的創傷經驗會對人的心理造成無可彌補的傷害。

　　處理創傷和 DID 的症狀是需要擔負相當的責任。信用破產和致命的能量都有可能會伴隨衝擊而來，導致治療無法產生理想的效果。但是在另一方面，無聊單調卻也是對付恐懼感的解救良方。這個案例讓我對於自己對治療及復原的基本信念做了再評估的工作。在看了這麼多受傷的心靈之後，我對案主在治療過程中所需忍受的煎熬和苦痛深感敬畏。我依然對案主在治療期間內所發生的轉換情形感到相當著迷，也極想探討他們對生命時而放棄時而冀求的反覆心態。向前展望需要某種程度的想像力；然而針對存在於當下的處境則需要某些程度的靈巧手腕來處理。

　　如今，Dr. Strickland 和 Melinda 兩人的這個案例就好比是我已經參與的一齣戲一般。它是一齣有關人的懺悔，還有主導此劇開演之主要角色的人生哲學。支撐劇中角色能往下走的動力主要是來自於心中的那份感激之心，因此我也對這個經驗心存感謝，更感謝這個案例已成為過去歷史的一部分了。Dr. Deliere 和我將不會忘記這一個不平凡的經驗，因為這件案例牽涉到居住在兩個不同州的許多人。我們認為，治癒創傷經驗的過程就好像是要從黑暗的洞穴裡爬出，攀爬上陡峭、凹凸不平的穴壁迎向陽光。要爬得出去需要經過訓練，和在認知上能解釋整個過程，以便成功脫逃──也就是轉換。

　　當光線溶解陰影的時候就是轉換過程的開始了。治療 DID 患者的創傷或創傷後壓力所產生的效應，就如同一則童話故事被扭曲變形成為一個心理變態的恐怖片般。這些創傷戲劇彷彿是聽從一些嚴厲因素，

致使身、心、靈在非自然情境下受創的原始文明，在此一情境中，浪費和飢餓被裝填在高科技的膠囊中。它的隱喻性說法就如同是一個要到外太空而沒有終極目的地的旅程，不知何時和如何行駛回地球。縱使知道目的地在何處，也沒有足夠的燃料可以到達想到的地方。太空船和船上的人到底會發生什麼事？太空船和太空人是否就這樣四處飄蕩？他們是否可以找到一個新的行星？他們會不會在另一個地方變成所謂的外星人，或者他們是否會被其他的宇宙吸收而去？這是一個如何將多重人格統整在一起的問題。它是不是一個會消失於無形的舉動、一個奇蹟式的拯救行動、一種影像，或者是幻像？多重人格的定義或許僅是另一個向度的問題——一個浸潤在情緒浪潮裡的混亂心靈？

神秘難解的問題以及象徵隱喻物中所包含的向度與認同障礙的治療方法及哲學相關。運用以視覺對話組合成的視覺藝術是說明現象時的輔助工具，並且可協助整理那些看似令人難以置信的歷史資料，使治療更具體。視覺對話不只是反映了藝術治療的過程，也呈現出心眼所見的創傷面貌。這些複雜的紀錄同時記載了意識中與前意識內的事物、案主想像出來的扭曲觀點，還有其他相關的種種參考資料。了解創傷經驗的整體內容會導向改變，而這對整合過程有所幫助。視覺對話的內容有其特別功能，其中包括：

1. 「視覺金三角」可捕捉歷史、經驗與希望。
2. 「藝術象徵語彙」可透過視覺語言來建構。
3. 多重溝通可確認訊息本身、訊息傳送者和訊息接收者的角色。
4. 創傷的表述可透過影像來進行。
5. 能洞察行為、家庭動力，及對幻像之建立。
6. 圍欄代表衝突與掙扎。
7. 藝術表現之結構可反映出構成之模式。
8. 治療圖可勾勒出整合階段。
9. 隱喻和象徵符號可提供定義和意義。
10. 符號可反映出之改變：蝴蝶（代表解決之道）和鳥類（代表自由）。

這本書所提到之素材是用來呈現出一種為治療遭遇複雜創傷經驗之DID患者而提出解決之道的方法和創造性建構。治療過程有時看起來好像是逡巡在一個沒有任何標示、幅員廣闊的礦區中一般。每一個內在世界的建構都不同，但都是用來逃避殘酷、恐懼，或是有別於一般經驗，受惡劣狀況所擴大的剝奪感。本書中的每一章都以一篇故事作為結尾。九個故事主角的名字代表從治療的最初階段（Dawn黎明）到結束（Sunset 日落）。包含在這段治療旅程中的七種角色特質則由下列虛擬人名來表現，分別是：Goliath（代表能耐）、Pretense（代表否認）、Dolour（代表悲痛）、Will（代表意志）、Faith（代表信念）、Challenge（代表挑戰）與 Hope（代表希望）。

家族樹的隱喻根源於兒童虐待；它會因受害結果之滋養而更加茁壯，它的枝幹根深蒂固，茂盛的樹葉則是保護自我和自衛的工具。案主在樹幹下潛藏著層層的秘密。這棵樹雖然曾經千瘡百孔過，但仍然得以完好如初地存活著。春天到來，新葉初探，明亮且嬌柔。這棵樹明顯飽受戰火的摧殘，卻依舊沉默不語；樹皮則包裹著內心的孤寂。這棵樹經歷過令人難以置信的冷冽寒冬，卻依舊堅忍不拔；帶著強烈的生存意志迎向下一個春天的來到。這棵樹要訴說的是有關生命的故事，由樹的各個部分保護著，但仍常常受到大自然的創造力、暴風雨，或是受到夏日微風之誘惑。秋天樹葉凋零，寒盡春來──這是一個不曾間斷的循環。

Sunset（日落）的故事

這是一個建於一九二〇年代，古典式的三層樓建築，位在一個陡峭的山丘上，可以透過窗戶遠眺碧海藍天。它是一個女性酒精勒戒所。就像身上帶有棕色和黃色的帝王蝴蝶在樹叢中飛舞、搜尋、探索一般。住在裡面的人此刻無法找到一個舒適的地方歇息。這是一個避難所，可以自由進出，但是只能短暫居留。這個房子的空間寬敞，住在裡面的這群女人帶了她們的種種過去來到這個具歷史性的房子裡，而我則

帶了繪畫材料以協助促成藝術治療團體（Spring, 1985）。在我第一次造訪她們的時候，我想像著以前住在這些房間裡的會是什麼樣的人，而現在所住的都是一些有成癮問題，為生存掙扎奮鬥的女性同胞。這群人和我共同創造出一個新名詞，以便我們在描述這件令人難以啟齒的事時，可以代替說明她們所處之困境：「瓶中靈魂」——一個被打斷的過程。

Sunset（二十九歲）在她墜入人生谷底而且身無分文的時候，來到這一個收容環境開始她的新生活。她才剛辦完離婚手續，而她的女兒在保育中心，駕照又才剛被吊銷。Sunset 對自己的童年沒有太多回憶，但還是記得自己在青春時期多數發生過的事情。她清楚地記得在高中畢業後加入了海軍，然後在軍中服役時認識了她的丈夫。在她退役後，他們搬回到了她丈夫所出生的故鄉，然後買一幢房子和懷孕生子。

在 Sunset 懷孕的這段時間裡，她的丈夫 Rusty 開始對她有肢體上的虐待行為。她自己則在女兒出生後開始酗酒，以排解情緒上和身體上的痛苦。雖然 Sunset 是一個受過訓練的肖像藝術家，她卻以裁縫為業，以便待在家裡陪伴女兒。當她和 Rusty 的婚姻關係開始走下坡時，Sunset 像是處於精神性厭食症的狀態似的，她通常會接下過多工作而使自己因無法負荷而發生解離現象。她會和自己腦海裡傳來的聲音爭論，然後變得困惑起來；她的人格特質會從一個「*派對女孩*」變成一個沒有受過教育，口齒不清地說著阿帕拉契山區（Appalachian）方言的「*鄉村女孩*」。但大致說來，她所說的話倒是蠻精確的。

藝術治療是 Sunset 喜歡參與的一項活動，她並且因為參加這個團體，而讓她起意在郡立酗酒諮詢防治中心接受一對一的藝術治療諮詢。她接受這樣的治療共超過一年的時間。在這段時間裡她發現到自己共出現二十一個人格角色。她稱她的系統為「我們一家人」，他們都住在特別的門後，而門上都沒有門把。這些拱門看起來如同墓碑一般佇立在庭院四周，再變成這些角色們聚集的場所。她的藝術作品從技巧純熟的肖像畫到兒童畫都有。

在回顧自己的解離記憶和再訪那些創傷事件時，她藉由過去所畫

的素描來重建自己按照時間順序所排列的歷史。Sunset 在美國中西部長大。小時候只要她不小心將東西遺留在雪地上忘了帶回家時，她的母親就會不斷地責罵她，甚至打她的頭。通常母親對她的懲罰是在冰天雪地中將她鎖在房子的外頭，理由是因為她「沒有責任感」。在 Sunset 五歲的時候，她創造出一個在她的母親打開門讓她進屋前可以忍耐寒冬而維持住暖和狀態的角色。一直到十四歲時，她總共在自己的內在世界裡創造出十四個孩童和七個成人的角色，她也想像出一個十三歲名叫「*泰瑞莎*」的保母角色來照顧這些孩童。當 Sunset 在門上安裝門栓後，「*泰瑞莎*」這個角色就會在聖誕夜的宗教研修集會中從一個點上燈的門前出現。一旦「*泰瑞莎*」進到庭院後，她就會脫下外袍讓人看，以便說明自己的角色功能，並且述說「內心其他角色」所居住的這個環境。

在「*泰瑞莎*」於這個庭院出現後，這群孩童就會一個接著一個地說著他們自己的故事。在這個庭院中則有個特別的規定和界限範圍；門後的房間是溫暖安全的地方，讓她想起小時候女修道院裡所具有的安全感。當這些門被打開時，也就是 Sunset 可以再次觀賞由穿戴僧帽者執行以動物當儀典犧牲祭品的時候。這些儀典的主要目的是以屠宰動物來獲取肉食，而這個修道院就是以這樣的方式來獲得他們所需要的食物。

在過這種修道院生活之前，Sunset 長期深受她母親對她虐待的痛苦；家中一些其他的男性成員也同樣如此對待過她；不過她的父親並不是一個有虐待傾向的人。他是一個有教養有風度的紳士。Sunset 小時候在因打雷或閃電受到驚嚇時，父親就會坐到她的身邊陪著她。她父母親之間的婚姻關係時好時壞。她畫過一張他們兩人同時被火焰吞噬的一張素描。Sunset 從很小的時候起就開始住在一個天主教的修道院裡（如同寄宿學校一般）直到她完成高中學業為止。修道院裡的修女會拿水管打她與虐待她，還會將一群同住在裡面的孩童關起來然後訕笑她們，並且定期舉行一些要她們宰殺動物的儀式。Sunset 看過非常多的血，因此有一段相當長的時間，她會畫一些帶有紅色血光和黑

色角狀線條的畫。這些東西都代表著威脅和痛苦。Sunset 大部分的角色除了年輕小孩以外都會在產生共識之後，在想像的黑暗庭院環境裡穿著長袍聚會。

Sunset 在十八歲進入海軍時，創造了一個叫「大衛」的男性角色，後來他成為一名飛機修理師。「大衛」是個「英俊、金髮、藍眼，帶有古銅色肌膚和下巴有稜有角的男人」。他被形容是一個說話輕聲細語，帶有挑逗性語氣又具控制性嗓音的人；他總帶著憤怒的情緒，但沒有酗酒的問題。Sunset 的角色系統裡一共包含有十四個女性和七個男性的角色。其中一個是「大嗓門」，他是一個男性的內在侵略者；另一個則是一個「大眼睛」，他（或她）的眼睛會監視整個角色系統；其他還有包括三個被公認具有不同風格的視覺藝術家，分別對手工藝、刺繡有興趣和專精於機械用具的角色：一個善於從事細膩工作的角色；另一個需要專注力和對安排組織工作有天分的角色；第三個則是沒有數學頭腦又喜歡逛街。解離被她描述成是「灰色地帶裡的空虛」。

當 Sunset 停止接受治療後，她的最後整合階段仍然持續進行著。她那時已經將所有的資助金都花光了。她身兼雙職來養活自己和女兒，也因此不再有多餘的錢可供治療的花費。雖然我告訴她我願意提供她免費的治療，她卻很光榮地婉拒了我的提議。

等待明日之光

陽光與彩蝶滿佈天際
有聲音告訴我什麼是我該說的話
我看著蝴蝶翩翩的彩翼
同那些聲音爭論著　直到我潸然淚下
眾靈魂與彩蝶共舞
那個聲音催促著孩童要起飛
天色略顯慵懶　白晝將去
那個聲音再次提醒要儘速離去
太陽隱入灰影裡悄然爬進黑夜
聲音正輕訴　等待明日之光

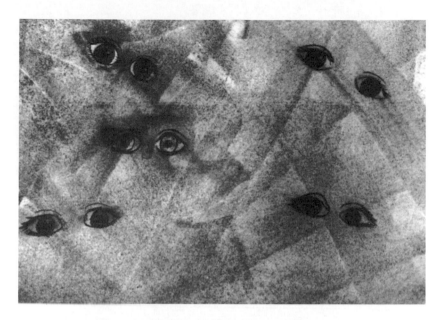

圖 45　Sunset 的「這就是我，我是……」

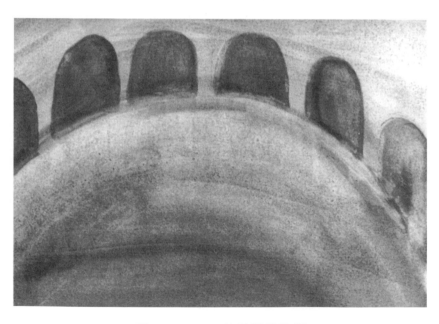

圖 46　Sunset 的象徵性住所

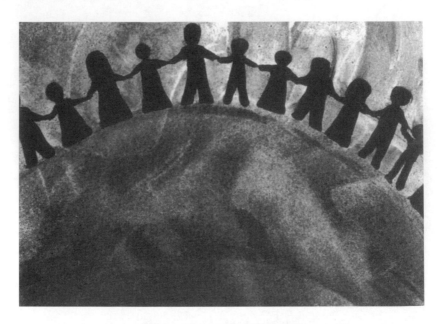

圖 47　Sunset 的童年時期

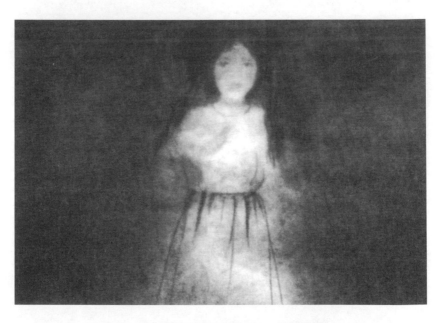

圖 48　Sunset 的內心角色：「泰瑞莎」

結語

尚未脫離未來
正要進入現在
不再回到過去

St. Augustine

Abbenante, J. (1982, October). Art therapy with victims of rape [Summary]. In A. Di Maria, E. Kramer & L. Roth (Eds.), *Proceedings of the 13th Annual Conference of the American Art Therapy Association,* (p. 34). Philadelphia.

Abel, G., Becker, J., Murphy, W., & Flanagan, D. (1981). Identifying dangerous child molesters. In R. Stuart (Ed.), *Violent behavior: Social learning approaches to prediction, management and treatment.* New York: Brunner/Mazel.

Abraham, H.D., & Freud, E.L. (1966). *The letters of Sigmund Freud and Karl Abraham.* New York: Basic Books.

Alexander, F., & French, T. (1946) *Psychoanalytic therapy.* New York: Ronald Press.

American Psychological Association (1993). *Statement on memories of sexual abuse.* Washington, DC.

Assagioli, R. (1965). *Psychosynthesis: A manual of principles and techniques.* New York: Hobbs-Dorman.

Aylesworth, T. G. (1970). *Servants of the devil.* New York: Addisonian Press.

Arieta, S. (1976). *Creativity the magic synthesis.* New York: Basic Books.

Arnheim, R. (1974). *Art and visual perception.* Los Angeles: University of California Press.

Arnheim, R. (1969). *Visual thinking.* Los Angeles: University of California Press.

Arnason, H. (1969). *History of modern art.* Englewood Cliffs, NJ: Prentice-Hall.

Auel, J. (1980). *The clan of the cave bear.* New York: Bantam Books

Auel, J. (1982). *Valley of the horses.* New York: Bantam Books

Auel, J. (1986). *The mammoth hunters.* New York: Bantam Books.

Bandura, A. (1973). *Aggression: A social learning analysis.* Englewood Cliffs, NJ: Prentice-Hall.

Barach, P. (1986). *Rorschach signs of multiple personality disorder in mpd and non-mpd victims of sexual abuse.* Paper presented at the 3rd International Conference on Multiple Personality and Dissociation, Chicago.

Bar-on, D. (1990, July). The use of a limited personal morality to rationalize horrendous evil. *Journal of Traumatic Stress, 3* (3), 415–427.

Barton, C. (1994, July). Recalled repressed memory therapy. *The California Therapist, 6,* 30–33.

Beahrs, J. (1982). *Unity and multiplicity: Multilevel consciousness of self in hypnosis, psychiatric disorder and mental health.* New York: Brunner/Mazel.

Bergantino, L. (1981). *Psychotherapy, insight and style.* Boston: Allyn and Bacon.

Birtchnell, J. (1977). An analysis of the art productions of a psychiatric patient who was preoccupied with his nose. In E. Ulman, & P. Dachinger (Eds.), *Art therapy in theory and practice* (pp. 328–341). New York: Schocken Books.

Bliss, E. L. (1988, September). A reexamination of Freud's basic concepts from studies of multiple personality disorder. *Dissociation Journal, 1,* 36–39.

Bowen, N. H. (1982). Guidelines for career counseling with abused women. *Vocation-*

al Guidance Quarterly, 31, 123–127.

Braun, B., & Sachs, R. (1985). The development of multiple personality disorder: Predisposing, precipitating, and perpetuating factors. In R. Kluft (Ed.), *Childhood antecedents of multiple personality.* Washington, DC: American Psychiatric Press.

Briere, J. (1994, April). *Trauma, memories and "false memories": The controversy.* Keynote address, Seventh Annual Western Clinical Conference on Multiple Personality and Dissociation, Costa Mesa, CA.

Brown, D., Scheflin, A., & Hammond, DC. (1998). *Memory, trauma treatment, and the law.* New York: W. W. Norton.

Brownmiller, S. (1975). *Against our will, men, women and rape.* New York: Bantam Books.

Buck, J. M. (1981). *The House-Tree-Person technique.* Los Angeles: Western Psychological Services.

Burgess, A., & Holstrom, L. (1974). Rape trauma syndrome. *American Journal of Psychiatry, 131,* 981–986.

Burns, R. (1987). *Kinetic-House-tree-person drawings (K-H-T-P).* New York: Brunner/Mazel.

Burt, H. (1996). Beyond practice: A postmodern feminist perspective on art therapy research. *Journal of The American Art Therapy Association, 13,* 12–19.

Caldwell, T. (1943). *The arm and the darkness.* New York: Charles Schibner's Sons.

Carter, E., & McGoldrick, M. (1980). *The family life cycle.* New York: Gardner Press.

Chapman, A. H. (1978). *The treatment techniques of Harry Stack Sullivan.* New York: Brunner/Mazel.

Chapman, A. H., & Chapman, M. (1980). *Harry Stack Sullivan's concepts of personality development and psychiatric illness.* New York: Brunner/Mazel.

Chu, J. A., & Dill, D. .L. (1990). Dissociative symptoms in relations to childhood physical and sexual abuse. *American Journal of Psychiatry, 147* (7), 887–892.

Churchill, P. (1992). *Opening the door: An introduction to art therapy with sexually abused children.* Ventura, CA: Earthwood Center.

Cohen, B., & Cox, C. (1989, September). Breaking the code: Identification of multiplicity through art productions. *Dissociation Journal, II,* 132–137.

Cohen, B., & Cox, C. (1995). *Telling without talking.* New York: W. W. Norton.

Cohen, F. (1984). *Incest markers of children's art work.* Paper presented at the Conference of the American Art Therapy Association, Washington, DC.

Cohen-Liebman, M. (1994). The art therapist as expert witness in child sexual abuse litigation. *Journal of The American Art Therapy Association, 11,* 260–265.

Cohn, R. (July, 1994). Truth and consequence–a discussion of the "false memory" debate. *The California Therapist, 6,* 22–23.

Coleman, K., Weinman, M., & Hsi, B. P. (1980). Factors affecting conjugal violence. *The Journal of Psychology, 105,* 197–202.

Consoli, J. (1993). *Psychimagery: Healing the child within.* (video text). Richmond, VA: EVMS Psychimage Productions.

Courtois, C. (1988). *Healing the incest wound.* New York: W. W. Norton.

Dax, C. (1953). *Experimental studies in psychiatric art.* London: Faber & Faber.

DeMause, L. (1991, Fall). The universality of incest. *Journal of Psychohistory, 19,* 123–164.

DeMause, L. (1994, Spring). Why cults terrorize and kill children. *Journal of Psy-*

chohistory, 2, 505–518.

Dewdney, S. (1977). Elda's art therapy in the context of a quarter century of psychiatric treatment. In E. Ulman & P. Dachinger (Eds.), *Art therapy in theory and practice* (pp. 240–275). New York: Schocken Books.

Douglas, J., & Olshaker, M. (1998). *Obsession.* New York: Pocket Books.

Dreher, C., & Ash, R. (1990, October). A comparative study of mentoring among men and women in managerial, professional and technical positions. *Journal of Applied Psychology, 75,* 539–546.

Edelwich, J., & Brodsky, A. (1982). *Sexual dilemmas for the helping professional.* New York: Brunner/Mazel.

Everstine, D., & Everstine, L. (1983). *People in crisis.* New York: Brunner/Mazel.

Feldman, E. B. (1967). *Art as image and idea.* Englewood Cliffs, NJ: Prentice-Hall.

Figley, R. (Ed.). (1978). *Stress disorders among Vietnam veterans.* New York: Brunner/Mazel.

Figley, R. (Ed.). (1985). *Trauma and its wake.* New York: Brunner/Mazel.

Figley, R. (Ed.). (1986). *Trauma and its wake volume II.* New York: Brunner/Mazel.

Firestone, R. (1989). *The fantasy bond.* New York: Human Services Press.

Fleiss, R. (1973). *Symbol, dream and psychosis.* New York: International Universities Press.

Frankl, V. (1963). *Man's search for meaning.* New York: Pocket Books.

Fromm, E. (1973). *The anatomy of human destructiveness.* New York: Holt, Rinehart & Winston.

Freud, S. (1962). Aetiology of hysteria. In J. Strachney (Ed. and trans.), *The standard edition of the complete psychological works of Sigmund Freud, 33.* London: Hogarth Press. (Original work published 1896).

Freud, S. (1955). Dreams and telepathy. In J. Strachney (Ed. and trans.), *The standard edition of the complete psychological works of Sigmund Freud, 18,* 197-20L London: Hogarth Press. (Original work published 1922.)

Frischholz, E. (1985) The relationship among dissociation, hypnosis and child abuse in the development of multiple personality disorder. In R. Kluft (Ed.), *Childhood antecedents of multiple personality.* Washington, DC: American Psychiatric Press.

Fuhrman, N. (1988). Art: Interpretation and multiple personality disorder. *Dissociation, 1,* 33–41.

Fuhrman, N. (1993). Art and multiple personality disorder: A development approach to treatment. In E. Kluft (Ed.), *Expressive and functional therapies in the treatment of multiple personality disorder,* (pp. 23–38). Springfield, IL: Charles C Thomas.

Garret, C., & Ireland, M. (1979, July). A therapeutic art session with rape victims. *Journal of The American Art Therapy Association, 18,* 103–106.

Gillman, S. (1980). An objects relations approach to the phenomenon and treatment of battered women. *Psychiatry, 34,* 346–358.

Ginsburg, H., & Opper, S. (1969). *Piaget's theory of intellectual development: An introduction.* Englewood Cliffs, NJ: Prentice-Hall.

Goble, F. G. (1974). *The third force.* New York: Pocket Books.

Goldstein, R., & Page, A. (1981). Battered wife syndrome: Overview of dynamics and treatment. *American Journal of Psychiatry, 138,* 1036–1044.

Greer, G. (1973, January). Seduction is a four-letter word. *Playboy, 10,* 80–82; 178, 224–228.

參考書目

Hafner, J. (1986). *Marriage and mental illness: A sex-roles perspective*. New York: Guilford.

Hamilton, D., & Onodrovik, J. (1993, October). Forensic issues: Informed consent—memory recovery. *ISSMP & D News, 11,* 7–11.

Hammer, E. (1981). *The house-tree-person (H-T-P) clinical research manual*. Los Angeles: Western Psychological Service.

Hammer, E. (1978). *The clinical application of projective drawings*. Springfield, IL: Charles C Thomas.

Hardy, D., Daghestani, A., & Egan, H. (1988). Multiple personality disorder: Failure to diagnose and the potential for malpractice liability. *Psychiatric Annals, 18,* 543–548.

Herman, J. (1992). *Trauma and recovery*. New York: Basic Books.

Hess, C. (1982, October). Art work of sexually abused girls recurring features in form and content. In D. Maria, A. Kramer, & E. Roth (Eds.), *Proceedings of the Thirteenth Annual Conference of the American Art Therapy Association,* (pp. 38–41) Philadelphia.

Hillman, J. (1975). *Re-visioning psychology*. New York: Harper Colophon.

Horney, K. (1937). *The collected works of Karen Horney, Vols. I and II*. New York: W. W. Norton.

Horney, K. (1945). *Our inner conflicts*. New York: W. W. Norton.

Horovitz, E. (1999). *A leap of faith*. Springfield, IL: Charles C Thomas.

Houston, J. (1996). *A mythic life*. San Francisco: Harper.

Jacobson, M. (1985). Manifestations of abuse in the artwork of an inpatient diagnosed with multiple personality disorder [Summary]. In B. G. Braun (Ed.), *Proceedings of the Second International Conference on Multiple Personality/Dissociative States,* (p. 113). Chicago: Rush-Presbyterian-St. Luke's Medical Center.

Jacobson, M. (1993). Group art therapy with multiple personality disorder patients: A viable alternative to isolation. In E. Kluft (Ed.), *Expressive and functional therapies in the treatment of multiple personality disorder,* (pp. 101–123). Springfield, IL: Charles C Thomas.

Jakab, I. (Ed.). (1969). Psychiatry and art. *Proceedings of the IVth International Colloquium on psychopathology of expression*. Washington, DC (1966), New York: Skarger.

Janet, P. (1889). *L' automatisme psychologique*. Paris: Alcan.

Janet. P. (1890). *The major symptoms of hysteria*. New York: MacMillian.

Jolles, I. (1983). *A catalogue for the qualitative interpretation of the house-tree-person (H-T-P)*. Los Angeles: Western Psychological Services.

Jung, C. (1933). *Modern man in search of a soul*. New York: Harcourt, Brace & World.

Justice, B., & Justice, R. (1976). *The abusing family*. New York: Human Sciences Press.

Justice, B., & Justice, R. (1979). *The broken taboo*. New York: Human Sciences Press.

Kahaner, L. (1988). *Cults that kill*. New York: Warner Books, Inc.

Kaplan, F. (1994). The imagery and expression of anger: An initial study. *Journal of The American Art Therapy Association, 11,* 139–143.

Kardiner, A. (1941). Traumatic neuroses of war. In F. Alexander & S. Selesnick, *The history of psychiatry*. New York: Harper and Row.

Keneally, T. (1982). *Schindler's list*. New York: Simon & Schuster.

Kennecy, D. (1983, December). Implications of the victimization syndrome for clinical intervention with crime victims. *Journal of Personnel and Guidance, 62,* 219–222.

Kiel, N. (1965). *Psychiatry and psychology in the visual arts and aesthetics*. Milwaukee, WI:

The University of Wisconsin Press.

Kirmayer, L. J. (1996). Confusion of the senses: implications of ethnocultural variations in somatoform and dissociative disorders for PTSD. In A. Marsella, M. Friedman., E. Gerrity, & R. Scurfield, *Ethnocultural aspects of posttraumatic stress disorder* (pp. 131–163). Washington, DC: American Psychological Association.

Kluft, R. (1984a, March). Treatment of multiple personality disorder: A study of 33 cases. *Psychiatric Clinics of North America, 7,* 9–29.

Kluft, R. (1984b). Preliminary observations on age regression in MPD patients before and after integration. *American Journal of Clinical Hypnosis, 28,* 147–156.

Kreitler, H., & Kreitler, S. (1972). *Psychology of the arts.* Durham, NC: Duke University Press.

Kubie, L. (1953). The distortion of the symbolic process in neurosis and psychosis. *Journal of American Psychoanalyses Association, 1,* 59–86.

Kubler-Ross, E. (1969). *On death and dying.* New York: Macmillan.

Laney, M. (1999). Despised and deprived personalities. *The California Therapist, 11,* 38–40.

Langs, R. (1983). *Unconscious communication in everyday life.* New York: Jason Aronson.

Leonhart, M., Rothberg, R., & Seiden, D. (1984, May). Art work of cystic fibrosis patients. *Journal of The American Art Therapy Association, 1,* 68–74.

Levick, M. (1987, November). *Art therapists as expert witnesses: A judge delivers a precedent setting opinion.* Paper presented at the American Art Therapy Conference, Miami.

Linder, R. (1979). *The fifty minute hour.* New York: Bantam Books.

Lowenstein, R. (1992). Standards of practice, law and ethics. In *MPD News, 10,* 1–4.

Lusebrink, V., & Dickstein, L. (1982, October). Multiple personality–analysis of spontaneous visual expressions. In A. Di Maria, E. Ulman, L. Roth (Eds.), *Proceedings of the Thirteenth Annual Conference of the American Art Therapy Association,* (pp. 146–152). Philadelphia.

Machover, K. (1980). *Personality projection in the drawing of the human figure.* Springfield, IL: Charles C Thomas.

MacNab, F. (1970). Psychotherapy of the emotionally isolated woman. In Silvano Arieta (Ed.), *The world biennial of psychiatry and psychotherapy.* New York: Basic Books.

Marsella, A., Friedman, M., Gerrity, E., & Scurfield, R. (1996). *Ethnocultural aspects of post-traumatic stress disorder.* Washington, DC: American Psychological Association.

Martin, D. (1981). *Battered wives.* San Francisco: Volcano Press.

May, R. (1969). *Love and will.* New York: W. W. Norton.

McCann, L. & Pearlman, L. (1990, January). Vicarious traumatization: A framework for understanding the psychological effects of working with victims. *Journal of Traumatic Stress, 3,* 131–147.

McKee, K. (1994, July/August). The Napa repressed memory case. *The California Therapist, 6,* 24–26.

Medea, A., & Thompson, K. (1974). *Against rape.* New York: Farrar, Straus & Giroux.

Minuchin, S. (1974). *Families and family therapy.* Cambridge, MA: Harvard University Press.

Mould, D. (1996, September–October). Of witches, memories, and therapy: Why therapist sometimes spells "the rapist." *The Forensic Examiner, 5* (9–10), 7–8.

參考書目

Nederland, C. (1977, January). The use of graphic expression in the modification of sexual behavior. *American Journal of Art Therapy, 16*, 61–67.

Naumburg, M. (1955). Art as symbolic speech. *Journal of Aesthetics and Art Criticism, 13*, 435–450.

Naumburg, M. (1987). *Dynamically oriented art therapy.* Chicago: Magnolia Street Publishers.

Ogdon, D. P. (1981). *Psychodiagnostics and personality assessment: A handbook.* Los Angeles: Western Psychological Services.

Ogdon, T. (1983). *Projective identification and psychotherapeutic technique.* New York: Jason Aronson.

Palazzoli, M. S. (1970). Anorexia nervosa. In Silvano Arieta (Ed.), *The world biennial of psychiatry and psychotherapy.* New York: Basic Books.

Putnam, F. (1985). Dissociation as a response to extreme trauma. In R. Kluft (Ed.), *Childhood antecedents of multiple personality.* Washington, DC: American Psychiatric Press.

Putnam, F. (1989) *Diagnosis and treatment of multiple personality disorder.* New York: Guilford Press.

Raaz, N., Carlson-Sabelli, L. & Sabelli, H. (1992). Psychodrama in the treatment of multiple personality disorder: A process-theory perspective. In E. Kluft (Ed.), *Expression and functional therapies in the treatment of multiple personality disorder,* (pp. 169–217). Springfield, IL: Charles C Thomas.

Rapoport, A. (1973). Man, the symbol-user. In L. Thayer (Ed.), *Communications: Ethical and moral issues.* New York: Gordon and Breach.

Rawlings, E., & Graham, D. (1992, April). *Stockholm syndrome theory and post-traumatic stress disorder.* Paper presented at the Fifth Western Clinical Conference on Trauma and Dissociation, Costa Mesa, CA.

Reed, H. (1965). *Icon and idea: the function of art in the development of human consciousness.* New York: Schocken Books.

Rhyne, J. (1979). *Drawings as personal constructs: A study in visual dynamics.* Unpublished doctoral dissertation, University of California, Santa, Cruz, CA.

Rigle, D. (1997). Medical malpractice case evaluations, part 1: Fundamentals & concepts. *The Forensic Examiner, 6*, 33–35.

Rinsley, D. B. (1983, September) [Review of the book *Psychotherapy, insight and style.*] *Bulletin of the Menninger Clinic, 47,* p. 5.

Roberts, A. (Ed.). (1984). *Battered women and their families.* New York: Springer Publishing.

Rosal, M. (1987, November). *Individual inquires: Single case research in addiction, autism, and multiplicity.* Paper presented at the Conference of the American Art Therapy Association, Miami.

Ross, C. (1989). *Multiple personality disorder: Diagnosis, clinical features and treatment.* New York: John Wiley and Sons.

Rossi, E., & Cheek, D. (1988). *Mind-body therapy.* New York: W. W. Norton.

Rothschild, B. (2000). *The body remembers, psychophysiology of trauma and trauma treatment.* New York: W. W. Norton.

Russel, J. (1980). *History of witchcraft.* New York: Thames and Hudson.

Rutzky, J. (1994, July/August). Leading the witness: Countertransference in treating adult incest survivors. *The California Therapist, 6*, 27–29.

Saunders, B. (1998, August). *Revisiting basic color terms* (On-line). Paper presented to conference on Anthropology and Psychology: The Legacy of the Tores Strait Expedition, St. John's College, Cambridge, MA. Available: Human-Nature.com.

Schaaf, K., & McCanne, T. (1998, November 22). Relationship of childhood sexual, physical, and combined sexual and physical abuse in adult victimization and post-traumatic stress disorder. *Journal of Child Abuse and Neglect, 11,* 19–33.

Schafer, D. W. (1981). The recognition and hypnotherapy of patients with unrecognized altered states. *American Journal of Clinical Hypnosis, 23,* 176–183.

Schafer, D. W. (1986). Recognizing multiple personality patients. *American Journal of Psychotherapy, 40,* 500–510.

Schafer, D. W. (1996). *Relieving pain.* Northvale, NJ: Jason Aronson, Inc.

Schaverien, J. (1992). *The revealing image.* London: Routledge.

Scheflin, A., & Shapiro, J. (1989). *Trance on trial.* New York: The Guilford Press.

Schultz, R., Braun, B., & Kluft, R. (1987). *Research report.* St. Louis, MO: St. Louis University Medical Center.

Sheehan, P. (Ed.). (1972). *Function and nature of imagery.* New York: Academic Press.

Seligman, M. (1975). *Helplessness on depression, development and death.* San Francisco: W. H. Freeman.

Seligman, M. (1976). Fall into helplessness. In J. Wichareseka (Ed.), *Biofeedback Behavior therapy and hypnosis.* Chicago: Nelson-Hall.

Shorr, J. (1972). *Psycho-imagination therapy.* New York: Intercontinental Medical Book Corporation.

Shorr, J. (1974). *Psycho-imagination therapy. through imagery.* New York: Intercontinental Medical Book Corporation.

Sidun, N., & Rosenthal, R. (1987a). Graphic indicators of sexual abuse in draw-a-person tests of psychiatrically hospitalized adolescents. *The Arts in Psychotherapy, 14,* 25–33.

Sidun, N., & Chase, A. A. (1987b, November). *The use of drawings in determining sexual abuse.* Paper presented at the Conference of the American Art Therapy Association, Miami.

Siegel, B. (1986). *Love, medicine and miracles.* New York: Harper and Row.

Silvercloud, B. (1982, October). Using art to express the unspeakable: A tool for intervention and therapy with the sexually abused. *Proceedings of the Thirteenth Annual Conference of the American Art Therapy Association,* (pp. 86–91). Philadelphia.

Sizemore, C., & Pittillo, E. (1977). *I'm Eve.* New York: Doubleday.

Spaniol, S., & Cattaneo, M. (1994). The power of language in the art therapeutic relationship. *Journal of the American Art Therapy Association, 11,* 266–270)

Spencer, J. (1989). *Suffer the child.* New York: Pocket Books.

Spiegel, H., & Spiegel, D. (1978). *Trance and treatment.* New York: Basic Books.

Spiegel, D. (1984, March). Multiple personality as a post-traumatic stress disorder. In *Psychiatric clinics of North America.* Philadelphia: W. B. Saunders.

Spray, K. J. (1994). Major concerns associated with recovered memories of childhood abuse. In *Information Analyses: ED 38 467,* 1–14.

Spring, D. (1980). Jane. Case of a rape victim rehabilitated by art therapy. In J. Shorr, G. Sobel, P. Robin, & J. Connella (Eds.), *Imagery Vol. 1.* New York: Plenum Press.

Spring, D. (1981). An integration of the selves through art therapy: A visual dialogue. In Eric Klininger (Ed.), *Imagery, Concepts, Results And Applications, Vol. 2.* New

York: Plenum Press.

Spring, D. (1983a). Art therapy: An integrator for victimology. In J. Shorr; G. Sobel-Whittington, P. Robin, & J. Connella (Eds.), *Imagery Theoretical And Clinical Applications Vol. 3*. New York: Plenum Press.

Spring, D. (1983b). *The use of art and imagery with a multiple personality*. Paper presented at the Annual meeting of the American Association for the Study of Mental Imagery, Los Angeles.

Spring, D, Abbenante, J., Silvercloud, B., Meixner, D., & Zizzis, N. (1984a, October). *The quiet trauma: Symbolic language of the sexually abused gives predictive clues*. Panel presented at the Conference of the American Art Therapy Association, Washington, DC.

Spring, D. (1984b). *A perspective: Art therapy handbook and treatment model for the effects of sexual abuse*. Ventura, CA: Earthwood Center.

Spring, D., & Sizemore, C. (1985a). Transition from multiple personality to mental health through artistic expression. Symposium: Dade County Schools, Miami, FL.

Spring, D. (1985b, August). Symbolic language of sexually abused, chemically dependent women. *American Journal of Art Therapy, 24,* 13–21.

Spring, D. (1985c). *The visual language of multiplicity*. Paper presented at the Conference of the American Art Therapy Association, New Orleans.

Spring, D. (1986a). The visual language of multiplicity. [Summary]. In B. G. Braun (Ed.), *Proceedings of the Second International Conference on Multiple Personality/Dissociation States,* (p. 31). Chicago: Rush-Presbyterian St. Luke's Medical Center.

Spring, D. (1986b). *Gaining mastery over victimization*. Paper presented at the American Art Therapy Conference (Infomedex recording S303-35), Los Angeles.

Spring, D., & Cohen, F. (1987, November). *The symbolic language of the sexually abused: Research outcome*. Paper presented at the Conference of the American Art Therapy Association, Miami, FL.

Spring, D. (1988). Sexual abuse and post-traumatic stress reflected in artistic symbolic language (Doctoral dissertation, The Fielding Institute). *University Microfilms International, 4405,* 9002893.

Spring, D. (1989a, November). *A dual alter system: From "way below" to "the light side."* Paper presented at the Conference of the American Art Therapy Association, San Francisco.

Spring, D. (1989b, November). *Victim meets victim*. Paper presented at the conference of the American Art Therapy Association, San Francisco.

Spring, D., & Williams, M. B. (1990). *Iconography of sexual abuse*. Paper presented at the Society for Traumatic Stress Studies, New Orleans, LA.

Spring, D. (1991a, April & November). *Symbolic world of the multiple*. Paper presented at the Western Regional Clinical Conference on Trauma and Dissociation, Costa Mesa, CA., and Conference of the American Art Therapy Association, Denver, CO.

Spring, D. (1991b). Role of expressive therapies in the treatment of mpd. In Bennett Braun (Ed.), *ISSMPD & D News, 9,* p. 7.

Spring, D. (1992, July). *Image and mirage: Symbolic world of the multiple*. Invited address. Advanced Psychotherapy Techniques, Santa Barbara, CA.

Spring, D. (1993a). *Shattered images: Phenomenological language of sexual trauma*. Chicago: Magnolia Street Publishers.

Spring, D. (1993b). *Stages of integration: Inheritance of one mind through art.* Paper presented at the Western Regional Conference on Trauma and Dissociation, Costa Mesa, CA.

Spring, D. (1993c). Artistic symbolic language and treatment of multiple personality disorder. In E. Kluft (Ed.), *Expressive and functional therapies in the treatment of multiple personality disorder,* (pp. 85–99). Springfield, IL: Charles C Thomas.

Spring, D. (1994a, April). *The dual alter system of ritually abused multiples: A metaphor for mind-body dialogue.* Paper presented at the Western Regional Clinical Conference on Trauma and Dissociation, Costa Mesa, CA.

Spring, D. (1994b, April). *Portraits Of Trauma: Shadows and dungeons.* Paper presented at the Western Regional Conference on Trauma and Dissociation. Costa Mesa, CA.

Spring, D. (1994c). Art therapy as a visual dialogue. In M. B. Williams & J. F. Sommer (Eds.), *Handbook of post-traumatic therapy,* (pp. 357–351). Westport, CT: Greenwood Press.

Spring, D. (1994d, September). *Hiding places: A metaphor for internal systems.* Presented at the Regional Training Institute of the California Society for the Study of Trauma and Dissociation, Ventura, CA.

Spring, D. (1995a, April). *Visual interludes: False memories or missing pieces?* Paper presented at the Western Regional Conference on Trauma and Dissociation, Costa Mesa, CA.

Spring, D. (1995b April). *Shackled to the family tree.* Paper presented at the Western Regional Conference on Trauma and Dissociation, Costa Mesa, CA.

Star, B. C., Goetz, K., & O'Malia, L. (1979). Psychosocial aspects of wife beating. *Social Casework, 60,* 479–487.

Stember, C. J. (1978). Change in maladaptive growth of abused girl through art therapy. *Art Psychotherapy, 5,* 99–109.

Stember, C. J. (1980). Art therapy: A new use in the diagnosis and treatment of sexually abused children. In *Sexual abuse of children: Selected readings (DHHS)Publication No. OHDS 78-90161,* 59-63. Washington, DC: U.S. Government Printing Office.

Stone, I. (1985). *Depths of glory.* New York: Double Day.

Summit, R. (1983). The child sexual abuse accommodation syndrome. *Child Abuse and Neglect, 7,* 177–193.

Sweig, T. (1987, November & 1989, September). *Unimaginable images: Art therapy and sand play with multiple personality disorder and dissociative disorders.* Paper presented at the Conference of the American Art Therapy Conference, Miami, FL. and the Conference of the Canadian Art Therapy Association, Vancouver, B. C.

Sweig, T. (2000). Women healing women: Time-limited, psychoeducational group therapy for childhood sexual abuse survivors. *Journal of The American Art Therapy Association, 17,* 255–264.

Tarasoff v. Board of Regents of the University of California. (1976). 17 Cal. 3rd 425, 131 Cal. Rptr. 14, 551 P.2d 334.

Tardieu, A. A. (1860). *Annales d' hygiene publique et de medecine legale, 2nd Ser., 13,* 361–398.

Terr, L. C. (1994). *Unchained memories: True stories of traumatic memory loss.* New York: Basic Books.

Torem, M. (1993, October). President's message. *ISSMP & D News, 11,* p. 1.

参考書目

Thornhill, R., & Palmer, C. T. (2000). *Biological bases of sexual coercion*. Cambridge, MA: The MIT Press.

Urban, W. (1983). *The draw-a-person catalogue for interpretative analysis*. Los Angeles: Western Psychological Services.

van der Kolk, B. (1987). *Psychological trauma*. Washington, DC: American Psychiatric Press, Inc.

van der Kolk, B. (1989). Pierre Janet and the breakdown of adaptation in psychological trauma. *American Journal of Psychiatry, 146,* 1530–1540.

van der Kolk, B. (1994). *The psychological response to trauma: A developmental perspective*. [Keynote speaker]. Sixth Annual Western Clinical Conference on Trauma and Dissociation, Costa Mesa, CA.

Virginia Child Protection Newsletter (2000, Summer). *Maltreatment of children with disabilities*. Harrisonburg, VA: James Madison University, Department of Psychology.

Virshup, E. (1984). *Interview with Dee Spring*. (video text). Los Angeles: Southern California Art Therapy Association.

Waites, E. (1997). *Memory quest*. New York: W. W. Norton & Company.

Walker, L. (1979). *The battered woman*. New York: Harper and Row.

Walker, L. (1984). *The battered woman syndrome*. New York: Springer.

Walker, L. (1989, April). Psychology and violence against women. *American Psychologist, 44,* 695–702.

Wallace, R., & Editors. (1969). *The world of Van Gogh 1853–1890*. New York: Time-Life Books.

Ware, R. (1995). Scylla and charybdis: Sexual abuse or "false memory syndrome?" *Journal of Analytical Psychology, 40,* 5–22.

Ware, W. (1974). *Rape, one victim's story: A documentary*. Chicago: Follett Publishing.

Watkins, J. (1949). *Hypnotherapy of war neurosis*. New York: The Roland Press.

Watkins, J. (1971). The affect bridge: A hypnoanalytic technique. In International *Journal of Clinical and Experimental Hypnosis, XIX,* (1), 21–27.

Weiss, J., Glazer, H., & Phorecky, L. (1970). Effects of chronic exposure to stressors on subsequent avoidance-escape behavior and on brain norepinephrine. *Psychosomatic Medicine, 37,* 522–524.

Wertenbaker, L., & Editors. (1967). *The world of Picasso 1881–1973*. New York: Time-Life Books.

West, L. J. (1967). Dissociative reaction. In A. M. Forean, & H. I. Kaplan (Eds.), *Comprehensive textbook of psychiatry*. Baltimore: Williams and Wilkins.

Wetzel, L., & Ross, M. A. (1983). Psychological and social ramifications of battering; Observations leading to a counseling methodology for victims of domestic violence. *The Personnel and Guidance Journal, 61,* 423–427.

Wheelwright, P. (1959). *Herachitus*. Princeton, NJ: Princeton University Press.

Wilbur, C. B. (1985). The effect of child abuse on the psyche. In R. Kluft (Ed.), *Childhood antecedents of multiple personality,* (pp. 21–35), Washington, DC: American Psychiatric Press.

Wilbur, M. (1984, January). Vietnam: completing the emotional sequence. *Personnel and Guidance Journal, 62,* 280–284.

Williams, M. B. & Sommer, J. (Eds.). (1994). *Handbook of post-traumatic therapy*. Westport, CT: Greenwood Press.

影像與幻像：解離性身分疾患之藝術治療手記

Yates, A. (1987, April). Psychological damage associated with extreme eroticism in young children. *Psychiatric annals, 17,* 4, 257–259.

Yates, M., & Pawley, K. (1987, March). Utilizing imagery and the unconscious to explore and resolve the trauma of sexual abuse. *Journal of the American Art Therapy Association, 4,* 36–41.

Youngstom, N. (1990, November). Issue of sex misconduct. *APA Monitor,* p. 5.

參考書目

國家圖書館出版品預行編目資料

影像與幻像：解離性身分疾患（DID）之藝術治療手記 /
Dee Spring 作；施婉清、戴百宏譯. -- 初版.
--臺北市：心理，2004（民 93）
面；　公分. --（心理治療；55）
參考書目：面
譯自：Image and mirage: art therapy with dissociative clients
ISBN 957-702-727-X（平裝）

1. 精神病　　2. 藝術治療

415.945　　　　　　　　　　　　　　　93017587

心理治療 55

影像與幻像：解離性身分疾患（DID）之藝術治療手記

作　　　者：Dee Spring
審　訂　者：陸雅青
譯　　　者：施婉清、戴百宏
執行編輯：李　晶
總　編　輯：林敬堯
發　行　人：邱維城
出　版　者：心理出版社股份有限公司
社　　　址：台北市和平東路一段 180 號 7 樓
總　　　機：(02) 23671490　傳　　真：(02) 23671457
郵　　　撥：19293172　心理出版社股份有限公司
電子信箱：psychoco@ms15.hinet.net
網　　　址：www.psy.com.tw
駐美代表：Lisa Wu　Tel：973 546-5845　Fax：973 546-7651
登　記　證：局版北市業字第 1372 號
電腦排版：臻圓打字印刷有限公司
印　刷　者：中茂分色製版印刷事業股份有限公司
初版一刷：2004 年 12 月

讀者意見回函卡

No. _____　　　　　　　　　填寫日期：　年　月　日

感謝您購買本公司出版品。為提升我們的服務品質，請惠填以下資料寄回本社【或傳真(02)2367-1457】提供我們出書、修訂及辦活動之參考。您將不定期收到本公司最新出版及活動訊息。謝謝您！

姓名：_____　　　性別：1□男　2□女

職業：1□教師 2□學生 3□上班族 4□家庭主婦 5□自由業 6□其他____

學歷：1□博士 2□碩士 3□大學 4□專科 5□高中 6□國中 7□國中以下

服務單位：_____　部門：_____　職稱：_____

服務地址：_____　電話：_____　傳真：_____

住家地址：_____　電話：_____　傳真：_____

電子郵件地址：_____

書名：_____

一、您認為本書的優點：（可複選）

　❶□內容 ❷□文筆 ❸□校對 ❹□編排 ❺□封面 ❻□其他____

二、您認為本書需再加強的地方：（可複選）

　❶□內容 ❷□文筆 ❸□校對 ❹□編排 ❺□封面 ❻□其他____

三、您購買本書的消息來源：（請單選）

　❶□本公司 ❷□逛書局⇨_____書局 ❸□老師或親友介紹

　❹□書展⇨____書展 ❺□心理心雜誌 ❻□書評 ❼其他_____

四、您希望我們舉辦何種活動：（可複選）

　❶□作者演講 ❷□研習會 ❸□研討會 ❹□書展 ❺□其他____

五、您購買本書的原因：（可複選）

　❶□對主題感興趣 ❷□上課教材⇨課程名稱_____

　❸□舉辦活動　❹□其他_____　　　（請翻頁繼續）

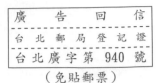

廣　告　回　信
台　北　郵　局　登　記　證
台北廣字第 940 號

（免貼郵票）

 心理出版社 股份有限公司

台北市 106 和平東路一段 180 號 7 樓

TEL: (02) 2367-1490
FAX: (02) 2367-1457
EMAIL:psychoco@ms15.hinet.net

沿線對折訂好後寄回

六、您希望我們多出版何種類型的書籍

❶□心理　❷□輔導　❸□教育　❹□社工　❺□測驗　❻□其他

七、如果您是老師，是否有撰寫教科書的計劃：□有□無

書名／課程：＿＿＿＿＿＿＿＿＿＿＿＿＿＿＿＿

八、您教授／修習的課程：

上學期：＿＿＿＿＿＿＿＿＿＿＿＿＿＿＿＿

下學期：＿＿＿＿＿＿＿＿＿＿＿＿＿＿＿＿

進修班：＿＿＿＿＿＿＿＿＿＿＿＿＿＿＿＿

暑　假：＿＿＿＿＿＿＿＿＿＿＿＿＿＿＿＿

寒　假：＿＿＿＿＿＿＿＿＿＿＿＿＿＿＿＿

學分班：＿＿＿＿＿＿＿＿＿＿＿＿＿＿＿＿

九、您的其他意見

＿＿＿＿＿＿＿＿＿＿＿＿＿＿＿＿＿＿＿＿＿＿

謝謝您的指教！　　　　　　　　　　22055